新・社会福祉士シリーズ **11**

福祉サービスの組織と経営

福祉臨床シリーズ編集委員会編
責任編集＝早坂聡久・西岡　修・三田寺裕治

弘文堂

はじめに

　新・社会福祉士シリーズ第11巻『福祉サービスの組織と経営』が刊行されました。本書の旧カリキュラム対応版は2009（平成21）年の初版から第3版まで改訂を重ね、内容の充実を図ってきました。今回は、2020（令和2）年の社会福祉士養成課程カリキュラムの改定に準拠し、今日の福祉サービスのニーズに応えることができる構成と内容を目指したものです。

　「福祉サービスの組織と経営」は、福祉サービスを提供する組織に関する理論や経営戦略、人的資源管理、リスクマネジメント、財務・会計など経営に関する内容が中心になっており、社会福祉士としてソーシャルワーカーを目指している方たちにとっては、後回しになりがちな分野といえるところです。

　しかし、福祉サービス従事者は、何らかの福祉サービス提供組織に所属することから、組織の経営理念や組織構造、職員集団の運営管理、チームワークなどの重要性を認識し学ぶことが不可欠です。とりわけ経験を重ねることで、法人や事業所の運営管理や経営に携わることが必然となります。福祉援助職にも経営の視点が求められます。本書を通じて、組織や経営に関する基礎的知識や実践に必須の応用力を習得し、真に実践力を有する専門職を目指していただきたいと考えます。

　本書は、全3部10章で構成されています。

第Ⅰ部「福祉サービスに係る組織」

　第1章では福祉サービス施設・事業に求められる経営の視点と現在の諸課題について、第2章では法人の基本的な意義、類型などを概観し、福祉サービスにかかわる法人の特徴、役割、機関構造などを論じています。

第Ⅱ部「福祉サービスの組織と経営に係る基礎理論と実際」

　第3章では福祉サービスを取り巻く事業環境が変化するなかで経営戦略の必要性、その策定プロセスについて、第4章では組織体制構築の原理・原則やその機能を遂行し、成果を達成するための組織運営管理、リーダーシップなどについて、第5章では労務管理、人材育成の制度や運用について、第6章では福祉サービス組織の経営、財務・会計管理とその手法について論じています。

第Ⅲ部「福祉サービス組織の管理運営とその方法」

　第7章では、福祉サービス組織に求められるコンプライアンスとガバナンスの強化、そのための組織運営体制について、第8章では福祉サービス組織としての理念、質の向上を目指す体制構築のためのマネジメントにつ

いて、第9章では福祉サービスでの多様なリスクに適切に対応できるリスクマネジメントとその取組みについて、そして第10章では福祉サービス組織の適切な情報管理が経営効率の向上、質の向上、透明性の高い組織運営の実現などに不可欠であること、組織の社会的な存在価値を高め、利用者や地域社会との信頼関係構築につながることを論じています。

　以上のように、本書は福祉サービスにおける組織と経営を多角的に捉え、最新の政策、制度等を踏まえて今日における市民、地域、行政、そして福祉サービスを提供する法人、事業者それぞれの立場からの多様な要請について論考しています。

　本書の特色として、創刊以来、各章の扉に章のねらいや学ぶ意義についてサマリーを掲載しています。サマリーは読者がポイントを押さえて読み込んでいくことができることを期待しています。その他、章末に「理解を深めるための参考文献」や章によって「コラム」を設け、読者が多様性のある視点を獲得しながら、より理解を深めると同時に、興味や関心を広げながら学習に取り組めるように配慮しています。

　また本シリーズの大きな特徴として、巻末に掲載した「キーワード集」があります。本書を活用される方たちの多くが、社会福祉士国家試験を受験されることから、基本的事項を繰り返し確認し、理解をさらに深めていくために、重要かつ試験に頻出するキーワードを精選して掲載しました。用語を覚えるだけでなく、関係する制度や方法論などを探求し深めることを通して、幅広い理解と応用力を高めるためにも是非活用していただきたいと思います。

　社会福祉士を目指している方たちが、本書を通じて福祉サービスの組織と経営について、より深い関心と理解を得ると同時に、まずは国家試験合格のために、また変化を続けている福祉サービスの動向に対して、さらに鋭い洞察力を磨いていくためにも、本書を存分に活用していただくことを執筆者一同願ってやみません。

2024年2月

責任編者を代表して　　西岡　修

目次

第8章　利用者のニーズとサービスマネジメント

第9章　サービスの質の管理とリスクマネジメント

福祉サービスの組織と経営 (30時間)〈2021年度からのカリキュラムと本書との対応表〉

カリキュラムの内容　ねらい

①ソーシャルワークにおいて必要となる、福祉サービスを提供する組織や団体の概要について理解する。
②社会福祉士に求められる福祉サービスの組織と沿革、経営の視点と方法を理解する。
③福祉サービスの組織と運営に係る基礎理論、労働者の権利等について理解する。
④福祉サービスに求められる福祉人材マネジメントについて理解する。

教育に含むべき事項	想定される教育内容の例		本書との対応
大項目	中項目	小項目（例示）	
①福祉サービスに係る組織や団体の概要と役割	1 福祉サービスを提供する組織	● 社会福祉施設の現状や推移	第1章
		● 各種法人の特性	第2章1節
		● 非営利法人、営利法人	第2章1節、4節B
		● 社会福祉法人、NPO法人、一般社団法人、株式会社	第2章2-3節
		● 福祉サービスと連携するその他の法人	第2章4節A
		● 法人格を有しない団体（ボランティア団体）等	第2章3節
		● 会社法	第2章
		● 協同組合（生協、農協、労働者協同組合）	第2章4節D、キーワード集
	2 福祉サービスの沿革と概況	● 福祉サービスの歴史	第1章
		● 社会福祉基礎構造改革	第1章1節B
		● 社会福祉法人制度改革	第2章2節B
		● 公益法人制度改革	第2章4節B
	3 組織間連携と促進	● 公益的活動の推進	第1章3節
		● 多機関協働	第1章3節
		● 地域連携、地域マネジメント	第1章3節
②福祉サービスの組織と運営に係る基礎理論	1 組織運営に関する基礎理論	● 組織運営の基礎	第4章1節
		● 組織における意思決定	第4章1節
		● 問題解決の思考と手順	第4章
		● モチベーションと組織の活性化	第4章2節D
	2 集団の力学に関する基礎理論	● チームアプローチと集団力学	第4章3節、キーワード集
		● チームの機能と構成	第4章
	3 リーダーシップに関する基礎理論	● リーダーシップ、フォロワーシップ	第4章4節
		● リーダーの機能と役割	第4章4節

教育に含むべき事項		想定される教育内容の例		本書との対応
大項目	中項目		小項目（例示）	
③福祉サービス提供組織の経営と実際	1 経営体制		●理事会、評議会等の役割 ●経営戦略、事業計画 ●マーケティング	第2章2節B 第3章、第1章 第8章1節E
	2 福祉サービス提供組織のコンプライアンスとガバナンス		●社会的ルールの遵守 ●説明責任の遂行 ●業務管理体制、内部管理体制の整備 ●権限委譲と責任のルール化	第7章1節 第7章1節 第7章1節 第7章1節、 第4章1節
	3 適切な福祉サービスの管理		●品質マネジメントシステム ●PDCA と SDCA 管理サイクル ●リスクマネジメント体制 ●権利擁護制度と苦情解決体制 ●福祉サービスの質と評価	第8章3節、 キーワード集 第8章2節 第9章1節 第9章1節、 キーワード集 第9章1節B
	4 情報管理		●個人情報保護法 ●公益情報保護法 ●情報公開、パブリックリレーションズ	第10章3節 第10章5節 第10章4節、2節
	5 会計管理と財務管理		●財務諸表の理解、財務規律の強化 ●自主財源、寄付金、各種制度に基づく報酬 ●資金調達、ファンドレイジング ●資金運用、利益管理	第6章 第6章 第6章 第6章
④福祉人材のマネジメント	1 福祉人材の育成		●OJT、OFF-JT、SDS ●職能別研修と階層別研修 ●スーパービジョン体制 ●キャリアパス	第5章2節B 第5章2節B 第5章2節B 第5章2節B
	2 福祉人材マネジメント		●目標管理制度 ●人事評価システム ●報酬システム	第5章1節 第5章1節 第5章1節
	3 働きやすい労働環境の整備		●労働三法及び労働関係法令 ●育児休業、介護休業　等 ●メンタルヘルス対策 ●ハラスメント対策	第5章2節 第5章2節 第5章2節 第5章2節

注）この対応表は、厚生労働省が発表したカリキュラムの内容が、本書のどの章・節で扱われているかを示しています。

なお、社会福祉振興・試験センターの「令和6年度（第37回試験）から適用する社会福祉士国家試験出題基準（予定版）」で変更された箇所にアミ掛けをしてあります。

中項目「集団の力学に関する基礎理論」は「チームに関する基礎理論」、小項目「会社法」および「協同組合（生協、農協、労働者協同組合）」を追加、「チームアプローチと集団力学」は「チームアプローチと集団力学（グループダイナミクス）」、「公益情報保護法」は「公益通報者保護法」に変更となっています。

全体にかかわる項目については、「本書との対応」欄には挙げていません。

「想定される教育内容の例」で挙げられていない重要項目については、独自の視点で盛り込んであります。目次や索引でご確認ください。

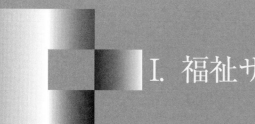

I. 福祉サービスに係る組織

第1章 福祉サービスの特性と経営の視点

本章では、社会福祉基礎構造改革を機に福祉サービス施設・事業者に求められるようになった経営の視点を理解するとともに、現在の福祉サービスの経営が直面する諸課題について理解する。また、社会福祉法人に求められる「地域における公益的な取組」や、地域共生社会実現に向けて福祉サービス施設・事業者に求められる役割を理解する。

1

「措置から契約へ」という社会福祉基礎構造改革のポイントを踏まえ、福祉サービス提供事業者に経営が求められる背景とともに、福祉サービスの経営のあり方を理解する。

2

福祉サービスの経営の特性と法人間格差の拡大や収支差率の悪化、人材不足等の課題とともに人材確保対策の動向や社会福祉連携推進法人制度等も理解する。

3

利用者と労働者から選ばれる経営が求められている理由をその原因とともに理解する。

4

地域共生社会実現に向けた制度改正を理解し、そこにおける社会福祉法人等の事業者の役割、特に、「地域における公益的な取組」やサービス開発の視点を理解する。

1. 社会福祉基礎構造改革が導いた経営

A. 措置制度の特徴と課題

[1] 戦後日本の福祉サービスを担った社会福祉法人

　福祉サービスの生産と供給の責任は国家、市場、社会（家族・地域社会）という3つのセクターにおいて分担されている[1]。これらのセクターのうち、戦後日本の福祉サービスは、日本国憲法13条の幸福追求権、14条以降の人権規定、さらに25条の生存権を国家責任で保障し、「無差別平等」、「公私分離」、「最低生活保障」の諸原則を基軸に置く「国家」の役割に重きを置く公的社会福祉制度をベースに構築されてきた。

　この公的社会福祉制度の根幹をなしていたのが、**措置制度**である。

　厳密に言えば、措置制度という固有の制度名はなく、社会福祉の各法に規定される「福祉の措置」に対応した仕組みを指す。都道府県知事、市町村長等の措置機関が、公権力の行使としての措置決定を行うことで、職権をもって救済やサービスにつなげることができる制度的特徴がある。

　措置制度における実際のサービスについては、本来は公的責任の主体である国および地方公共団体が直接供給すべきとも解せるが、そのすべてを国および地方公共団体が設置し、そこで従事する職員を公務員として雇用することには限界があることから、施設や事業所の設置やサービス提供に係る役割のほとんどを、地方公共団体（措置機関）が、**社会福祉法人へ委託**する仕組みのもとで整備されてきた。

　昭和20年代（1945〜1954年）の戦後復興期に整備された**福祉三法**の時代を経て、高度経済成長期（1955〜1973年）に整備された福祉六法の時代以降において、社会福祉法人が実質的なサービス供給主体として地位を確立していくことになった。

[2] 措置制度への批判

　他方、戦後混乱期に形作られた措置制度は、市民生活の変容と**貨幣的ニーズ**から**非貨幣的ニーズ**へと福祉ニーズの拡大と福祉サービスの社会化が導かれる中で、多くの課題が指摘されるようになる。その一例を以下に示す。

　措置制度への1つ目の指摘は「サービスの画一化」である。

社会福祉法人
1951（昭和26）年の社会福祉事業法（現、社会福祉法）の制定により社会福祉事業を行うことを目的として創設された非営利の特別法人（法人税法上は公益法人等に該当）。行政機関の指導監督下に置かれるとともに、公費助成や税制の優遇がなされる。国、地方公共団体と並び第一種社会福祉事業（入所施設等、利用者への影響が大きく経営の安定化が求められる事業）の経営主体に位置づけられ、措置制度のもとで戦後の社会福祉事業を牽引してきた。

福祉三法
「生活保護法」、「児童福祉法」、「身体障害者福祉法」の3法。

措置制度は、都道府県・市町村等の措置機関が、福祉サービスを必要とする人にサービスを直接提供するほか、社会福祉法人等にサービスを委託してなされる場合が多く、この受託に要する費用を措置費として社会福祉法人へ支払う仕組みの中で社会福祉施設（事業）が運営されてきた。他方、受託先となる社会福祉法人等には、国が定める人員や施設・設備およびサービスに関する**最低基準**が示され、その水準を維持するために措置費が供される形となる。そのため、実質的なサービス水準は、公的責任で担保し得る最低基準がスタンダードとなってしまった。

たとえば、特別養護老人ホームにおける1週間当たりの入浴回数については、「一週間に二回以上、適切な方法により、入所者を入浴させ、又は清しきしなければならない」との基準が示されることで、特別養護老人ホームにおける入浴回数が、今日においても週2回が標準となっている通り、最適水準ではなく最低水準がスタンダードになってしまった。

措置制度への2つ目の指摘は「ニーズの予算内調整」である。

措置制度を支える財源は、生活保護を除き原則的に国が2分の1、都道府県と市町村が4分の1の財源を拠出する仕組みの上に成り立つため、国、都道府県・市町村の財政事情と予算編成と執行の方針に強く規定される。

当該年度中にサービスの利用希望者が増えても、臨機にサービス供給量を増やすことはできない。地方公共団体が年度途中に予算化していない新たなニーズに対応する財政支出を実施する際には、補正予算を編成し議会の承認を経なければならず、さらに財源の2分の1を拠出する国家予算においても同様の手順を経ることは、事業決定からサービス提供までに多くの時間が費やされることのみならず、ニーズに対応してサービスを提供するのではなく、予算の範囲内でニーズに対応する施策の調整が行われる。

措置制度の3つ目の指摘は「受益権の低位性」である。

措置制度は、戦後の混乱期に本人からの申請がない浮浪児や生活困窮者であっても職権をもって救済できる仕組みとして制度化された側面を有する。そのため、サービスの利用者については、都道府県知事、市町村長等の措置機関が、国の公的責任に基づいて行政処分としての「措置」の決定を下すことでサービスの利用につながる仕組みであるため[2]、福祉サービス受益権は、「利益を受けうる」という受動的で権利性の弱い性格のものであった[3]。

このように、財源と政策的な**ナショナル・ミニマム**によって統制された画一的なサービスで、かつ、利用者の権利性が低位に置かれる措置制度を見直す動きは、オイルショックに起因する高度経済成長の終焉に伴う財政緊縮と行政改革が進行する中で、**分権化**と**民営化**を改革の柱とする福祉改

ナショナル・ミニマム
national minimum
国の公的責任によって国民に保障されるべき最低限の公共サービスや生活の水準を指す。

分権化
decentralization

民営化
privatization

革により具体化していく。

　まず、分権化の流れとしては、1981（昭和56）年の第二次臨時行政調査会（第二臨調）の設置において具体的に着手されていくことになる。とりわけ、社会福祉分野においては、措置費の高額な国庫補助を削減することから着手され、「高額補助金の整理合理化暫定措置法」（1985〔昭和60〕年）、「国の補助金等の臨時特定等に関する法律」（1986年）を経て「国の補助金等整理合理化臨時特例法」（1989年）の成立により国庫補助金の削減が恒久化されることとなる。そして、地方公共団体への国庫補助金の削減は、その反射的効果として、中央政府から地方公共団体への福祉事務の権限移譲を導くことになり、1986（昭和61）年の「**地方公共団体の執行機関が国の機関として行う事務の整理及び合理化に関する法律**」により、福祉事務所が取り扱う生活保護法を除く福祉5法が機関委任事務から団体事務化された。そして、1989（平成元）年の「**高齢者保健福祉推進十か年戦略（ゴールドプラン）**」を経て、1990（平成2）年の社会福祉関係八法一括改正により、老人福祉・障害者福祉の入所措置権限の市町村への移譲、在宅福祉サービスの社会福祉事業化とその実施主体としての市町村の位置づけ、老人保健福祉計画策定の市町村義務化等の改正が行われることとなった。

　民営化の流れとしては、急速な少子高齢化を背景とした要援護高齢者の急増に対応すべく、民間部門の創意工夫を活かした事業活動を健全に育成し積極的に活用することの検討が、福祉関係三審議会合同企画分科会においてなされ、1987（昭和62）年に出された「今後のシルバーサービスの在り方について（意見具申）」にて、民間事業者の行う有料老人ホームおよび在宅介護サービスに対する社会福祉・医療事業団（現、独立行政法人福祉医療機構）による融資制度を創設する等の健全育成施策の推進が明記された。さらに、1989（平成元）年の「今後の社会福祉のあり方について（意見具申）」（福祉関係三審議会合同企画分科会）にて「国民の福祉需要に対応していくため、公的福祉施策の一層の拡大を図るとともに、民間福祉サービスについて、利用者保護の観点に十分配慮しつつ健全育成策を積極的に展開する必要がある」と明記され、1990年代以降、サービス供給主体の多元化と市場原理の導入によるサービス利用システムの導入に関する論議として活発化していくことになる。そして、その動きは措置制度そのものを廃止し契約制度へと移行する大きな制度改革を導くことになる。

B.「措置から契約へ」―社会福祉基礎構造改革

　そもそも、国民の多様な福祉ニーズを充足するために租税を原資とする公的社会福祉サービスを拡大し続けるためには、持続的な経済成長による安定的な税収がなければ、財政的・社会資源的に限界が訪れることになる。そのため、公的福祉サービスで対応できる範囲は、国家財政によって対応できる範囲に限定され、その範囲を超過したニーズについては他のセクターに委ねざるを得なくなる[4]。

　日本では、急速な高齢化によって公的福祉サービスでの対応が将来的に逼迫することが予測される介護分野において、市場セクターの役割を活用し、再分配的資源配分様式を市場交換と一部混合化していく民営化へと制度転換がなされていくこととなった[5]。

　具体的には、制度的に調整がなされる**準市場**（疑似市場）に、営利法人を含む多様な組織体がサービス供給主体として参入することのできる**介護保険制度**を創設し、多様な主体から利用者がサービスを選択できるシステムとして運用されることとなった。

　そして、多様なサービス供給主体の参入を認める民営化の推進においては、公権力の行使をもって利用者を救済する措置の仕組みは馴染まないことから、利用者自らがサービスを選択して契約をもってサービス利用に至る仕組みへと変革する「措置から契約へ」という利用契約制度の導入へと大きな制度改革がなされることになった。それが、**社会福祉基礎構造改革**である。

　社会福祉基礎構造改革は、介護保険制度が創設された高齢者福祉分野のみならず児童・障害等の他分野においても同時に進められることとなった。改革の流れとしては、まず、1997（平成9）年の児童福祉法改正によって保育所入所方式の措置制度が市町村との契約方式に転換され、高齢者福祉分野では、同年12月に成立した介護保険法の施行（2000〔平成12〕年4月施行）によって一部の措置規定を残しつつも私的契約へ移行した。

　さらに、1998（平成10）年には、中央社会福祉審議会・社会福祉構造改革分科会が「社会福祉基礎構造改革について（中間まとめ）」と「社会福祉基礎構造改革を進めるに当たって（追加意見）」を公表し、その基本方針を受ける形で、介護保険制度の創設年度である2000年に「**社会福祉増進のための社会福祉事業法等の一部を改正する法律**」が成立した。そして、この改革により、福祉サービスを提供する事業者とそのサービスを利用する利用者を対等な立場に位置づけ、措置制度から行政との契約方式、支援費支給方式、事業費補助方式等の利用制度へと移行した[6]。

準市場
quasi-market
従来、公的部門によってサービス供給がなされた分野に、市場メカニズムを部分的に適応して効率化を図ろうとするものである。対人援助サービス分野において、多様な供給主体が参入することで、競争的にサービス供給と調整がなされることを目指す。

社会福祉基礎構造改革
日本の社会福祉制度の大転換となった社会福祉基礎構造改革の基本的方針は、①サービス利用者と提供者の対等な関係の確立、②利用者の多様な需要への地域での総合的な支援、③利用者の幅広い需要に応える多様な主体の参入、④信頼と納得が得られる質と効率性の向上、⑤情報公開などによる事業運営の透明性の確保、⑥公平かつ公正な費用負担、⑦住民の積極的、かつ、主体的な参加による地域に根ざした個性のある福祉文化の創造、の7つである。

社会福祉増進のための社会福祉事業法等の一部を改正する法律
同法の成立により、1951（昭和26）年の社会福祉事業法が、現行の「社会福祉法」へと改正された。

このように、社会福祉基礎構造改革によって導かれたドラスティックな改革は、「措置から契約へ」という利用者中心のサービス利用システムの構築を目指すものであるものの、その背景には、硬直化・肥大化した福祉行財政を転換し、その役割を地方公共団体や民間へ求めていく行財政改革の流れの中にあることを見逃してはならない。

C.「運営」から「経営」への転換

[1] 求められた「管理」・「運営」

前述の措置制度は受託先となる社会福祉法人等に、国が定める施設や人員を含む「運営」に関する最低基準（たとえば、「養護老人ホーム及び特別養護老人ホームの設備及び運営に関する基準」）を示し、そこに明記される要件を維持するための費用として措置費を支弁する仕組みである。

具体的には、利用者1人当たりの標準単価が定められ、当該事業を運営するために必要な職員配置（人員に関する基準）に対応した人件費や施設（事業）を運営するための経費に対応する費用、さらに、1人当たりの処遇に必要な経費を合算して算定される額が措置費として支払われる。

そして、利用者の処遇に要する費用として供される措置費は、租税を原資とするため、受託事業者が留保して次年度に繰り越すことや、定められた使途を変更することを厳しく制限し、基本的に年度単位の使いきりを前提としたものであった。

それゆえ、社会福祉法人等の受託事業者は、コスト削減を行い次期に資金を繰り越す等の経営努力を行う必要性はなく、当該年度に供された措置費を定められた最低基準を遵守することに用いて、その使途を行政に報告することのみが求められていた。

長らく用いられてきた社会福祉法人のための会計規範である**社会福祉法人経理規定準則**でも、「会計は、主として措置費など公的資金の収支を明確にし、その受託責任を明らかにすることを基本的な目的とする」と規定され、公的資金である措置費の適正な執行を行政へ報告することが主たる目的となっていた。そのため、作成を義務づけていた財務諸表は、貸借対照表、収支計算書とされており、**損益**を明らかにする損益計算書の作成は求められていなかった。

また、社会福祉法人は、その設置認可の条件に、法人の設置予定者自らが基本財産として施設の運営に要する土地や建物等をあらかじめ用意するものとされているものの、行政の管理下において**社会福祉事業**の安定的運営を担保する必要性があることから、当該施設（事業）に必要となる建物

社会福祉法人経理規定準則
1976（昭和51）年より用いられた社会福祉法人の会計規範であり、同準則により「社会福祉法人の会計について」（社乙第32号：1953〔昭和28〕年）が廃止となった。これにより、発生主義を採用し複式簿記に基づいた会計が導入された。なお、2000（平成12）年より社会福祉法人会計基準が導入され、企業会計における損益計算書に相当する事業活動計算書も必須の財務諸表として位置づけた（詳細は第6章参照）。

損益
損失と利益を合わせた言葉であり、収益（事業収益）から経費（事業支出）を差し引いたものとして黒字・赤字といった経営状況を示す。損益計算書（profit & loss statement）。

社会福祉事業
社会福祉法2条では、社会福祉事業を第一種社会福祉事業（主として入所施設サービス）と第二種社会福祉事業（主として在宅サービス）に分けて規定している。

等の設置については、公的資金が**施設整備補助金**として投じられてきた。そして、公的資金の投下によって形成されてきた社会福祉法人の**基本財産**は、理事総数の３分の２以上の同意を得たうえで所管庁の承認を得なければ処分も担保に供することもできなかった。つまり、社会福祉法人の保有財産は、行政も当該法人も積極的に活用を検討することの必要性が少ないものとなっていた。

このような、「措置」に基づいた運営は経営と呼ばないと指摘されていた[7]。また、法人経営や施設経営ではなく「施設運営」や「施設管理」の語が多用されてきた背景として、社会福祉法人の認可等に伴う事業体の法令遵守、行政指導の受入れ、諸要綱・諸基準への絶対的準拠等による行政主導型の社会福祉施設管理の枠組みが、本来経営主体が発想すべき施設経営の基本方針についてまで、行政に依存ないし支配されてきたとも指摘されていた[8]。

[2]「経営」への転換

社会福祉基礎構造改革が導いた福祉サービスの「経営」への転換は、事業者自身に事業運営の透明性の確保と利用者から選ばれる高質なサービスを提供できる仕組みづくりを求めた。

その一方で、日本の社会福祉事業を実質的に支えてきた社会福祉法人は、措置制度による行政の管理下で施設（事業）の管理運営を行ってきた歴史的背景をもち、実質的な行政依存体質を強く有するがゆえに、経営努力による経営基盤の強化や、高質なサービスを自力で生み出す仕組みをもたないことが当面の課題としてクローズアップされた。

そのため、「社会福祉基礎構造改革について（中間意見）」の提出と同じ1998（平成10）年には、厚生労働省社会・援護局内に「社会福祉法人の経営に関する検討会」が設置され、介護保険制度の導入や社会福祉基礎構造改革の推進に対応し、当面の課題である社会福祉法人の経営のあり方について「**社会福祉法人の経営に関する検討会報告書**」（2000〔平成12〕年）をとりまとめた。

同報告書では、社会福祉基礎構造改革の推進に当たっても、社会福祉法人が引き続き社会福祉サービスの中心的な担い手として活躍することが期待されているとしたうえで、地域ニーズに応じた社会福祉事業の一層の多様化・活性化や事業の多角化を推進することが必要であると指摘した。そして、**社会福祉法**に盛り込まれた自主的な経営基盤の強化や事業経営の透明性の確保（24条）、提供する福祉サービスの質の向上（78条）といった経営の原則を盛り込んだ社会福祉法の主旨の実現を図るために、社会福

社会福祉施設の整備助成制度
社会福祉施設の整備については、社会福祉施設等施設整備費国庫補助金のほか、地域介護・福祉空間整備等施設整備交付金、次世代育成支援対策施設整備交付金等がある。また、社会福祉法人等が施設を整備する場合、独立行政法人福祉医療機構による融資制度もある。

基本財産
社会福祉法人の存立のための基本的な財産で、社会福祉施設の用に供する不動産を基本財産とすることが、原則として求められる。

法人の経営に当たって必要となる考え方をまとめた。

とりわけ、「社会福祉法人としての意義及び役割を認識した上で、法人におけるサービス提供に当たっての理念を明らかにするとともに、安定的な事業経営及び事業の拡大等の経営に関する目標（経営方針）を設定することが必要である」とした。さらに「社会福祉法に基づく収益事業の収益の充当先の拡大や、基本財産処分時の事務簡素化等の規制緩和策を活かし、社会福祉事業はもとより、社会福祉事業の充実のための**公益事業、収益事業への積極的な取り組みを図ることが望まれる**」といった事業規模の計画的な拡大・多角化や、そのための損益計算による経営状況の把握を求めた。

[3] 法人単位の経営へ

さらに、2006（平成18）年には、社会福祉法人経営研究会が新たな時代における福祉経営の基本的方向性として「**社会福祉法人経営の現状と課題—新たな時代における福祉経営の確立に向けての基礎作業**」をまとめた。

同報告書では、従来の社会福祉法人経営の特徴を、①施設管理中心・法人経営の不在、②事業規模零細、③再生産・拡大再生産費用は補助金と寄附が前提、④画一的サービス、⑤同族的経営、の5点にまとめている。

さらに、介護保険制度創設後の状況について、多様な主体の参入が急速に拡がってきた中で議論される**イコールフッティング**はもとより、厳しい財政状況のもと社会福祉施設への補助金見直しや介護報酬のマイナス改定が続いていること、さらに、急速な高齢化と単身化の進行、虐待・ひきこもり・ホームレス等の多様な福祉ニーズへの対応など、社会福祉法人をめぐる環境変化にあって、多くの法人が構造的問題から脱却できていないとした。

そのうえで、今後も社会福祉サービスが量的に拡大してゆく中で、質的向上を図りつつ大きく変容する時代にあって、社会福祉法人に求められる役割とそこにおける経営のあり方として「『施設管理』から『法人経営』へ」として、行政に規制され助成される施設管理から自律的に経営を行う「法人単位の経営」を求め、そのためのポイントとして、①「規模の拡大」、②「新たな参入と退出ルール」、③「ガバナンスの確立、経営能力の向上」、④「長期資金の調達」、⑤「人材育成と確保」の5点にまとめた。

とりわけ、「規模の拡大」において、経営の効率化・安定化のためには、法人全体で採算をとる必要があり、そのためには、複数の施設・事業を運営し、多角的な経営を考える「規模の拡大」を目指すことが有効であるとした。ここにおいて長らく「一法人一施設」を誘導してきた社会福祉法人の経営方針が大きく転換され、事業規模拡大を目指す法人単位による経営

が求められることとなった。

2. 福祉サービスの経営特性と諸課題

A. 営利法人台頭と法人間格差

[1] 介護サービスの拡大と営利法人の台頭

　2000（平成12）年の介護保険制度の導入と社会福祉基礎構造改革以降、社会福祉をめぐる情勢は大きく変化した。とりわけ、介護保険制度下においては、急速な高齢化に伴うサービス需要の急増に対応すべく、多様な主体の参入によるサービス量の拡大が介護市場へと委ねられたことにより、介護市場は当初の予測を超える拡大がなされた。

　その一例を利用者およびサービス量から見てみるならば、2000年4月には149万人であったサービス利用者数は、2022（令和4）年4月には516万人と約3.5倍に増えている。

　利用者の自然増に対応する形で、この間、多様なサービス供給主体の参入により介護サービスの事業者数は大きく伸びた。また、介護市場も急速に拡大し、サービスの提供体制は充実しユーザビリティは格段に向上した。その一方で、競合する多くの事業者が参入し、利用者獲得競争を行っている地域もある。

　介護サービス施設・事業所調査の2000（平成12）年版と2021（令和3）年版の調査対象施設・事業所数の比較では（**表1-1**）、居宅サービス系としては、訪問介護事業所が13,138から35,612へ、通所介護が8,198から44,006（地域密着型通所介護を含む）へ、通所リハビリテーションが2,950から8,308へ、短期入所生活介護が4,748から11,790へ、居宅介護支援事業所が22,127から39,047と大幅な伸びを示している。

　また、介護保険施設では、介護老人福祉施設が4,486から10,888（地域密着型介護老人福祉施設を含む）へ、介護老人保健施設が2,683から4,279へとそれぞれ大幅に設置数を増やしている。

　各事業の設置主体別の状況では、多様な主体の参入が認められる居宅サービスにおいて、株式会社等の営利法人の参入が著しく、訪問介護（70.3％）、訪問入浴介護（72.6％）、訪問看護ステーション（59.2％）、通所介護（53.3％）、地域密着型通所介護（75.9％）、特定施設入居者生活介護（68.9

表 1-1　主要な社会福祉施設・事業所の構成割合

			構成割合				
		総数	公営	私営			
				社会福祉法人	営利法人	医療法人	その他
社会福祉施設等	保護施設	288	17.0%	83.0%			
	老人福祉施設	5,192	15.2%	77.0%	2.8%	1.1%	3.9%
	障害者支援施設等	5,530	2.4%	67.2%	1.4%	3.4%	25.6%
	身体障害者社会参加支援施設	315	12.1%	65.4%	0.9%		21.6%
	婦人保護施設	47	46.8%	53.2%			
	児童福祉施設等	46,560	28.1%	43.4%	14.2%	0.5%	13.7%
	（再掲）保育所等	29,995	26.4%	53.2%	10.5%	0.1%	9.8%
介護サービス事業所	介護老人福祉施設	8,414	1.7%	97.4%			0.9%
	地域密着型介護老人福祉施設	2,474	0.9%	99.1%			
	介護老人保健施設	4,279	3.6%	15.5%		77.2%	3.7%
	介護医療院	617	2.5%	1.6%		89.3%	6.6%
	介護療養型医療施設	421	8.0%	1.0%		81.5%	9.5%
	訪問介護	35,612	0.2%	15.7%	70.3%	5.4%	8.4%
	訪問入浴介護	1,705	0.1%	24.2%	72.6%	1.7%	1.4%
	訪問看護ステーション	13,554	1.6%	5.7%	59.2%	23.5%	10.0%
	通所介護	24,428	0.3%	35.3%	53.3%	7.5%	3.6%
	地域密着型通所介護	19,578	0.3%	12.0%	75.9%	3.7%	8.1%
	通所リハビリテーション	8,308	2.7%	16.6%		76.5%	4.1%
	短期入所生活介護	11,790	1.3%	84.9%	10.2%	2.8%	0.8%
	短期入所療養介護	5,068	2.9%	16.0%		77.1%	4.0%
	特定施設入居者生活介護	5,610	0.5%	22.2%	68.9%	6.6%	1.8%
	福祉用具貸与	7,770		2.0%	94.3%	1.3%	2.4%
	認知症対応型共同生活介護	14,085		23.4%	56.3%	16.0%	4.3%
	居宅介護支援事業所	39,047	0.7%	23.7%	52.6%	15.2%	7.8%

出典）厚生労働省ウェブサイト「令和３年社会福祉施設等調査及び介護サービス施設・事業所調査」より筆者作成.

老人福祉施設

老人福祉法５条の３に規定する「老人福祉施設」とは、老人デイサービスセンター、老人短期入所施設、養護老人ホーム、特別養護老人ホーム、軽費老人ホーム、老人福祉センターおよび老人介護支援センターである。なお、社会福祉施設等調査で示されている老人福祉施設は、養護老人ホーム、軽費老人ホーム、老人福祉センターである。

%）、認知症対応型共同生活介護（56.3％）、居宅介護支援事業所（52.6％）など、施設系サービスや医療・リハビリ系サービスを除く主要なサービスのほとんどで、株式会社等の営利法人が構成割合で１位という状況となっている。

　もちろん、長らく独占的に日本の高齢者福祉サービスを供給してきた社会福祉法人は、社会福祉施設等における保護施設（83.0％）、**老人福祉施設（77.0％）**、障害者支援施設等（67.2％）、身体障害者社会参加支援施設（65.4％）、婦人保護施設（53.2％）、児童福祉施設（43.4％）、保育所等（53.2％）で構成割合が１位であり、介護サービス事業所においても、営利法人の参入が認められていない介護老人福祉施設やその併設で行われる

事業所が多い短期入所生活介護は1位であり、多くの事業にあっても営利法人について2位の位置を占めるものの、急速にシェアを拡大させている営利法人が、居宅サービス分野を中心として介護市場の主役とも言える状況になりつつある。

こうした市場動向もあり、2016（平成28）年9月に公正取引委員会が発出した「介護分野に関する調査報告書」では、特別養護老人ホームの開設主体に係る参入規制を撤廃し「医療法人や株式会社等が社会福祉法人と対等の立場で参入できるようにすることが望ましい」と述べ、さらに社会福祉法人への課税について検討していくことの必要性を提示するなど、介護業界を中心とした規制改革の方向性に注目が集まっている。

［2］ 零細法人と大規模法人の格差

前述の通り、社会福祉法人は長らく公の支配下に置かれ、脆弱な経営基盤のもとで余剰金の発生を抑制しつつ公的資金に依存するよう「一法人一施設」の設置が誘導されてきた。そのため、「規模の拡大」を求める社会福祉法人経営研究会報告書「社会福祉法人経営の現状と課題」（2006〔平成18〕年）以降、経営基盤の強化を求める政策転換がなされても臨機に対応できず事業規模の拡大が十分になされてこなかった。

2008（平成20）年には、社会福祉法人経営研究会から「**社会福祉法人における合併・事業譲渡・法人間連携の手引き**」が出され、小規模零細法人の合併・事業譲渡による規模の拡大のあり方が示された。

しかしながら、具体的なインセンティブが見えない中で「手引き」のみが存在する状況で社会福祉法人の合併が推進されるはずもなく、年間多くて十数件のみの合併実績のままで長らく放置されてきた。

そのため、現況においても零細な法人が多数を占めている実態は変わりなく、公表されている「社会福祉法人の現況報告書等の集約結果（2022年度版）」に見る社会福祉法人のサービス活動収益の規模別の状況でも、1億〜2億円（25.6％）が最も多く、次いで、2億〜3億円（13.7％）、1億以下（13.6％）と続いており、サービス活動収益の平均は約6億円と、零細規模の法人が多いことが明らかになっている（**図1-1**）。

措置時代から特別養護老人ホーム等の規模が大きい施設を複数個所運営していた法人はもとより、事業拡大と公益事業や収益事業を効果的に活用する等の手法を用いて安定的な経営を行う法人も少なからずある。単一の事業所で細々と経営する零細法人と比べて数十の事業所を運営し従業員総数で数千人単位の規模の法人もあり、法人間の差は年々広がっている。

その状況は、社会福祉法人に限ったことではなく、株式会社等営利法人

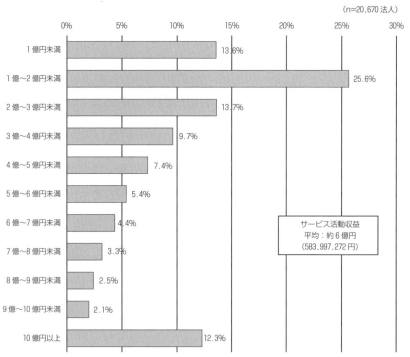

図1-1　社会福祉法人の経営状況

(n=20,670法人)

区分	割合
1億円未満	13.6%
1億～2億円未満	25.6%
2億～3億円未満	13.7%
3億～4億円未満	9.7%
4億～5億円未満	7.4%
5億～6億円未満	5.4%
6億～7億円未満	4.4%
7億～8億円未満	3.3%
8億～9億円未満	2.5%
9億～10億円未満	2.1%
10億円以上	12.3%

サービス活動収益
平均：約6億円
（583,997,272円）

出典）「2-1.『サービス活動収益』の規模別の法人の割合」WAM NET ウェブサイト
「社会福祉法人の現況報告書等の集約結果（2022年度版）」.

にあっても同様である。実際、保育分野の上位企業は数百からの保育園等の事業所を経営している。また、M&Aが話題となる介護分野の大手企業の上位でも、数千の事業所数で数万人の従業員を雇用し、数千億円規模の売上となっている巨大法人が業界を牽引している。

　その一方で、介護・保育に限らず社会福祉分野においてサービスを提供する株式会社等営利法人も零細・小規模企業が事業者の多数を占めている。

　近年の業界動向を見渡してみても、介護サービスのみならず、障害者福祉サービスや保育サービス等、株式会社等の営利法人の参入が認められる分野では、新たなビジネスモデルを見出した起業が盛んである。

　たとえば、介護保険サービスでは、近年まで小規模デイサービスセンター（**地域密着型通所介護**）の運営を行う小規模事業者が急増し、障害者サービス分野では**就労移行支援、就労継続支援**（A型・B型）事業の経営や**放課後等デイサービス**事業者が急増してきた。また、保育サービス分野では、**小規模保育事業や企業主導型保育事業**が待機児童対策として政策誘導されたこともあって急速に設置数が増えた。

　こうした福祉分野での起業が盛んになされる状況ではあるが、経営基盤が脆弱な小規模事業所の倒産件数や事業譲渡も多くなっているのも事実で

ある。事業拡大やM&Aによるスケールメリットを活かした経営により業界をリードする大手事業者と小規模事業者との事業規模と経営安定性の差は広がり続けている。

［3］社会福祉連携推進法人の創設

　零細法人と大規模法人との格差が広がる状況にあって、社会福祉法人の大規模化・協同化の議論は、前述の2008（平成20）年に「社会福祉法人における合併・事業譲渡・法人間連携の手引き」（社会福祉法人経営研究会）以降、合併・事業譲渡の道筋が示されているものの、積極的な活用に至らず鈍化していた。

　そういった中で、2013（平成25）年8月に出された社会保障制度改革国民会議報告において「ホールディングカンパニーの枠組みのような法人間の合併や権利の移転等を速やかに行うことができる道を開くための制度改正を検討する必要がある」と指摘され、「日本再興戦略」改訂2014（2014〔平成26〕年6月24日閣議決定）において、「非営利ホールディングカンパニー型法人制度（仮称）」という踏み込んだ記載がなされ注目を集め、医療法人および社会福祉法人の法人間連携のあり方が模索されるようになる。

　そして、社会福祉法人については、**内部留保問題**に端を発する**社会福祉法人制度改革**につながる議論の中で、再度、議論が進められ、社会福祉法の改正により、125条に社会福祉連携推進法人が創設された。なお、医療法人については、**地域医療連携推進法人**が創設されている。

　この**社会福祉連携推進法人**は、ハードルの高い合併や事業譲渡とは異なるもので、また、社会福祉協議会を通じた各施設・法人の連絡会といった緩やかなつながりよりも強固なものとして位置づけられ、各々の社会福祉法人が独立しながら互いに連携を図ることで相互に経営上のメリットを得られる仕組みとして創設された（**図1-2**）。

　具体的には、社会福祉法人の経営基盤の強化を図りつつ、複雑化・多様化する福祉ニーズに対応できるようにするため、2以上の社会福祉法人等が社員として参画し共同して、①地域福祉支援業務（地域における公益的な取組を含む地域福祉推進に係る取組等）、②災害時支援業務（業務継続計画の策定や避難訓練、災害が発生した場合の福祉サービスの利用者の安全確保のための支援等）、③経営支援業務（給与システム等のコンサルティング、財務会計構築支援、社会福祉事業の経営方法に関する知識の共有等）、④貸付業務（資金貸付等の社会福祉事業に係る業務を行うのに必要な資金の調達等）、⑤人材確保等業務（合同での採用募集等の従事者の確

社会福祉法人の内部留保問題
2011（平成23）年7月に大手新聞に社会福祉法人の内部留保（純資産）が13兆円規模であるとの記事が掲載され注目を集めた。その後、同年11月の行政刷新会議や、2013（平成25）年の「社会保障制度改革国民会議報告書─確かな社会保障を将来世代に伝えるための道筋」（社会保障制度改革国民会議）にて社会福祉法人の内部留保の活用に関する提言がなされ、内部留保問題は、イコールフッティングを含みつつ、社会福祉法人の今日的役割の再考と社会福祉法人制度改革へつながっていった。

社会福祉法人制度改革
改革のポイントは、①経営組織のガバナンスの強化、②事業運営の透明性の向上、③財務規律の強化（適正かつ公正な支出管理・いわゆる内部留保の明確化・社会福祉充実残額の社会福祉事業等への計画的な再投資）、④地域における公益的な取組を実施する責務、⑤行政の関与の在り方、の5点である。

地域医療連携推進法人
地域において良質かつ適切な医療を効率的に提供するため、病院等に係る業務の連携を推進することを目的として、医療連携推進業務を行う一般社団法人を都道府県知事が認定（医療連携推進認定）する制度として、2017（平成29）年度より施行されている。

15

図 1-2　社会福祉連携推進法人について

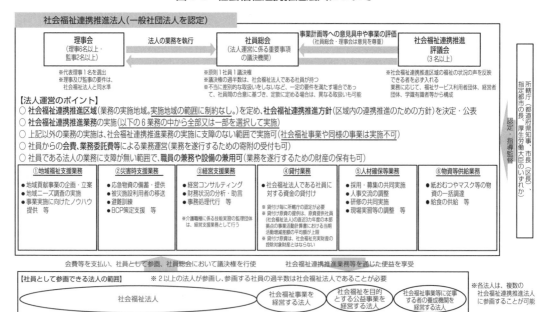

出典）厚生労働省社会・援護局福祉基盤課「社会福祉連携推進法人に期待される役割について」厚生労働省ウェブサイト，社会福祉連携推進法人制度施行に向けた自治体説明会　資料 1，2021 より一部抜粋．

保のための支援や、出向等の人事交流や職員研修等による資質向上等）、⑥物資等供給業務（食品納入やおむつ等の物資購入、ICT 化等の一括調達等）、の計 6 項目の事業等のすべてまたはいずれかを社員が共同して取り組むことを目的として設立される。

　参画する社員については、社会福祉法人のみならず、社会福祉事業を経営する他の法人や介護福祉士や社会福祉士等の養成施設を経営する法人等も認められており、地域共生社会実現に向けた法人間連携の新たな仕組みとして注目されている。

B. 制度の持続可能性と「経営」の難しさ

[1] 福祉サービスの経営特性

　介護や保育といった対人援助サービスの経営の特徴は、物販や飲食等のように販売量の増加によって収益を増やせるビジネスモデルではない。利用者一人当たりの単価や提供されるサービスごとに設定された単価に人数や利用回数を乗じた総和が事業収入となり、施設や事業所における定員と稼働率が事業活動収入の上限となる。そして、その収入を左右する「単価」が政策的に調整されるのである。

たとえば、介護報酬および障害福祉サービス等報酬は、3年に一度改定され、障害福祉サービス等報酬は、**障害者自立支援法**の施行から3年後の2009（平成21）年のプラス5.10％改定以降、2012（平成24）年のプラス2.0％、2015（平成27）年の±0％（実質的なプラス0.69％）、2018（平成30）年のプラス0.47％（実質手的なプラス1.56％）、2021（令和3）年のプラス0.56％、2024（令和6）年のプラス1.12％と、改定の度にプラス改定となっている（**表1-2**）。

それに対して、介護報酬は乱高下を繰り返している（**表1-3**）。介護保険制度が創設された2000（平成12）年からの第1期を経て、2003（平成15）年改定の第2期ではマイナス2.3％で、2006（平成18）年改定の第3期でも実質的に2.4％のマイナス改定となった。

第2期、第3期と連続して介護報酬が引き下げられ、多くの事業者の経営状況は悪化し、介護分野への就業者の大幅な低下や離職率の高さが問題となったこともあり、2009（平成21）年の第4期においては、不足する介護従事者の確保と離職率の高さに対応すべく「**介護・障害福祉従事者等の人材確保のための介護・障害福祉従事者等の職員処遇改善に関する法律**」が制定され、介護職員処遇改善交付金が創設された。さらに、介護報酬改定率が＋3.0％（在宅分1.7％、施設分1.3％）となり、制度創設から初めてのプラス改定となった。

その反動もあり、2012（平成24）年の第5期では、名目1.2％引き上げとなっているものの、**介護職員処遇改善加算**がこれまでの介護職員処遇改善交付金を介護報酬に含めるために実質的なマイナス改定（－0.8％）となり、さらに2015（平成27）年の第6期では、介護職員の処遇改善分プラス1.65％、認知症・中重度対応分プラス0.56％を含めたうえでマイナス2.27％となり、実質的には全体でマイナス4.48％もの大幅な報酬引き下げとなった。なお、同年の法改正で、一定以上所得者の自己負担割合が2割へと引き上げられ、介護老人福祉施設（特別養護老人ホーム）の入所要件が要介護3以上へと厳格化された。

第7期のマイナス改定の影響による経営状況悪化が顕著となる中で、2018（平成30）年の第7期改定では、現役世帯並の所得者の自己負担割合が3割へと引き上げられ、介護報酬については、マイナス0.5％程度の適正化を行いつつ、新規加算等で調整しトータルで0.54％のプラス改定となった。さらに、新型コロナウイルス感染症の蔓延によるパンデミックのもとで行われた2021（令和3）年第8期改定では、コロナ禍にあって経営状況が悪化していることもあり、介護人材の確保の観点や感染症対策や頻発する自然災害への対応強化等に対応して0.70％のプラス改定となった。

障害者総合支援法（障害者自立支援法）
2006（平成18）年4月より施行となった、障害者自立支援法は、従来の三障害に対する障害者施策を一元化し、障害者に提供されるサービスを「介護給付」、「訓練等給付」、「地域生活支援事業」の3種に再編した。他方、応能負担から原則1割の応益負担へと変更され利用者の負担増が顕著となったことへの反発等を受け、2013（平成25）年に障害者総合支援法（障害者の日常生活及び社会生活を総合的に支援するための法律）へと改正された。

介護・障害福祉従事者等の人材確保のための介護・障害福祉従事者等の処遇改善に関する法律
2008（平成20）年に制定された同法では、介護を担う優れた人材の確保を図るため、介護従事者等の賃金水準その他の事情を勘案し、介護従事者等の賃金をはじめとする処遇の改善について必要な措置を講ずるとした。

介護職員処遇改善加算
介護サービスに従事する介護職員の賃金の改善にあてることを目的に創設された。

表1-2　障害福祉サービス等報酬改定の推移

年度	改定率	備　考
2009 年度	5.10%	良質な人材確保、事業者の経営基盤の安定化、サービスの質の向上や新体系への移行促進として＋5.1%
2012 年度	2.00%	福祉・介護職員の処遇改善、障害児・者の地域移行・地域生活の支援、物価の動向等を反映して＋2.0%
2015 年度	0.00%	サービスの適正化等を実施して＋0%（前年に消費税率引上げ対応にて＋0.69%の引上げ）
2018 年度	0.47%	障害者の重度化・高齢化、医療的ケア児、地域移行促進、就労系サービス工賃向上等で＋0.47%（前年＋1.09%で実質＋1.56%）
2021 年度	0.56%	障害者の重度化・高齢化を踏まえた適正化、地域生活支援、医療的ケア児対応、効果的就労支援等として＋0.56%
2024 年度	1.12%	人件費高騰、物価高騰等の経営環境悪化への対応。地域生活を実現する地域づくり、障害児の支援体制強化、多様な就労等。

出典）筆者作成.

表1-3　介護報酬改定の推移

年度	改定率	備　考
2003 年度	▲2.3%	訪問介護等で自立支援を引き上げ、従来型特養等を引き下げるなどの適正化により▲2.3%
2006 年度	▲0.5%	中重度者への重点化（在宅軽度▲5%、在宅中重度＋4%）で全体で▲0.5%であるが、2005 年度改定を含めると▲2.4%
2009 年度	3.00%	介護従事者の処遇改善のための緊急特別対策として＋3.0%（在宅分＋1.7%、施設分＋1.3%）
2012 年度	1.20%	1.2%（在宅＋1.0%、施設＋0.2%）のプラスであるが、介護職員処遇改善加算＋2.0%を含むため、実質的に▲0.8%のマイナス
2015 年度	▲2.27%	介護職員処遇改善分＋1.65%、認知症・中重度対応等で＋0.56%を含め▲2.27%（実質的に▲4.48%）
2018 年度	0.54%	通所介護等の給付適正化▲0.5%、自立支援・重度化防止等評価＋1%相当で＋0.54%
2021 年度	0.70%	新型コロナウイルス感染症・大規模災害への対策。LIFE へのデータ提出とフィードバック活用推進、ICT の活用等で＋0.70%
2024 年度	1.59%	人件費高騰、物価高騰等の経営環境悪化への対応。介護職員の処遇改善で＋0.98%、基本報酬改定＋0.61%の計 1.59%。

出典）筆者作成.

　そして、新型コロナウイルス感染症対応が落ち着き国際的な物流・人流の回復と、ウクライナ戦争に起因するエネルギー高騰や人件費高騰による経営環境悪化に対応するため、2024（令和6）年の第9期改定でも1.59%のプラス改定となった。

　このように、収益状況がよい事業の単価を削減する形で報酬単価を調整

し、経営状況の悪化が顕著となる状況で微増するといった形で報酬改定がなされてきたため、介護事業の経営は非常に複雑で難しくなってきている。とりわけ、近年では人材不足が経営上の最大の課題となっている。

［2］未曽有の人材不足

　1995（平成7）年をピークに減少し続けている生産年齢人口（15～64歳）の影響もあり、近年、一般有効求人倍率は上昇し続けている。その推移を見ると、バブル経済崩壊以降低迷を続け、2008（平成20）年のリーマンショックによる景気低迷を受け、2009（平成21）年には0.47と最低を記録した。その後、2012（平成24）年から日銀の大胆な量的金融緩和策や長く続いた景気低迷期の雇用控えの反動もあり、有効求人倍率は上昇傾向となり、2017（平成29）年には、バブル経済期の1990（平成2）年（1.40）を超える1.50となり、2019（令和元）年には1.60を記録した。その後、2020（令和2）年からの新型コロナウイルス感染症の世界的流行（パンデミック）にあって落ち込んだものの、2022（令和4）年には回復が見られている（図1-3）。

　こうした有効求人倍率の上昇傾向が続く状況の中にあって、福祉業界の人材不足は極めて深刻な様相を示している。2022（令和4）年度の福祉分野の求人倍率を福祉人材センター・バンク職業紹介実績報告で見てみると、「高齢者（介護施設以外）」が7.87倍と最も高く、次いで「障害者（主に身体）」が3.74倍、「障害者（主に知的）」が3.36倍となり、以降、「高齢者（介護施設）」（3.11倍）、「児童（保育所）」（2.95倍）と続く。

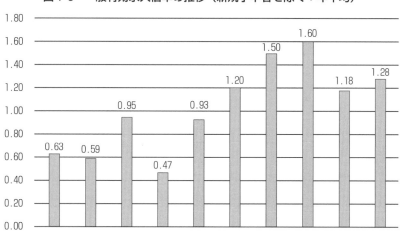

図1-3　一般有効求人倍率の推移（新規学卒者を除く：年平均）

出典）厚生労働省ウェブサイト「一般職業紹介状況（職業安定業務統計）」より筆者作成.

2005（平成17）年以降、人口減少社会へ突入した日本ではあるが、高齢者や主婦等の就業も増えており、総務省統計局が公表する労働力調査（基本集計）による、2023（令和5）年9月分の就業者数は6,787万人と過去最多となった。しかしながら、拡大を続ける介護サービス分野を中心として、福祉分野での人材不足は厳しい状況となっている。結果として、人材不足に対応するために上げざるを得ない人件費とそれに伴う収支差率の低下が施設・事業所経営において最大のリスクとなっている。

　介護事業経営実態調査から経年の経営状況を2011（平成23）年調査と2023（令和5）年調査で比べてみると、給与費割合ではもともとマンパワーに依存する訪問系サービス（訪問介護、訪問入浴介護、訪問看護）は高止まりの状況であり、通所系サービス（通所介護、通所リハビリテーション）、入所系（介護保険3施設）等の給与費の割合が急速に増加している様相が見られる（**表1-4**）。

　そして、給与費率が増加している種別のほとんどにおいて、収支差率が悪化しており、高齢者福祉サービスの中核を担ってきた介護老人福祉施設（特別養護老人ホーム）と介護老人保健施設にあっては、同調査始まってから初めて収支差率がマイナスに転じ、事業所数で最多となる通所介護にあっては、2011（平成23）年の収支差率11.6%に比べて10ポイント以上

表1-4　主要な介護サービスの収支差率の推移

事業所種別	2011（平成23）年		2016（平成28）年		2023（令和5）年	
	給与費割合	収支差率	給与費割合	収支差率	給与費割合	収支差率
訪問介護	76.9%	5.1%	75.2%	5.5%	77.6%	7.8%
通所介護	55.6%	11.6%	62.1%	7.1%	63.8%	1.5%
訪問入浴介護	65.6%	6.7%	72.0%	2.7%	66.0%	3.0%
訪問看護	80.0%	2.3%	79.3%	3.0%	78.0%	5.9%
通所リハビリテーション	61.2%	4.0%	63.5%	4.6%	66.7%	1.8%
短期入所生活介護	57.5%	5.6%	63.9%	3.2%	63.7%	2.6%
認知症対応型共同生活介護	56.4%	8.4%	64.0%	3.8%	64.2%	3.1%
特定施設入居者生活介護	49.0%	3.5%	44.4%	4.1%	44.9%	3.5%
介護老人福祉施設	57.5%	9.3%	63.8%	2.5%	63.6%	▲1.0%
介護老人保健施設	52.2%	9.9%	59.6%	3.2%	61.7%	▲1.1%
介護療養型医療施設	55.2%	9.7%	58.8%	3.7%	60.9%	0.4%

※2011（平成23）年介護事業経営実態調査の概要（平成23年3月の状況）
※2016（平成28）年度介護事業経営実態調査結果の概要（平成27年度決算）
※2023（令和5）年度介護事業経営実態調査結果の概要（令和4年度決算）
出典）厚生労働省ウェブサイト「各年度介護事業経営実態調査」より筆者作成.

も収支差率を下げる状況となっている。

　このように、人材不足が著しい介護分野にあっては、介護報酬の見直しや他事業所との競争による稼働率の低下、さらには、新型コロナウイルス感染症等の影響などもあって厳しい経営状況が続いている。

　社会福祉基礎構造改革で導かれた福祉サービスの経営は、本来は事業者間の健全な競争によるサービス水準の向上を目指すものであったにもかかわらず、結果として、現況の「競争」は事業者間の競争ではなく、厳しい事業収支の中で事業を継続することができるかという「世の中の流れの間」で「競争という我慢くらべ」であるとも指摘されている[9]。

［3］外国人介護士への期待

　2021（令和3）年に公表された第8期介護保険事業計画の介護サービス見込み量等に基づく介護人材の必要数の取りまとめでは、高齢化がピーク近くとなる2040年に向けては約280万人の介護労働者が必要であると推計した（**図1-4**）。2019（令和元）年度の介護従事者は約211万人であり、2040年に現在と同水準のサービスを維持するためには新たに約69万人を確保する必要があり、今後毎年3.3万人程度の介護人材を確保していく必要がある。

　2018（平成30）年に経済財政諮問会議にて提出された「2040年を見据えた社会保障の将来見通し（議論の素材）」（内閣官房・内閣府・財務省・厚生労働省、2018年5月）では、2040年時点の総就業者数は約5,600万人で2023（令和5）年に比べて1,000万人以上減少する状況で、全就業者

図1-4　第8期介護保険事業計画に基づく介護人材の必要数について

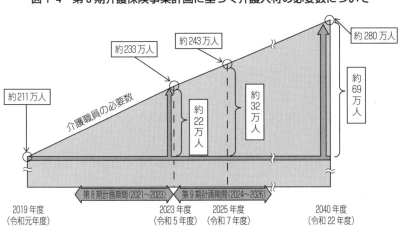

出典）厚生労働省「第8期介護保険事業計画に基づく介護人材の必要数について」厚生労働省ウェブサイト，添付資料　別紙1，2021.

「社会福祉事業に従事する者の確保を図るための措置に関する基本的な指針（2007年8月：厚生労働省告示第289号）」より2009（平成21）年に創設された介護職員処遇改善交付金が2012（平成24）年以降介護職員処遇改善加算として運用されており、介護職員等の賃金改善がなされている。

多様な人材の確保・育成
介護福祉士修学資金貸付、再就職準備金貸付、他産業からの参入促進、福祉系高校の返済免除付き修学資金貸付、介護助手等の普及促進、介護未経験者の入門研修等がなされている。

離職防止・定着促進・生産性向上
介護ロボット・ICT等のテクノロジーの活用推進、事業所内保育士施設の設置・運営の支援、生産性向上ガイドラインの普及、キャリアアップのための研修受講費や代替職員の確保支援、オンライン研修の導入支援等がなされている。

介護職の魅力向上
介護を知るための体験型イベント開催、介護職の魅力等の情報発信、ケアコンテストの取組みの情報発信、進路指導担当者への介護の仕事の理解促進等がなされている。

外国人材の受け入れ環境整備
介護福祉士を目指す留学生等の支援（介護福祉士修学資金の貸付推進、日常生活面での相談支援等）、特定技能等外国人介護人材の受入環境整備等がなされている。

出入国管理法（入管法）
正式名称は「出入国管理及び難民認定法」。

の16.5～18.9％もの就業者、つまり1,000万人程が医療福祉分野へ就業する必要があると推計している。

現況ですら未曽有の人材難とも呼ばれる介護分野にあって、2040年に向けて毎年数万人の新規人材の確保を図ることは、相当に高いハードルである。

そのような状況のもと、総合的な介護人材確保対策として、①**介護職員の処遇改善**、②**多様な人材の確保・育成**、③**離職防止・定着促進・生産性向上**、④**介護職の魅力向上**、④**外国人材の受け入れ環境整備**、の4つの柱をもとに人材確保対策が講じられている。

とりわけ、外国人介護士に対する期待は大きいものとなっている。

日本の介護分野で就労する外国人は、外国籍で在留期限や就労の制限がない永住者や定住者以外では、2004（平成16）年からの**経済連携協定（EPA）**に基づいてインドネシア、フィリピン、ベトナムからの介護職の受入れが行われている。そして、2017（平成29）年9月より在留資格に「介護」が創設され、介護福祉士の資格を有する外国人が介護業務に従事するルートが創設された。また、同年11月には技能実習生法の施行により、外国人技能実習制度の対象職種に「介護」が追加となった。

さらに、**出入国管理法（入管法）**改正により2019（令和元）年4月より新たな在留資格「特定技能」が追加され、技能実習制度と在留資格「介護」をつなぐものとして位置づけられた。

介護福祉士の資格取得等の条件を満たせば、家族帯同が可能な在留資格「介護」の取得を政策的に導くことは、介護人材不足に対する大きな政策転換となった。

その一方で、韓国や台湾等の諸外国も東南アジア各国からの人材を積極的に活用する方針を示しており、外国人介護人材をめぐる国際的な（獲得）競争が激しくなってきている。そして、2020（令和2）年からの新型コロナウイルス感染症の蔓延に伴う国際的人流の停滞もあり、当初の予測よりも外国人介護士の受入れが進んでいない。

そうした状況は介護分野のみならず人手不足が顕著な他分野で見られており、本来は労働力不足を補うための手段ではなく人材育成を通じた開発途上地域等への技能等の移転による国際協力を推進するという建付けである技能実習制度および特定技能実習制度を改正する動きが加速している。

2023（令和5）年11月には、外国人材の受入れ・共生に関する関係閣僚会議の下に設置された「技能実習制度及び特定技能制度の在り方に関する有識者会議」が最終報告を提出し、現行の技能実習制度を発展的に解消し、人手不足分野における人材確保や育成に係る新制度創設として「育成

就労制度」とすることを提言し、新たな制度創設と外国人材の雇用に係る議論が活性化している。

このように、外国人介護人材の活用に注目が集められる状況ではあるが、外国人介護人材の活用も、介護人材不足に対する一つの手段でしかないことに留意する必要がある。今後においても大多数は日本人の介護従事者によって担われていくからである。

そのためにも、介護従事者にとって働きがいのある業界へと改善することが求められており、政策的には、処遇改善によって他産業との給与格差を埋めつつも、介護職の中核を担う国家資格である介護福祉士のあり方を含めた「介護労働の価値」について、国民的議論も求められる状況となっている。

そして、個々の福祉サービス提供事業者においては、一人ひとりの労働者が仕事と生活の両方を充実させる「ワークライフバランス」が確保できる働きやすい労働環境整備が求められているのである。

社会福祉基礎構造改革から四半世紀を迎える現況にあって、社会福祉施設・事業所に求められる「経営」は幾度も形を変え、厳しい経営環境の中で、事業経営と雇用を維持しつつ、地域の福祉ニーズに対応するサービスを守っていくことに軸足を移しつつある。

[3] 利用者、労働者、事業者のバランス

社会福祉や福祉サービスに対するわれわれ国民が抱いているイメージは、慈善・博愛といった言葉に通じる崇高なものや、地方公共団体が提供するサービスとして、公共物と同義的なものなのかもしれない。そのため、社会福祉サービスは清貧であるべきで、利益を求め経営戦略のもとで事業展開を行うといった経営とは相容れないと考える人も多いかもしれない。

しかしながら、介護職や保育士等の福祉サービスを担う職種の給与額が全産業平均の給与額よりも低く未曽有の人材難にある状況を考えるまでもなく、労働価値に見合わない対価のもとで労働者の自己犠牲によって支えられている業界そのものを転換しなければならない。

労働者にとって魅力のある職場づくりとサービスの質の向上を目指した経営を議論する時代となっているのである。

そもそも、良質なサービスを提供していても、収支が恒常的に赤字となる状況や債務超過となるようでは事業の継続性は厳しい。また、高い利益を上げていたとしても、利用者およびその家族が満足できない低水準のサービスであるならば、事業体の存在意義はない。もちろん、職員の労働環境が劣悪であるならば、自ずとサービス水準の低下を招くことは明らかで

介護分野の外国人受入実績の例
EPA 介護福祉士・候補者は 2023（令和 5）年 1 月 1 日現在で 3,257 人（うち資格取得者 635 人）、在留資格「介護」による在留者数 5,339 人（2022〔令和 4〕年 6 月末）、技能実習による在留者数 1 万 5,011 人（2022 年 6 月末）、特定技能による在留者数 1 万 7,066 人（2023 年 1 月末）となっている。

第 1 章 ● 福祉サービスの特性と経営の視点　2．福祉サービスの経営特性と諸課題

あろう。

　たとえば、介護老人福祉施設（特別養護老人ホーム）の介護職員の人員配置基準では、要介護高齢者3名に対して1名の介護職員等を配置することとなっている。そして、介護職員を増員して、利用者2名に対して1名の介護職員を配置する等、質の高いサービスを提供するために労働者を多く雇用すれば、人件費の増加によって事業収支が圧迫される。このように、サービス品質の向上という利用者のメリットが大きくなれば事業収支の悪化という事業者のデメリットを生み出す可能性がある。

　そして、この3者間のバランスが崩れて、誰かがデメリットを感じるような状態となれば、事業を継続する必要性が希薄になり、最終的には事業の継続が困難になる[9]。この「利用者・労働者・事業者」の関係は、営利・非営利を問わず福祉サービスを提供する事業者に共通して見られる課題なのである。

　だからこそ、サービス利用者、労働者（職員）等の**ステークホルダー**と経営者が「**Win-Win**」の良好な関係を構築し、その関係を維持する経営が求められるのである。とりわけ、これまで軽視されてきた労働環境と待遇改善への関心の高まりは、ワークライフバランスを重視する現況の労働市場の潮流においても明らかである。

　たとえば、介護福祉士の「現在の職場を選択した理由」（**図1-5**）では、「やりたい仕事だった」（48.0％）や「勤務形態が希望に沿う」（43.2％）、「職場の雰囲気や人間関係がいい」（25.3％）といった介護という仕事への意欲や勤務形態、さらに職場の人間関係や雰囲気などを就職において重視している。

　確かに、介護分野の給与水準は、他産業に比べて低いことが指摘されるが、「過去働いていた職場を辞めた理由」（**図1-6**）では、「職場の雰囲気や人間関係に問題があった」（40.4％）、「心身の健康状態の不調」（33.0％）が「給与や賃金の水準に満足できなかった」（31.6％）よりも上位にある通り、職場における労働環境改善や職員の心身の健康を支援することなど、施設・事業所の経営努力において改善できることも多くある。

　実際、未曽有の人材不足とも言われる介護業界や保育業界において、職員の採用に苦慮する多くの事業者の中で、優秀な職員を多く抱え、安定的な事業運営を行っている事業所や法人も存在しているのは事実であり、CS（利用者満足）とES（従業員満足）双方を重視し、人材育成と職場環境の改善に注力した事業所の優位性に注目が集められている。

　もちろん、人材不足が激しい介護や保育分野を中心として、一般の給与水準に近づける処遇改善の取組み等の制度的対応や行政誘導による施策の

図1-5　現在の職場を選択した理由（介護福祉士：複数回答）

回答の分類：⑧ 個人の意識・意欲、⑭ 待遇・労働環境、⑱ 事業所・経営者のマネジメント

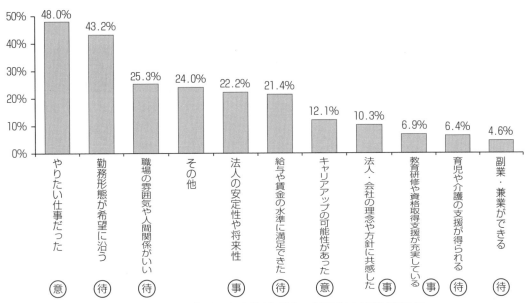

資料出所）社会福祉振興・試験センター「令和2年度社会福祉士・介護福祉士就労状況調査」.

図1-6　過去働いていた職場を辞めた理由（介護福祉士：複数回答）

回答の分類：⑧ 個人の意識・意欲、⑭ 待遇・労働環境、⑱ 事業所・経営者のマネジメント

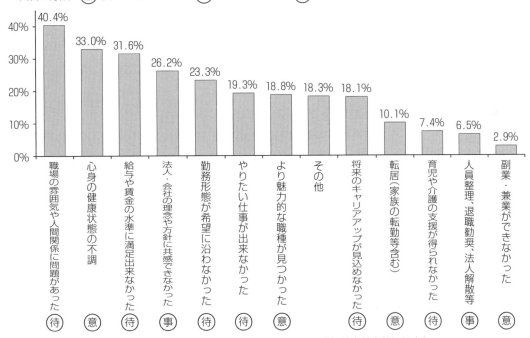

資料出所）社会福祉振興・試験センター「令和2年度社会福祉士・介護福祉士就労状況調査」.

出典）図1-5、図1-6いずれも厚生労働省社会・援護局福祉基盤課福祉人材確保対策室「第9期介護保険事業計画に基づく介護職員の将来推計について」日本総研ウェブサイト，第9期に向けた介護職員将来推計等に係るセミナー（市町村向け）（令和5年7月28日），pp.17-18.

充実も重要であるが、各々の事業者・施設において実施できる経営改善や労働環境改善は何よりも重要であり、その成否が事業所・施設の収支状況を含む経営状況に大きな影響を与えているのである。

3. 福祉サービス経営の新たな役割

A. 地域包括ケアから地域共生社会へ

日本は、人類未踏の超高齢社会への途上にある。2023（令和5）年に社会保障・人口問題研究所が公表した日本の将来推計人口では、日本の総人口は、2056年に1億人を割り込み、2070年には8,700万人に減少する。そして、人口に占める高齢者の割合は、2070年には38.7％に上昇するという。実に約4割が高齢者の社会の到来が予測されているのである。

このような超高齢者社会における保健医療福祉サービスのあり方については団塊の世代（第一次ベビーブームの頃に生まれた世代）が75歳以上となる2025年以降のサービス提供体制として**地域包括ケアシステム**構築が掲げられてきた。

その特徴は、急増する介護財政の肥大化を抑えつつ、効率的かつ効果的な制度設計を目指すため、「**自助・互助・共助・公助**」との適切な役割分担を求めている点にある。

そして、「少子高齢化や財政状況から、今後においては、「共助」、「公助」の大幅な拡充を期待することは難しく、「自助」、「互助」の果たす役割が大きくなることを意識した取組が必要」としている。つまり、社会福祉に関する「公的責任」のみならず個人や地域住民が担う「個人責任」を含めた「相互責任」の在り方が模索されているのである。

さらに、地域包括ケアシステムよりも広範で地域コミュニティそのものの変革をも包含する概念が地域包括ケアシステムの深化として位置づけられた。それが**地域共生社会**の実現であり、今後の福祉改革を貫く基本コンセプトとして位置づけられている（**図1-7**）。

「制度・分野ごとの縦割りや『支え手』、『受け手』という関係を超えて、地域住民や地域の多様な主体が『我が事』として参画し、人と人、人と資源が世代や分野を超えて『丸ごと』つながることで、住民一人ひとりの暮らしと生きがい、地域をともに創っていく社会」と位置づけられる。高齢、

地域包括ケアシステム
2014（平成26）年の「医療介護総合確保推進法」（地域における医療及び介護の総合的な確保の促進に関する法律）の2条に規定される。重度な要介護状態となっても住み慣れた地域で自分らしい暮らしを人生の最後まで続けることができるよう、住まい・医療・介護・予防・生活支援が一体的に提供される体制構築を目指す政策目標。病床再編と在宅医療推進における医療・介護連携を図るための効率的かつ質の高い医療提供体制の構築とともに論じられる。

地域包括ケアシステム構築における協働モデル
自助・互助・共助・公助の区分については、「自助」（自らの生活を自らで支える）、「互助」（いわゆるボランタリーな取組みや住民総合主体による取組み）、「共助」（介護保険に代表される社会保険制度およびサービス）、「公助」（一般財源による高齢者福祉事業等の福祉制度）として位置づけられた。

図 1-7　地域共生社会の実現

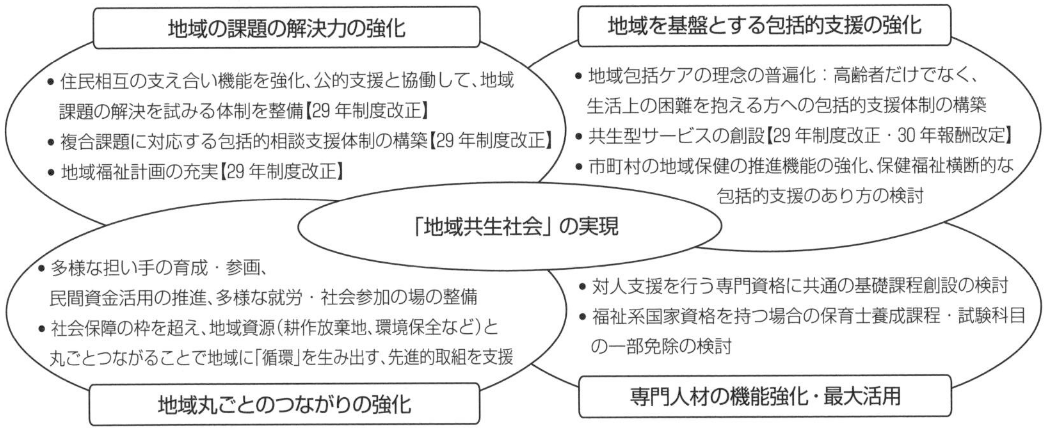

地域の課題の解決力の強化
- 住民相互の支え合い機能を強化、公的支援と協働して、地域課題の解決を試みる体制を整備【29年制度改正】
- 複合課題に対応する包括的相談支援体制の構築【29年制度改正】
- 地域福祉計画の充実【29年制度改正】

地域を基盤とする包括的支援の強化
- 地域包括ケアの理念の普遍化：高齢者だけでなく、生活上の困難を抱える方への包括的支援体制の構築
- 共生型サービスの創設【29年制度改正・30年報酬改定】
- 市町村の地域保健の推進機能の強化、保健福祉横断的な包括的支援のあり方の検討

「地域共生社会」の実現

地域丸ごとのつながりの強化
- 多様な担い手の育成・参画、民間資金活用の推進、多様な就労・社会参加の場の整備
- 社会保障の枠を超え、地域資源（耕作放棄地、環境保全など）と丸ごとつながることで地域に「循環」を生み出す、先進的取組を支援

専門人材の機能強化・最大活用
- 対人支援を行う専門資格に共通の基礎課程創設の検討
- 福祉系国家資格を持つ場合の保育士養成課程・試験科目の一部免除の検討

出典）厚生労働省ウェブサイト「『地域共生社会』の実現に向けて（当面の改革工程）【概要】（平成29年2月7日）」より筆者作成.

障害、児童といったこれまでの枠組みや垣根を超えた形での改革を市町村に求める概念となっている。各々の市町村が直面する福祉課題に対応し、市町村主導のもとでこれまでの制度再編をも視野に入れた仕組みづくりを求めた点において大きな意味をもつ。

その動向として、対象者ごとに整備されてきた福祉サービスの一体的な推進については、**共生型サービス**が2018（平成30）年度より介護保険制度に位置づけられている。また、市町村に対して「まるごと」相談を受けつける包括的な相談支援システムの構築として、2021（令和3）年度より重層的支援体制整備事業が取り組まれている。

この**重層的支援体制整備事業**は、既存の相談支援や地域づくり支援の取組みを活かし、子ども・障害・高齢・生活困窮といった分野別の支援体制では対応しきれないような"地域住民の複雑化・複合化した支援ニーズ"に対応する包括的な支援体制を構築するため、①相談支援（属性を問わない相談支援、多機関協働による支援、アウトリーチ等を通じた継続的支援）、②参加支援、③地域づくりに向けた支援、を一体的に実施するものとして位置づけられる。

本人や世帯の属性を問わず包括的に相談を受けとめて支援する重層的支援体制整備事業は、市町村内の各種施策に係る支援機関が相互に連携し、本人やその家族に寄り添いながら伴走支援する体制構築が重要となる。そのため、関係部局や支援機関、民生・児童委員等の関係者で構成される**支援会議**の組織化や、**重層的支援体制整備事業実施計画**の策定が求められている。

そして、この重層的支援体制事業において、大きな役割を期待されてい

共生型サービス
障害福祉サービス事業所で介護サービスを提供する仕組みがなかったものを改め、2018年度より介護保険制度と障害者福祉制度に新たに共生型サービスを位置づけ、高齢者と障害者に同一事業所でサービス提供できる仕組みが作られた。

重層的支援体制整備事業
2019（令和元）年に厚生労働省に「地域共生社会に向けた包括的支援と多様な参加・協働の推進に関する検討会（地域共生社会推進検討会）」が設置され、同年度以降に展開されたモデル事業を経て、2021年度より重層的支援体制整備事業として法定化された。

支援会議
社会福祉法106条の6の規定により、市町村は支援関係機関や地域生活課題を抱える地域住民に対する支援に従事する者その他の関係者等で構成される支援会議を組織することができる。

重層的支援体制整備事業実施計画
社会福祉法106条の5の規定により、市町村の努力義務となっている。

るのが、福祉サービスを経営する事業者・施設の役割である。

　複雑化・複合化したニーズや、制度の狭間にあるニーズに対応すること
ができる社会資源の確保については、既存施策を通じてさまざまな福祉サ
ービスを提供している社会福祉施設・事業所が有する人材・場・ノウハウ
の活用が求められている。

B.「地域における公益的な取組」への期待

[1]「地域における公益的な取組」

　前述の通り、地域共生社会実現に向けて福祉サービスを提供・供給する
事業者・施設に対する期待は大きい。特に、戦後日本において長らく最大
の福祉サービス供給主体として存在してきた社会福祉法人は、全国で2万
1千超の法人数を誇り、社会福祉協議会、社会福祉事業団、共同募金会等
を除く一般法人（施設経営法人）に絞っても1万8千超となる。そこには、
多くの社会福祉専門職が従事し、地域の福祉ニーズに対応する潜在的能力
は極めて高い。

　そうした社会福祉法人が有する人材・場・ノウハウの活用を目的として、
社会福祉法人制度改革において社会福祉法24条2項に「**地域における公
益的な取組**」の責務が追加された。

　この「地域における公益的取組」については、「社会福祉法人の『地域
における公益的な取組』について」（平成28年6月1日・社援基発0601
第1号）では、①社会福祉事業または公益事業を行うに当たって提供され
る福祉サービスであること、②日常生活または社会生活上の支援を必要と
する者に対する福祉サービスであること、③無料または低額な料金で提供
される福祉サービスであること、の3つの要件を満たすことが求められて
いる。なお、「社会福祉法人による『地域における公益的な取組』の推進
について」（平成30年1月23日・社援基発0123第1号）により、その解
釈は大きく拡大され、単発的なイベントから地域の緑化活動であっても含
まれるような広範な解釈が示されている。

　たとえば、要件①の「社会福祉事業又は公益事業を行うに当たって提供
される福祉サービスであること」とは、社会福祉を目的とする取組みであ
り、行事の開催や環境美化活動、防犯活動等の社会福祉に関連しない場合
であっても、地域住民相互のつながりの強化に資する取組みであれば認め
られる。また、月に1回の行事の開催や災害時に備えた福祉支援体制づく
りや関係機関とのネットワーク構築に向けた取組みなども含まれる。

　要件②の「日常生活又は社会生活上の支援を必要とする者」については、

社会福祉法人制度改革
2017（平成29）年4月
より実施された社会福祉
法人制度の改革であり、
議決機関としての評議員
会の必置化、一定規模を
超える法人に対する会計
監査人の導入、いわゆる
内部留保の明確化のため
の再投下可能な財産額と
しての「社会福祉充実残
額」の算定とこれを再投
下する仕組みの構築、地
域における公益的な取組
みの実施に係る責務等を
改正した。

社会福祉法24条2項
「社会福祉法人は、社会
福祉事業及び第二十六条
第一項に規定する公益事
業を行うに当たっては、
日常生活又は社会生活上
の支援を必要とする者に
対して、無料又は低額な
料金で、福祉サービスを
積極的に提供するよう努
めなければならない。」

将来的に支援を必要とする状態となった際に支援につながることができるような取組みも重要であることから、現時点では支援は必要ない自立した日常生活を営んでいるものの、単身で地域とのかかわりがない高齢者なども含まれる。さらに、現在または将来的に支援が必要な方への直接的なかかわりではない場合でも、地域住民に対する介護技術研修やボランティア育成など、間接的にこれらの者への支援に資する取組みも含まれる。

そして、要件③の「無料又は低額な料金で提供されること」については、原則として法人が現に保有する資産等を活用し、通常要する費用を下回る料金や無料であることが求められる。なお、国または地方公共団体からの全額の公費負担がある場合は該当しないが、この場合でも、法人による資産等の活用した追加サービスがあれば要件に該当する。

このように、幅広い解釈をもって社会福祉法人が、地域における公益的な取組の実施に踏み出せるよう導くものとなっている。日本の社会福祉事業を支えてきた最大の非営利組織である社会福祉法人に対し、社会福祉事業のみならず、他の経営主体では対応が困難な地域の多様化・複雑化する福祉ニーズに対応する取組みを積極的に講じ、地域福祉推進に貢献することを求める改正がなされたのである。

もともと、社会福祉の歴史を紐解けば、公的社会福祉制度が未整備の時代には、慈善事業家が私財を投げうってさまざまな取組みを実施してきた。そうした本来的なニーズに対応した事業やサービス開発の役割を社会福祉法人に求めたとも理解できる。それゆえ、厚生労働省も「地域における公益的な取組」に係る責務について「法人の本旨から導かれる法人が本来果たすべき役割を明確化したもの」と説明する。

世界でも有数の超高齢化社会のまま、急速な人口減少局面を迎えようとする日本では、高齢化に起因する社会保障費の自然増だけで年間数千億ともなっている。そのような厳しい財政状況において、公的福祉サービスの拡大をもって制度の狭間にあるニーズや多様化・複雑化するさまざまなニーズに対応することは難しいと認めざるを得ない。その意味において、これからの福祉サービスシステムは、旧来からの公的福祉、介護保険制度、障害者支援制度、保育制度といった行政主導による制度サービスを残しつつも、異なるロジックで解決手法を求めるのは当然ともいえよう。その解決手法の一つを、最大の非営利組織である社会福祉法人に求めているのである。

[2] 社会福祉法人の新たな存在意義

改めて説明するまでもなく社会福祉法人は、社会福祉法22条（定義）

で規定される通り「社会福祉事業を行うことを目的として設立された」法人である。

　その最大の特徴は、日本国憲法89条に規定される公の支配に属さない慈善または博愛の事業に対する公金支出の禁止に対応し「公の支配下に置かれる」特殊な立ち位置を用意し、行政の公権力行使としての福祉の措置を受託できる役割を与えられた点にあった。そして、措置制度で社会福祉法人が運営される時代では、「一法人一施設」の設置が誘導され、あえて経営母体の規模を小さな零細状態に置くことで、行政による保護と統治が維持されてきた。

　この社会福祉法人の特殊な立ち位置が大きくゆらいでいる。すなわち「行政による保護と統治」から解き放たれようとしているのである。その一端は、規制改革による社会福祉事業の運営における株式会社等への参入開放やイコールフッティング論、社会福祉法人への課税の議論等に見ることができるし、一法人多施設（事業拡大）の誘導や、法人合併、社会福祉連携推進法人制度の導入等の経営基盤の強化の道筋を示すことにも現れている。

　そして、何よりも社会福祉事業を営むことを目的として創設された社会福祉法人に「地域における公益的な取組」の実施の責務を与えたことで、これからの社会福祉法人は、「社会福祉事業」に右足を、経営基盤の強化を図りつつ「地域における公益的な取組」に左足を置きつつ自立した経営を求めた点において大きな転換がなされたと理解できる。

　制度ビジネスとしての社会福祉事業の受託機関としての位置づけのみならず、地域のさまざまなニーズに対応した支援やサービス開発を行うことがこれからの社会福祉法人の存在意義の一つに位置づけられたのである。

［3］福祉サービス経営によるソーシャルワーク

　記述の通り、地域共生社会実現は、制度が対象としない複合的な課題を抱える人びとの生活を他人ごととではなく、我が事として受け止め、地域住民を巻き込みながら、地域、暮らし、生きがいを共に創り、高め合うことができる社会を目指すことにある。

　そこに向けたソーシャルワークの役割については、2018（平成30）年3月に社会保障審議会福祉部会福祉人材確保専門委員会より提出された報告書「ソーシャルワーク専門職である社会福祉士に求められる役割等について」において、「複合化・複雑化した課題を受け止める多機関の協働による包括的な相談支援体制を構築するために求められるソーシャルワークの機能」と「地域住民等が主体的に地域課題を把握し、解決を試みる体制を

構築するために求められるソーシャルワークの機能」としてまとめられている。

その詳細は別に譲るものであるが、関係する専門職とコーディネートや連携、地域住民のネットワーキングやエンパワメント、サービス開発とコミュニティ・ディベロップメント等をソーシャルワーク機能として求めている。

こうしたソーシャルワーク機能は、古典的なプロフェッション（医師、法曹、神官等）のように一人のソーシャルワーカーが取り組むことで達成できるものではなく、実践的には、ソーシャルワーカーが所属する施設・事業所において、専門職間のチームアプローチと組織的支援のもとで実践される。

その意味において、地域共生社会実現化に向けたソーシャルワークは、福祉サービスの提供を行う施設・事業所の経営レベルにおいて、組織的に導かれるものでもあろう。換言するならば、これからの福祉サービスの経営は、地域共生社会実現に資するソーシャルワーク機能を包含するものであることが求められる。

福祉サービスの組織と経営における示唆的な言葉として、**ドラッカー**は、「非営利組織とは、人を変えるためのチェンジエージェントである。その成果は、人の変化、すなわち行動、環境、ビジョン、健康、希望、そして何よりも能力と可能性の変化となって現れる」と規定する(10)。

地域共生社会実現に向けて何を行うべきか、何を変えるのか、その社会的使命と役割が問われているのである。社会福祉法4条では、社会福祉法人のみならず地域福祉の主体を「地域住民、社会福祉を目的とする事業を経営する者及び社会福祉に関する活動を行う者」と位置づけている。福祉サービスを提供する施設・事業者は、**地域福祉推進**の主体として地域住民や市町村と手を携えて地域コミュニティを支えていく**社会的使命**と社会的責任を負っているのである。

ドラッカー
Drucker, Peter
Ferdinand
1909-2005

地域福祉推進
社会福祉法4条（地域福祉の推進）では「地域住民、社会福祉を目的とする事業を経営する者及び社会福祉に関する活動を行う者は、相互に協力し、福祉サービスを必要とする地域住民が地域社会を構成する一員として日常生活を営み、社会、経済、文化その他あらゆる分野の活動に参加する機会が確保されるように、地域福祉の推進に努めなければならない」としている。

社会的使命
mission

注）

(1) Esping-Andersen, G. *"The Three Words of Welfare Capitalism."* London: Polity Press, 1990.（エスピン-アンデルセン，G. 著／岡沢憲芙・宮本太郎監訳『福祉資本主義の三つの世界―比較福祉国家の理論と動態』ミネルヴァ書房，2001.）

(2) 1992（平成4）年の福祉関係八法改正で改正される前までは、社会福祉事業法（現、社会福祉法）3条では、社会福祉事業の対象者として「援護、育成、更正の措置を要する者」としていたことからも、それ以前の社会福祉事業で提供されるものは、サービスではなく「措置」としての位置づけであったことが理解できよう。

(3) 佐藤進『社会福祉行財政論―人権と社会福祉行財政の課題』誠信書房，1985，pp.155-156.

(4) 藤村正之「在宅福祉サービスの存立基盤―資源配分様式とその展開に着目して」針生誠吉・小林良二編『高齢社会と在宅福祉』日本評論社，1994，pp.137-171.

(5) 藤村正之『福祉国家の再編成―「分権化」と「民営化」をめぐる日本的動態』東京大学出版会，1999，p.112.

(6) 障害者福祉分野においても、2003（平成15）年4月に施行された支援費支給制度を経て、2006（平成18）年4月からの障害者自立支援法の施行となっている。

(7) 西川克己『福祉事業経営特論―福祉マネジメント学への招待』自由国民社，2006，p.16.

(8) 宇山勝儀編『社会福祉施設経営論』光生館，2005，p.66.

(9) 深瀬勝範『社会福祉法人の事業シミュレーション・モデル―競争時代を勝ち抜く経営改革のすすめ方』中央経済社，2007，p.102，pp.107-108.

(10) ドラッカー，P. F. 著／上田惇生訳『非営利組織の経営』ダイヤモンド社，2007.

理解を深めるための参考文献

● 全国社会福祉法人経営者協議会監修／河幹夫・菊池繁信・宮田裕司・森垣学編『社会福祉法人の地域福祉戦略』生活福祉研究機構，2016.
社会福祉法人制度の変遷を踏まえ、地域福祉推進における社会福祉法人の役割についてまとめている。地域包括ケア、高齢者福祉、障害者福祉、保育事業等の各分野や震災復興等における役割を解説している。

● ドラッカー，P. F. 著／上田惇生訳『非営利組織の経営』ダイヤモンド社，2007.
『マネジメント』で有名なドラッカーが非営利組織に経営のあり方をまとめた名著。非営利組織が目指すべき成果の捉え方や、そこに従事する者がいかなるミッションをもつべきか、リーダーが果たすべき役割等、日本の福祉サービスの経営を考えるうえでも多くの示唆を得られる。

第2章　福祉サービスに係る組織や団体

最初に、法人の意義、類型などについて概観する。次に、福祉サービスにかかわる法人にはどのようなものがあり、それぞれどのような特徴をもっているのかを概観する。具体的には、それぞれの定義と成り立ち、役割、機関構造などを説明する。最後に、法人格を有しない団体を取り上げる。

1

法人とは何か、法人の基本形態、法人のガバナンスなど、福祉サービスに関係する法人の一般的特質について理解する。

2

社会福祉法人制度の概要について理解する。社会福祉法人の成り立ち、現況、社会福祉法人制度改革について理解する。

3

特定非営利活動法人（NPO法人）の概要について理解する。特定非営利活動とは何か、特定非営利活動法人の設立、組織運営について理解する。

4

福祉サービスに係る法人のうち、医療法人、公益法人、営利法人（会社）、共同組合の概要を理解する。法人格を有しない団体についても理解する。

1. 法人について

［1］ 法人の意義

　福祉サービスを提供する福祉施設や事業所を運営する法人にはさまざまな種類がある。社会福祉法人、特定非営利活動法人、医療法人、株式会社など、これまで何度か聞いたことがあるだろう。これらの法人が、建物を所有したり賃貸し、設備を購入したりレンタルし、職員と雇用契約を結び、そして利用者とサービスに関して利用契約を結び、日々さまざまな取引をしながら福祉サービス事業を運営している。

　法人とは、個人と同じような権利能力（法人格）を法的に付与された団体や組織体である。法人は所有権をもち、契約を行う権利・義務の主体となることで、福祉サービス事業の運営主体となることができるのである。権利能力というとき、権利だけではなく、なんらかの義務を負う責任も含むことに注意されたい。

　法人に対して個人を**自然人**と呼ぶが、本来自然人にしかない権利能力を団体や組織体に与えるのは、法人には個人にないメリットがあるからである。まず、法人の名前でまとめて契約できる便利さがある。さらに、法人との契約は代表者が法人を脱退したり、死亡しても継続可能である。一方法人格がない団体では、代表者個人がすべての契約を行わなければならなくなり、団体の責任を代表者個人が負うことになってしまう。

　団体が法人になったからといって、自然人のように法人自身が意思決定をできるわけではない。そこで、法人に係る自然人が集団的に意思決定をする仕組みが必要になる。これを組織統治、ガバナンスというが、その仕組である機関構造は法人それぞれの根拠法で定められている。このほか、設立基準や設立方法なども根拠法で定められており、法人は個人事業主よりも社会的信用が得られやすいと考えられている。

［2］ 法人のさまざまな設立方式

　行政が認める法人の設立基準には、いくつかの方式がある。

（1）認可主義

　認可主義とは、法人格を申請する団体が、内容の検証のうえで法律の定める要件を満たせば、所轄官庁は認可をしなければならず、登記などを行うことによって成立する。社会福祉法人や医療法人などが認可主義を採用

している。旧民法で用いられていた**許可主義**は、法人格の許可が主務官庁の自由裁量に委ねられていた。しかし、認可主義は法律上の要件を満たせば、所轄官庁は認可しなければならないとする点で異なる。

（2）認証主義

認証主義では、法律に定められた書類を所轄庁に提出し、文書の記載等が正当な手続きによってなされていることを公の機関が確認・証明することによって成立する。認可主義と比べ容易に法人格を取得できる。この認証主義を採用しているのは、特定非営利活動法人などである。

（3）準則主義

準則主義とは、法律に定める一定の法人設立要件を満たせば、主務官庁の関与を経ることなく登記によって当然法人とするものである。準則主義が採用される法人については、一般財団法人と一般社団法人、労働者協同組合、株式会社などがある。

以上、法人の設立が厳しい順に説明してきたが、これらの「中間の規制と位置づけられ、特定の事実や行為があらかじめ定められた基準等を満たしているか否か審査・判定し、これを公に証明する行為とされている」[1]のが**認定主義**である。一般財団法人と一般社団法人は、公益認定基準を満たしているかについて認定を受けることで公益財団法人、公益社団法人になることができる。

［3］法人の基本形態

（1）公法人と私法人、営利と非営利、共益と公益

法人には、地方自治体などの**公法人**と民間事業を行う**私法人**があり、私法人には営利法人と非営利法人の区別がある。

営利とは、活動によって得た利益をその構成員に分配する（配当する）ことを目的とすることであり、**非営利**とは、利益を上げないことではなく、利益の分配を目的としないことと考えられている。配当を行う法人には、株式会社などの営利会社以外にも、**共益**的な協同組合がある。しかし、協同組合は、配当を行うことを主たる目的としていないので、非営利とされる。

公益とは、社会の不特定多数の利益を目的とすることをいう。公益は非営利と類似した意味で用いられることがある。法律で公益性の高い非営利法人であると定められたとき、法人所得税は非課税となる場合が多い。しかし、2008（平成20）年の**公益法人制度改革**で、一般財団法人、一般社団法人の公益性は公益目的事業を行っているかどうかに対する認定主義で判断することになった。さらに、2016（平成28）年の社会福祉法人制度

改革において、非課税法人である社会福祉法人は、公益財団法人等と同等以上の公益性・非営利性を確保することとされた。

(2) 社団と財団

社団とは人の集団を指し、**財団**とは財産の集まりを指しており、ガバナンス、機関構造に違いがある。社団法人は、同じ目的や理念をもった人たちが集まって事業を始めるときに設立される。これには、一般社団法人、公益社団法人および株式会社、持分会社（合同会社、合資会社、合名会社）などの営利会社、特定非営利活動法人、医療法人社団などがあり、協同組合も含まれる。

特定の個人などが、自分の意思に沿った事業を行うために自分の財産を寄付し、その意思に即して法人が設立される場合が財団法人の典型例である。行政が特定の目的で財産を**出捐**（しゅつえん）して設立される財団もある。一般財団法人、公益財団法人以外には、社会福祉法人や医療法人財団などが、財団法人に含まれる。

以上の法人の特徴を整理したのが**表2-1**である。以後、これらの法人を個別に見ていく。

出捐
地方公共団体が見返りを求めず、公益法人に財産を提供することを指すために使われる。

表2-1　社会福祉に係る主な法人の種類

営利性	社団	財団	根拠法	法人の設立基準（主義）
非営利		社会福祉法人	社会福祉法	認可
	特定非営利活動法人		特定非営利活動促進法	認証
	一般社団法人	一般財団法人	一般社団法人及び一般財団法人に関する法律	準則
	公益社団法人	公益財団法人	公益社団法人及び公益財団法人の認定等に関する法律	認定
	医療法人社団	医療法人財団	医療法	認可
	生活協同組合		消費生活協同組合法	認可
	農業協同組合		農業協同組合法	認可
	労働者協同組合		労働者協同組合法	準則
	認可地縁団体		地方自治法	認可
営利	株式会社		会社法	準則
	持分会社（合同会社など）		会社法	準則

出典）筆者作成.

2. 社会福祉法人

A. 社会福祉法人の組織と運営

[1] 社会福祉法人の沿革と現況

　社会福祉法人は、1951（昭和26）年に制定された**社会福祉事業法**（現、**社会福祉法**）により創設され、社会福祉事業を行うことを目的として設立された特別な法人である（社会福祉法22条）。

　第二次世界大戦後、要援護者への支援が急務となり、1950（昭和25）年の社会保障制度審議会勧告において「民間社会事業に対しても、その自主性を重んじ、特性を活かすとともに、特別法人制度の確立等によりその組織的発展を図り、公共性を高めることによって国及び地方公共団体が行う事業と一体となって活動しうるよう適当な措置を採る必要がある」と提言された。一方、強い公的規制を行うことで、日本国憲法89条の**公金支出禁止**規定が回避され助成を受けることが可能となり、旧民法34条の公益法人の特別法人として社会福祉法人制度が創設された。

公金支出禁止
公の支配に属しない慈善または博愛の事業に対する公金の支出禁止。

　長らく社会福祉法人は、主として国からの措置事業を担う公共的性格を有する法人として機能してきた。その後、1990年代に始まった社会福祉基礎構造改革により、福祉サービス利用の仕組みが行政による措置委託から利用者との契約に移行した。社会福祉法人の今日的意義は、社会福祉事業に係る福祉サービス供給確保の中心的役割を果たし、他の事業主体では対応できないさまざまな福祉ニーズを充足することで、地域社会に貢献することにあると言えよう。なお、2022（令和4）年4月1日現在の社会福祉法人数は2万1,053法人である。

[2] 社会福祉法人の設立

　社会福祉法人の設立認可申請の手続きは、定款、事業計画、予算書、各種書類等を作成し所轄庁に提出することから始まる。法人の設立手続と並行して、施設整備の国庫補助、公益補助等の申請については、都道府県または指定都市もしくは中核市と協議する必要がある。また、施設の建設は、当該自治体の施設整備計画に合致しない限り認められないので、事前に十分協議を重ねておくことが重要である。所轄庁の認可が下りた後、速やかに登記することにより法人が成立することになる。

(1) 定款の作成

定款に記載する事項には、目的、名称、事務所の所在地、そして役員、理事会、資産、会計に関する事項、社会福祉事業などの種類、公告の方法など 15 の記載事項が定められている。

(2) 所轄庁の認可

社会福祉法人の所轄庁は、その主たる事務所の所在地の都道府県知事である。ただし、行う事業が当該市の区域を越えないものは、市長（特別区の区長含む）である。また、主たる事務所が指定都市にあり、その行う事業が 1 つの都道府県の区域内において 2 つ以上の市町村の区域にわたるもの、および地区社会福祉協議会である社会福祉法人は指定都市の長である。行う事業が 2 つ以上の地方厚生局の管轄区域にわたり厚生労働省令で定めるものは、厚生労働大臣が所轄庁となる。

所轄庁は、認可の申請があったときは、資産要件、定款の内容などを審査したうえで認可を決定するが、国より社会福祉法人審査基準が示されている。

(3) 社会福祉法人の資産要件

社会福祉法人は、社会福祉事業を行うに必要な資産を備えなければならない（社会福祉法 25 条）。特に、社会福祉事業を行うために必要な土地、建物等の資産である基本財産は、法人所有でなければならない。ただし、①国や地方自治体から土地や建物の貸与を受ける場合や、②都市部等極めて土地の取得が困難な地域において、国または地方公共団体以外の者から土地の貸与を受け、その土地について事業の存続に必要な期間の地上権または賃借権を設定し、かつこれを登記した場合には、法人所有とする必要はない。そして、①社会福祉施設を経営する社会福祉法人はその不動産を有していること（すべての不動産について貸与または使用許可を受ける場合に、1,000 万円以上に相当する基本財産を有していること）、②社会福祉施設を経営しない社会福祉法人にあっては、原則として 1 億円以上に相当する基本財産を有していることが必要である。

(4) 設立の登記

社会福祉法人は、その主たる事務所の所在地において設立の登記をすることにより成立する。また、社会福祉法人は、登記事項の変更・解散その他の場合にも登記をしなければならない。

[3] 社会福祉法人の実施する事業

社会福祉法人は、社会福祉事業の主たる担い手として、社会福祉事業を行うほか、必要に応じ公益事業または収益事業を行うことができる。なお、

社会福祉法人は、地域福祉の推進に努める使命を有しているほか、地域の公益的な取組みを実施する責務を有している。

(1) 社会福祉事業

社会福祉法が定める**社会福祉事業**とは、同法2条に規定されている事業をいい、**第一種社会福祉事業**と**第二種社会福祉事業**がある。第一種社会福祉事業は、主に社会福祉施設を経営する事業であり、経営主体は、原則として、国、地方公共団体、社会福祉法人に限られている。第一種社会福祉事業を経営しようとするときは、都道府県知事等への届出が必要になる。また、個別法により、保護施設ならびに養護老人ホームおよび特別養護老人ホームは、行政および社会福祉法人に限定されている。国、地方公共団体、社会福祉法人以外の者が経営する場合は、許可が必要である。

第二種社会福祉事業については経営主体の制限はないが、社会福祉法人を含む国、都道府県以外の者が経営する場合は、都道府県知事への届出が必要である。

社会福祉事業は、①当該社会福祉法人の事業のうち主たる地位を占めること、②その経営は、**事業経営の準則**に合致すること、③施設の最低基準その他の要件を満たしていること、とされている。

(2) 公益事業

社会福祉法人が行う**公益事業**では、①公益を目的とする事業であって、社会福祉事業以外の事業であること、②公益事業は、相談・情報提供、食事の支援、住居の提供を含む事業であって、社会福祉と関係ないものは認められない、③当該法人の行う社会福祉事業の円滑な遂行を妨げるおそれのないものであること、④当該法人の行う社会福祉事業に対し従たる地位にあること、⑤公益事業において剰余金が生じたときは、当該法人が行う社会福祉事業または公益事業に充てること、とされている。

(3) 収益事業

社会福祉法人が行う**収益事業**では、①社会福祉法人が行う社会福祉事業または公益事業の財源に充てるため、一定の計画の下に収益を得ることを目的として反復継続して行われる行為で社会通念上事業と認められる程度のものであること、②事業の種類については、特別の制限はないが、社会福祉法人の社会的信用を傷つける恐れがあるものまたは投機的なものは適当でない、③当該事業から生じた収益は、当該法人が行う社会福祉事業または公益事業の経営に充当すること、④当該事業は、当該法人の行う社会福祉事業に対し従たる地位にあること、とされている。

事業経営の準則
国、地方公共団体、社会福祉法人、その他社会福祉事業を経営する者は、それぞれの責任を明確にしなければならないとし、国および地方公共団体は、その責任を他の社会福祉事業を経営する者に転嫁する等の禁止その他の規定をいう（社会福祉法61条）。

［4］ 社会福祉法人に対する規制・監督と優遇・支援

　社会福祉法人は特別な公益法人として規制・監督と優遇・支援を受ける。

　規制・監督には、①残余財産処分制限、②資産保有・組織運営に一定の要件が必要であることなどが挙げられる。優遇・支援措置には、①施設整備に対する補助、②税制上の優遇措置などがある。

B. 社会福祉法人制度改革

［1］ 改革の経緯と概要

イコールフッティング
equal footing
法人固有の役割を踏まえたうえで、社会福祉法人と営利法人等が同じ市場でサービス提供を行ううえでの規制と優遇の公平性を言う。
多様な主体が参入する準市場において、利用者の選択と最小限のサービス供給を確保する観点、非営利性、公益性をもつ社会福祉法人の役割の観点も重要。

　社会福祉基礎構造改革以後、株式会社など多様な経営主体による福祉サービスへの参入が進み、社会福祉法人がほかの経営主体に対して**イコールフッティング**を満たしていないという意見が出されるようになった。また、一部の社会福祉法人におけるガバナンスの欠如、さらに、いわゆる内部留保の無為な積み上げ、財政状況の不透明さ、地域ニーズへの不十分な対応など公益性・非営利性を有する社会福祉法人として適正とは言えない運営が指摘された。

　一方、2008（平成20）年に**公益法人制度改革**が行われ、その組織等ガバナンスを法律で規定するとともに、透明性の高い情報公開を義務づけ公益性を明確にした。この改革も踏まえ、2016（平成28）年に社会福祉法が改正された（**社会福祉法人制度改革**）。この改革では、社会福祉法人が本来の役割を果たすために、公益性・非営利性を確保する観点から制度を見直し、国民に対する説明責任を果たし、地域社会に貢献する法人のあり方を徹底することを目指した。

　改革の柱は、①経営組織のガバナンスの強化（理事・理事長に対する牽制機能の発揮、財務会計に係るチェック体制の整備）、②事業運営の透明性の向上（財務諸表等の公開等について法律上明記）、③財務規律の強化（適正かつ公正な支出管理の確保、いわゆる内部留保の明確化、社会福祉事業等への計画的な再投資）、④地域における公益的取組を実施する責務（社会福祉法人の本旨に従い他の主体では困難な福祉ニーズへの対応を求める）、⑤行政関与のあり方の見直し（所轄庁による指導監督機能の強化、国・都道府県・市の連携の推進）であった。

　さらに、社会福祉法人制度改革後、2020（令和2）年に公布された「地域共生社会を実現するための社会福祉法等の一部を改正する法律」による社会福祉法の改正では、複数の社会福祉法人が連携して地域共生社会の実現に取り組む仕組みとして**社会福祉連携推進法人**が制度化された。

［2］ 経営組織のガバナンスの強化（図2-1）

(1) 社会福祉法人の組織

　社会福祉法人組織の制度上の機関として、理事、理事会および監事だけでなく、評議員、評議員会を置かなければならなくなった。また、定款の定めにより、会計監査人を置くことができる。理事、監事、会計監査人、評議員と法人とは委任関係にあり、**善管注意義務**を負う。

(2) 評議員

　評議員は、社会福祉法人の適切な運営に必要な識見を有する者のうちから、定款の定めるところにより、選任する。評議員は役員と兼務できない。親族や施設整備・運営に密接に関連する業務を行う者の人数制限がある一方で地域の代表を加える必要がある。

(3) 評議員会

　評議員会は、理事定数を超える数（7人以上）の評議員をもって組織する。すべての社会福祉法人に評議員会の設置義務がある。これまで諮問機関であったが重要事項の議決機関となり、法人の基本ルール・体制を決定し、理事・監事の選任・解任を通じ事後的に法人運営を監督する。評議員会の権限は、定款の変更、計算書類の承認、社会福祉充実計画の承認、役員の報酬の決定、合併の承認、理事、監事、会計監査人の選任、解任である。

(4) 理事

　理事は、理事会を構成して社会福祉法人の意思決定および業務執行を行う。理事会は、重要事項を除き、理事の過半数の賛成により議事を決する。理事の定数は6人以上が必要である。責任体制を明確にするため、理事の中から理事長を選出する。社会福祉法人の公益性を損なうことがないよう、各理事と親族など特殊の関係がある者が理事総数の2分の1を超えてはならず、また、当該法人に係る施設整備または運営に密接に関連する業務を行う者が理事総数の3分の1を超えてはならない。一方、社会福祉施設を経営する法人にあっては、施設経営の実態を法人運営に反映させるため当該施設の管理者が理事として参加すること、理事には、社会福祉事業の経営に関する識見を有する者、区域における福祉に関する実情に通じている者を加えることも必要である。社会福祉協議会にあっては、社会福祉事業を経営する団体の役職員およびボランティア活動を行う団体の代表者を理事として加えることになっている。

(5) 理事会

　理事会は、社会福祉法人の業務執行の決定、理事の職務の執行の監督、理事長の選定および解職の職務を行う。理事会の議事録の作成が義務づけ

善管注意義務
「善良な管理者の注意義務」。善良な管理者の注意をもって委任事務を処理する義務。

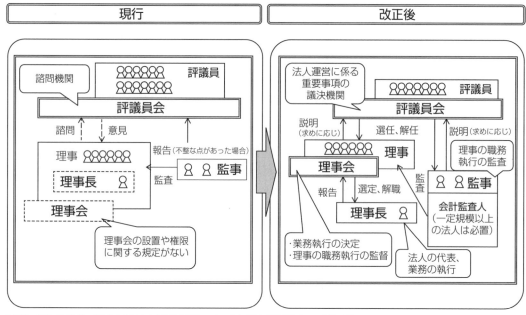

図2-1　社会福祉法人のガバナンス体制

出典）厚生労働省「社会福祉法人制度改革について」厚生労働省ウェブサイト，p.8.

　られている。理事長および社会福祉法人の業務を執行する理事として選定されたものは、自己の職務の執行の状況を3ヵ月に1回以上理事会に報告しなければならない。

(6) 監事

　監事は、理事の職務の執行を監査する。計算書類等の監査も行う。監査の結果、監事報告書を作成し、理事会および評議員会に報告する。監事の人数は2人以上とされ、社会福祉事業について識見を有する者、財務管理について識見を有する者が含まれなければならない。監事は、評議員、理事または当該社会福祉法人の職員を兼ねることができない。監事のうちには、各役員について、その配偶者または3親等以内の親族、その他各役員と特殊の関係がある者が含まれてはならない。

［3］事業運営の透明性の向上

　社会福祉法人の高い公益性に照らし、公益財団法人以上の運営の透明性を確保することとし、

①定款、事業計画書、役員報酬基準を新たに閲覧対象とすること

②閲覧請求者を利害関係人から国民一般にすること

③定款、貸借対照表、収支計算書、役員報酬基準を公表対象とすること

　が法令上明記されている。

　また、すでに通知により公表を義務づけている現況報告書（役員名簿、補助金、社会貢献活動に係る支出額、役員の親族等との取引内容を含む）について、規制改革実施計画を踏まえ、役員区分ごとの報酬総額を追加したうえで、閲覧・公表対象とすることが法令上明記されている。

　さらに、国民が情報を入手しやすいウェブサイトを活用して公表することが大切である。

［4］財務規律の強化

　社会福祉法人が保有する財産については、活用可能な財産から事業継続に必要な財産（控除対象財産）（事業用不動産等＋将来の建替費用等＋運転資金）を控除したうえで、再投下可能な財産（社会福祉充実残額）を明確化する。

　再投下可能な財産が生じる場合には、法人が策定する社会福祉充実計画に基づき、既存事業の充実や新たな取組みに有効活用する仕組みを構築する。

　再投下対象財産（社会福祉充実財産）は、法人が社会福祉充実計画を策定することにより、その使途を「見える化」するものであり、法人の自主的な経営判断の下、収益事業を除き、たとえば以下のようなさまざまな事業に柔軟に活用が可能であるとされる。①第1順位は社会福祉事業である。職員処遇の改善、既存建物の建替え、新たな人材の雇入れなどが該当する。②第2順位は地域公益事業である。地域公益事業は、支援が必要な者に対して、無料または低額で行う福祉サービスをいう。たとえば、単身高齢者の見守り、移動支援、制度の狭間に対応する包括的な相談支援などが該当する。③第3順位は公益事業である。ここでは、公益事業とは地域公益事業以外の公益事業をいう。例としては、ケアマネジメント事業、介護人材の養成事業、配食事業などが該当する。

［5］「地域における公益的な取組」を実施する責務

　社会福祉法人の公益性・非営利性を踏まえ、法人の本旨から導かれる本来の役割を明確化するため、「地域における公益的な取組」の実施に関する責務規定が創設された（社会福祉法24条2項）。

　「地域における公益的な取組」の条件としては、①社会福祉事業または公益事業を行うに当たって提供される「福祉サービス」であること、②「日常生活又は社会生活上の支援を必要とする者」に対する福祉サービスであること、③無料または低額な料金で提供されること、とされている。

　社会福祉法人の地域社会への貢献として、各法人が創意工夫をこらした

「地域における公益的な取組」と「地域公益事業」
「地域における公益的な取組」のうち、無料または低額で行う公益事業が「地域公益事業」である。

表2-2　各地で取り組まれている「地域における公益的な取組」の実践事例

○ 「地域における公益的な取組」については、地域の実情に応じて現に多様な取組が行われているが、例えば以下のような取組事例がある。（各法人の実際の取組事例から参照。）

	高齢者の住まい探しの支援	障害者の継続的な就労の場の創出	子育て交流広場の設置	複数法人の連携による生活困窮者の自立支援	ふれあい食堂の開設
地域が抱える課題	加齢により転居を希望する高齢者の存在	商店街の閉鎖、障害者の就労の場の確保	子育てで孤立する母親の存在	雇用情勢の悪化による生活困窮者の増加	地域で孤立する住民の増加
対象者	高齢者	障害者や高齢者	子育てに悩みを抱える母親	生活困窮者	社会的に孤立する者
取組内容	高齢者の転居ニーズと、不動産業者のニーズをマッチングし、法人が転居後も生活支援を継続することにより、不動産業者が安心して高齢者に住まいを賃貸できる環境づくりを実施。	行政や市場関係者の協力を得て、スーパーマーケットを開設するとともに、そこで障害者等が継続的に就労。	施設の地域交流スペースを活用し、保育士OBや民生委員等のボランティアと連携することにより、子育てに関する多様な相談支援を行うとともに、近隣の子どもに対する学習支援を実施。	複数の法人が拠出する資金を原資として、緊急的な支援が必要な生活困窮者に対し、CSWによる相談支援と、食料等の現物給付を併せて実施。	地域住民が気軽に集える「ふれあい食堂」を設置するとともに、管理者として介護支援専門員を配置し、相談支援や地域の子育てママと子どもの交流会、ボランティアに対する学習会などを実施。
取組による主な効果	高齢者が地域で安心して暮らせる環境の整備、空き家問題の解消	障害者の就労促進、「買い物難民」問題の解消	子育てママの孤立感の解消、地域交流の促進	生活困窮者の自立促進	地域で孤立する住民の孤独感の解消、住民相互の支えあいによる取組の促進

出典）厚生労働省「社会福祉法人制度改革について」厚生労働省ウェブサイト，p.51.

多様な「地域における公益的な取組」を推進する必要がある。必ずしも新たな取組みの実施を義務づけるものではなく、その取組内容は、社会福祉法24条2項の規定に反しない限りは、法人の自主性に委ねられるべきものであることに留意が必要とされている（**表2-2**）。

［6］行政の関与のあり方

　社会福祉法人に対する指導監査は、法人の自主性および自立性を尊重し、法令または通知等に定められた法人として遵守すべき事項について運営実態の確認を行うことによって、適正な法人運営と社会福祉事業の健全な経営の確保を図ることを目的としている。社会福祉法人に対する指導監査には、**一般監査**と**特別監査**がある。

　文書指摘事項、口頭指摘事項が改善されない場合、改善のための必要な

一般監査／特別監査
一般監査は実施計画を策定したうえで一定の周期で実施され、特別監査は運営等に重大な問題を有する法人を対象として随時実施される。

措置である**改善勧告**を行い、勧告内容に対して全部もしくは一部の対応が不十分であると判断した場合はその旨を公表し、正当な理由なく改善勧告に係る措置を取らなかった場合は**改善命令**が行われる。

3. 特定非営利活動法人（NPO 法人）

A. 特定非営利活動法人の概要

[1] NPO 法の沿革と目的

1995（平成 7）年 1 月の阪神・淡路大震災では、ボランティアや市民団体が全国から集まり柔軟で機動性のある活動を行ったが、任意団体としての活動であった。そこで、市民団体に法人格を与え、活動を容易にすることが検討され、1998（平成 10）年に**NPO 法**が制定された。

同法 1 条では、その目的を「特定非営利活動を行う団体に法人格を付与すること並びに運営組織及び事業活動が適正であって公益の増進に資する特定非営利活動法人の認定に係る制度を設けること等により、ボランティア活動をはじめとする市民が行う自由な社会貢献活動としての特定非営利活動の健全な発展を促進し、もって公益の増進に寄与すること」としている。

2012（平成 24）年に「改正特定非営利活動促進法」が施行され、抜本的な改正が行われた。その改正の主な内容は、①活動分野の追加、②所轄庁の変更と認定事務も地方自治体で実施、③申請手続きの簡素化・柔軟化と会計の明確化、④認定基準の緩和と認定等の効果の拡充である。その後、2016（平成 28）年には「特定非営利活動促進法の一部を改正する法律」によって①認証申請の添付書類の縦覧期間の短縮等、②貸借対照表の公告およびその方法、③内閣府ポータルサイトにおける情報の提供の拡大などの改正があった。さらに、2020（令和 2）年の改正においては、関係団体の要望意見から、①設立の迅速化、②個人情報保護の強化、③事務負担の軽減が図られた。

[2] 特定非営利活動

NPO 法が規定する**特定非営利活動**とは、明記されている 20 分野の活動に該当し、不特定かつ多数のものの利益の増進に寄与することを目的とす

るものをいう（同法2条1項および別表）。また、定款に記載された特定非営利活動の種類では、「保健・医療又は福祉の増進を図る活動」、「社会教育の推進を図る活動」、「子どもの健全育成を図る活動」、「NPO団体の運営又は活動に関する連絡、助言又は援助の活動」の割合が高い（**表2-3**）。

表2-3　特定非営利活動法人の活動分野について

号数	活動の種類	割合（%）	法人数
	定款に記載された特定非営利活動の種類（複数回答）		
第1号	保健、医療又は福祉の増進を図る活動	58.4	29,395
第2号	社会教育の推進を図る活動	48.7	24,539
第3号	まちづくりの推進を図る活動	44.3	22,326
第4号	観光の振興を図る活動	6.8	3,449
第5号	農山漁村又は中山間地域の振興を図る活動	5.9	2,972
第6号	学術、文化、芸術又はスポーツの振興を図る活動	36.1	18,179
第7号	環境の保全を図る活動	25.9	13,034
第8号	災害救援活動	8.5	4,289
第9号	地域安全活動	12.5	6,272
第10号	人権の擁護又は平和の活動の推進を図る活動	17.7	8,918
第11号	国際協力の活動	18.1	9,136
第12号	男女共同参画社会の形成の促進を図る活動	9.6	4,829
第13号	子どもの健全育成を図る活動	48.4	24,356
第14号	情報化社会の発展を図る活動	11.0	5,544
第15号	科学技術の振興を図る活動	5.5	2,775
第16号	経済活動の活性化を図る活動	17.6	8,865
第17号	職業能力の開発又は雇用機会の拡充を支援する活動	25.3	12,759
第18号	消費者の保護を図る活動	5.6	2,831
第19号	前各号に掲げる活動を行う団体の運営又は活動に関する連絡、助言又は援助の活動	46.7	23,536
第20号	前各号で掲げる活動に準ずる活動として都道府県又は指定都市の条例で定める活動	0.6	324

（注1）一つの法人が複数の活動分野の活動を行う場合があるため、合計は50,353法人にはならない。

（注2）第14号から第18号までは、平成14年改正特定非営利活動促進法（平成14年法律第173号）施行日（平成15年5月1日）以降に申請して認証された分のみが対象。

（注3）第4号、第5号及び第20号は、平成23年改正特定非営利活動促進法（平成23年法律第70号）施行日（平成24年4月1日）以降に申請して認証された分のみが対象。

出典）内閣府NPOホームページ「特定非営利活動法人の活動分野について（2023年03月31日現在）」を一部改変.

[3] 特定非営利活動法人認証の要件

特定非営利活動法人を設立するためには、法律に定められた書類を添付した申請書を、所轄庁に提出し設立の「認証」を受けることが必要である。所轄庁は、主たる事務所が所在する都道府県の知事（その事務所が一つの指定都市の区域内のみに所在する特定非営利活動法人にあっては、当該指定都市の長）である。提出された書類の一部は、受理した日から2週間公衆の縦覧に供し、所轄庁は、申請が認証基準に適合すると認めるときには2ヵ月以内に設立を認証しなければならないこととされている。設立認証の通知があった日から2週間以内に設立の登記を行うことで法人が成立する。特定非営利活動法人の認証数は、全国で5万353法人（2023〔令和5〕年3月31日現在）である。

B. 特定非営利活動法人の組織運営

[1] 組織構造

特定非営利活動法人は、役員として理事3人以上および監事1人以上を置かなければならない。定款で定めない場合は社員総会の決議により選任される。成年被後見人、暴力団の構成員などは役員になれないなどの欠格事由のほか、親族の数や報酬を受ける者の数などの制限が設けられている。

理事は全員が法人を代表する。また、業務の執行はその過半数により決定する。理事会の設置は必須ではないが、設置している法人が多い。監事は、理事の業務執行の状況や法人の財産の状況を監査する。

社員総会は、役員とともに法律上の必置機関であり、その開催を廃止したり評議員会など他の組織をもって充てることはできない。定款で理事その他の役員に委任したものを除き、特定非営利活動法人の業務はすべて社員総会の決議によって行う。特に、定款の変更、法人の解散・合併については委任できず社員総会の専決事項である。いずれも所轄庁の認証が必要である。「通常社員総会」は少なくとも毎年1回開催しなければならない。

社員総会
NPO法人の意思決定機関、株式会社の株主総会に当たる。構成員である社員は、設立の際には10人以上が必要。

[2] 情報公開

特定非営利活動法人については、役所の監督よりも市民の監視を重視するという観点から、情報公開について詳しい規定を設けている。情報公開には2つの方法があり、①毎年年度終了後3ヵ月以内に、決められた書類を所轄庁に提出し、所轄庁はこれを一般の閲覧に供すること、②所轄庁に提出した書類の写しを各法人の事務所に備え置き、利害関係者から請求があれば閲覧に供することが義務づけられている。

［3］課税、認定特定非営利活動法人制度、監督

（1）特定非営利活動法人への課税

　法人税・住民税の法人割りについては法人税法上の収益事業に対して課税され、それ以外の所得は非課税となる。また、住民税の均等割りや消費税については課税対象である。

（2）認定特定非営利活動法人制度

　特定非営利活動法人への寄付活動を支援するため税制上の優遇措置として設けられた制度である。税制上の要件の一つとして**パブリック・サポートテスト**がある。設立初期の特定非営利活動法人には財政基盤が脆弱である法人が多いことから、スタートアップ支援として、パブリック・サポートテストに関する基準が免除される特例認定特定非営利活動法人制度がある。

（3）特定非営利活動法人の監督

　設立・定款の変更、解散・合併については所轄庁の認証を受けなければならない。

パブリック・サポートテスト
public support test
広く市民からの支援を受けているかどうかを判断するための基準である。

4. その他の法人や団体

A. 医療法人

［1］医療法人制度

　1950（昭和25）年に医療法人制度が創設されたのは、従来より、医師などの個人によって医療機関が運営されていたため、経営主体に法人格を与えることで、その経済的困難を緩和し、安定的な医療の提供ができるようにすることが目的であった。**医療法**では、病院、医師もしくは歯科医師が常時勤務する診療所、介護老人保健施設または介護医療院（以上、「本来業務」）を開設しようとする社団または財団はこれを**医療法人**とすることができる、としている（医療法39条）。

［2］医療法人の業務・社会福祉事業等

　医療法人は本来業務に支障のない限り、定款または**寄付行為**の定めるところにより以下の①から⑧の業務（以下、附帯業務）を行うことができる。①医療関係者の養成または再教育、②医学または歯学に関する研究所の設

寄付行為
一部の財団法人では定款のことを寄付行為と呼ぶ場合がある。

置、③診療所以外の診療所の開設（巡回診療所等）、④疾病予防のための有酸素運動を行わせる施設であって、診療所が附置され、基準に適合するものの設置。⑤疾病予防のために温泉を利用させる施設であって、有酸素運動を行う場所を有し、基準に適合するものの設置。⑥保健衛生に関する業務（薬局、介護保険関連事業、障害者総合支援法関連事業、サービス付き高齢者向け住宅の設置その他）。⑦第一種社会福祉事業および第二種社会福祉事業に掲げる事業厚生労働大臣が定めるものの実施。⑧老人福祉法に規定する有料老人ホームの設置。

[3] 医療法人の設立

医療法人は、都道府県知事の認可を受けその主たる事務所の所在地において設立の登記をすることによって成立する。設立認可の申請に当たっては、定款または寄付行為をもって、次の必要事項を定めなければならない。①名称、②目的、③開設しようとする病院、診療所、介護老人保健施設または介護医療院の名称および開設場所、④事務所の所在地、⑤資産および会計に関する規定、⑥役員に関する規定、⑦理事会に関する規定、⑧社団たる医療法人にあっては、社員総会および社員たる資格の得喪に関する規定、⑨財団たる医療法人にあっては、評議員会および評議員に関する規定、⑩解散に関する規定、⑪定款または寄付行為の変更に関する規定、⑫広告の方法。

[4] 医療法人の非営利性と公益性

（1）基金拠出型法人

社団医療法人では、出資者の投下資本に対して持分が認められていた。しかし、医療法人の非営利性の徹底、医療の永続性・継続性の確保を図るため、新しく認可される社団医療法人は、持分なしの基金拠出型法人となった。ただし、すでに許認可が出されている持分の定めのある法人については、現行のまま存続できる。

基金拠出型法人は、①法人名称の通り「拠出」であり、出資ではないため社員の持分はなく、②社員の退社等の場合、拠出額を上限として払い戻しができ、③法人解散時の財産等の残余は、国、地方自治体、他の医療法人に帰属する、と定められている。

（2）社会医療法人

「公益性の高い医療」については、長らく自治体病院が中心に行ってきた。しかし、医師の偏在、長年の高コスト体質などの影響で地域医療基盤が崩壊しかけており、今後も自治体病院に依存しながら、地域医療を維持

していくことが困難になっていた。そこで、自治体病院に代わって、医療法人が地域医療の主役となれるように、2007（平成19）年の第5次医療法改正において**社会医療法人**という新しい法人類型が新設された。社団医療法人でも財団医療法人でも認定の対象となる。

社会医療法人は、医療提供体制に関して都道府県や市町村、公的病院の機能を代替するものとして、公的医療機関とならぶ5事業（①救急医療、②災害医療、③へき地医療、④周産期医療、⑤小児医療〔小児救急医療を含む〕）を担う主体として、また、国・都道府県・市町村とならび「地域医療支援病院」の開設主体として位置づけられている。

社会医療法人は、いくつかの点で優遇や規制を受けている。①特別養護老人ホームの経営その他一部を除き、第一種社会福祉事業の多くを実施できる。②その収益を本来業務の経営に充てることを目的として、厚生労働大臣が定める収益事業を行うことができる。③新医療計画などによる支援を受けられる。④重要事項の決定は、外部の専門家を含めた評議会で行う。⑤財務監査が義務化されている。⑥社会医療法人債（公募債）の発行が可能である。⑦役員の給与制限、自己資本比率、理事長要件などが緩和される。⑧税制上の優遇措置を受けることができる、などがある。

B. 公益法人

[1] 新公益法人制度改革

公益法人とは、公益の増進を図ることを目的とする事業を行う法人で、法人の設立理念に則って活動する民間の法人である。公益法人には、**公益社団法人**と、**公益財団法人**がある。

公益法人制度は、1898（明治31）年に施行された旧民法に始まる。以後抜本的な見直しが行われず、主務官庁の許可主義の下、法人設立が簡便でなく、公益性の判断基準が不明確で、主務官庁の裁量的判断によって法人格を取得することが行われてきた。また、税制上の優遇措置や行政の委託、補助金を受け天下りの受け皿になる、公益性を時代に即して柔軟に見直す仕組みがない、営利法人類似の法人が存続しているなど、批判や指摘を受けてきた。これらの公益法人をめぐる問題は公益法人制度そのものに起因すると捉えられ、公益法人の基本制度について抜本的な見直しを行う必要があると認識された。そのため、社会が求める多様な公益活動を、民間の非営利部門が自発的に行えることを目的として、2008（平成20）年**公益法人制度改革**が行われた。

［2］ 公益法人になるための認定

公益法人制度の改革によって、営利を目的としない法人格である一般法人（一般社団法人あるいは一般財団法人）と公益法人の２つの法人類型ができた。このうち一般法人は、剰余金の分配を目的としない社団および財団について、その行う事業の公益性の有無にかかわらず、準則主義（登記）により簡便に法人格を取得することができることとするものである。一般法人が公益法人になるには、**公益法人認定法**に定められた基準を満たしていることと、行政庁の認定を受ける必要がある。行政庁が認定を行うに当たっては、民間有識者で構成される、国の公益認定等委員会または都道府県の合議制機関の意見を聞くことになる。

公益法人が満たさなければならない基準は、大きく分けると、①公益に資する活動をしているかという**公益性**の基準と、②**公益目的事業**を行う能力・体制があるかという**ガバナンス**の基準とがある。

（1） 公益性（公益に資する活動をしているか）

①公益目的事業を行うことを主としていること

②特定の者に特別の利益を与える行為を行わないこと

③**収支相償**であると見込まれること

④一定以上に財産をためこんでいないこと（遊休財産規制）

⑤その他（理事等の報酬等への規制、他の団体の支配への規制）

（2） ガバナンス（公益目的事業を行う能力・体制があるか）

①公益目的事業を行うのに必要な経理的基礎・技術的能力

②相互に密接な関係にある理事・監事が３分の１を超えないこと

③**公益目的事業財産**の管理について定款に定めていること

［3］ 公益法人の類型

（1） 社団法人

一定の目的のもとに結合した人の団体が法人となったもので、社員２人以上で設立、役員としては理事１人以上が必要となる。また、設立のための出資金は不要である一方、財産出資者は社員として、法人の最高意思決定機関である社員総会を通じて、運営に参加することができる。社団法人は誰でも設立ができ、活動の自由度が高いのが特徴である。

（2） 財団法人

ある特定の個人や企業などの法人から拠出された財産（基本財産）で設立され、これによる運用益である金利などを主要な事業原資として運営する法人である。財団法人の事業としては、学術、技芸、慈善その他の公益に関する事業であって、不特定かつ多数の者の利益の増進に寄与するもの

公益法人認定法
正式名称は「公益社団法人及び公益財団法人の認定等に関する法律」。

公益目的事業
学術、技芸、慈善その他の公益に関する別表各号に掲げる種類の事業であって、不特定かつ多数の者の利益の増進に寄与するものをいう。別表には、福祉関係の事業も含め23事業が列挙されている。

収支相償
公益法人は、公益目的事業に係る収入の額が、その事業に必要な適正な費用を償う額を超えてはいけないこと、をいう。

公益目的事業財産
公益法人の財産のうち、公益目的のために消費されるべき財産。①公益認定の取消しを受けたときなどは公益目的事業財産の残額を、②解散したときは残余財産を、それぞれ公益目的団体等に贈与する旨、定款に定める必要がある。

と規定されている。財団法人の設立には300万円以上の資産が必要であり、3名以上の理事と1人以上の監事が必要となる。また、最高意思決定機関として置かれるのが評議員会であり、3人以上の評議員で構成される。

[4] 公益法人のガバナンス・情報開示

公益法人は不特定多数の人の利益を目的とするものであり、また税制上の優遇措置を受けることからも国民の信頼を得ることが重要である。なによりも公益法人は、自立した存在として、事業運営が法令や定款に基づき適切に行われるよう自らガバナンスを図っていく必要がある。さらに、公益法人は、国民に対して法人の事業運営の透明性を確保し、その説明責任を果たす観点から、公益法人認定法および一般法人法に基づき、情報開示を行う必要がある。具体的には、事業計画書等、事業報告等を毎年度行政庁に提出するとともに、事務所に備え置き、請求があれば閲覧させる必要がある。行政庁に提出された事業計画書および事業報告等についても、閲覧請求により閲覧することができる。

C. 営利法人

[1] 営利法人の特徴

営利法人は、構成員の経済的利益を追求し、その利益を構成員に分配することを目的とする。会社は、法人組織であり、株式会社、持分会社（合名会社、合資会社、合同会社）をいう。株式会社は営利法人の代表的な会社で、数が多い分、社会的認知度、信用度が高いと思われている。**株式会社**は、ガバナンスとして株主総会と取締役が中心となる会社で、株式の所有と経営が分離している。

一方、**持分会社**は所有と経営が一緒であり、出資者は社員と呼ばれ、会社の運営を担う。なかでも**合同会社**は、2006（平成18）年の**会社法**の改正で成立した新しい会社形態である。

合同会社
出資者は経営者だけであり、外部からの出資は受け入れられないが、株式会社と同じく業務執行方法や配当などについては定款である程度自由に決めることができる。

[2] 営利法人の介護サービスへの参入と運営適正化

営利法人（会社）による介護サービスに対する参入の状況を見ると、居宅サービス事業所では、通所リハビリテーションや短期入所生活介護などを除き、おおむね5割以上のシェアであり、地域密着型サービス事業所については、ほとんど5割を超えている[2]。これらの介護分野における営利法人のサービス供給確保の役割は大きいと言える。

一方、営利法人に限った話ではないが、不正防止・運営適正化のために、

コンプライアンスの重要性が指摘され、法律の改正などがその都度行われてきた。2009（平成21）年5月1日から施行された介護保険法の改正は、営利法人に端を発した介護サービス事業者による不正の再発を防止し、介護事業運営の適正化を図るために制定された。

[3] 社会の公器としての営利法人

　株主主権論では、株式会社は株主のものであり、株式会社は主権者である株主の利益を最大化するように統治されなければならないと考える。一方、ステークホルダー資本主義は、企業活動に影響するすべてのステークホルダー（利害関係者）に貢献すべきだと考える。ステークホルダーには、株主以外に、顧客、従業員、取引先、地域住民など多様な人びとがいる。社会福祉事業は株主主権論とは必ずしも相容れない面があるが、ステークホルダー資本主義は社会福祉事業の公益性と親和性が高いと考えられよう。どちらの考えが正しいかということよりも、両方の考え方があり、よりよい社会福祉事業を実現できる法人のあり方を模索していくことが大切だろう。

　また、近年は社会的企業として営利ではあるが社会的な問題の解決・改善に取り組む企業もあり、社会福祉の課題にも取り組んでいる。今後は、法人の類型を超えた連携も模索されていくだろう。

D. 協同組合や法人格を有しない団体

[1] 協同組合

　協同組合は消費者や生産者、労働者等が自らの生活や生産の場を共同して運営するために作った共益的組織体である。組合員が共同で所有し、民主的な管理を行うのが協同組合の特徴である。

　日本の法制度には、協同組合を一般的に規定する基本法はなく、**生協法、農協法、労働者協同組合法**など個別の法律で規定される。協同組合は「非営利」の経済組織体と位置づけられるが、組合員に剰余金の一部を還元することがある。しかし、利益の分配を目的としているわけではない。協同組合はいくつかの点で株式会社と異なる。協同組合では、出資金に対する配当率は制限され、組合員の事業利用分量に応じて剰余金を割り戻す基準がある。また、協同組合では出資額にかかわらず1人1票の議決権が与えられている。

　協同組合では、共益的組織として、生活の改善や医療・福祉に関する事業が行われている。特に消費生活協同組合（生協）は、都市部においても

生協法
正式名称は「消費生活協同組合法」。

農協法
正式名称は「農業協同組合法」。

相互扶助組織として助け合い活動を行っている。また農業協同組合（農協）は、過疎地などの地方において生活支援や在宅サービスの重要な担い手になっている。

　労働者協同組合は、2022（令和4）年に施行された労働者協同組合法に基づく新しい協同組合であり、会員全員が「出資・経営・働き手」の役割を担うこと、働く者が「労働者」として明確に位置づけられたことが大きな特徴とされる。

［2］法人格を有しない団体

　法人格を取得して事業を行うことだけではなく、任意団体として福祉活動を行っている市民団体や自治会などの団体も福祉活動において貴重な役割を果たしてきた。また、このような活動から、法人格を取得して事業を展開した団体も少なくない。町内会や自治会は、一人暮らし高齢者の見守りやサロン活動など地域福祉活動の担い手でもあり、**認可地縁団体**として法人格を取得することができる。

　しかし、必ずしも法人化しなければならないということではない。今後続く少子高齢化・人口減少の中で、市民・住民のインフォーマルな活動をフォーマルな福祉事業を担う法人組織が支援することの重要性はさらに高くなるだろう。

注）
(1)　非営利法人研究学会編『非営利用語辞典』全国公益法人協会，2022.
(2)　厚生労働省ウェブサイト「令和3年介護サービス施設・事業所調査の概況」.（データ取得日は、2023年12月21日）

■ 理解を深めるための参考文献
● 岩井克人『会社はこれからどうなるのか』平凡社ライブラリー，2009.
　法人とはなにかという視点から、会社を問い直している。非営利組織を考えるうえでも参考になる。
● ハンズマン，H.　著／米山高生訳『企業所有論──組織の所有アプローチ』慶應義塾大学出版会，2019.
　営利、非営利、共同組合を法的な視点よりも経済学的な視点から統一的に説明している理論書。

労働者協同組合
実は労働者協同組合法ができる以前から労働者協同組合と同様の形態で活動してきたワーカーズ・コレクティブでは、家事援助・介護・デイサービス、居宅介護支援事業所、居場所・たまり場、施設での食事づくり・配食、移動サービスなどの福祉活動・事業を行ってきたが、法人化され更にこれらの分野での活動・事業展開が期待される。

認可地縁団体
1991（平成3）年の地方自治法改正によって認可地縁団体が成立した。団体という名称だが法人である。それまで、町内会や自治会は「権利能力なき社団」と位置づけられ、法人格を取得することができなかったが、法人名義で会館などの不動産を所有できるようになった。

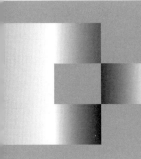

II. 福祉サービスの組織と経営に係る基礎理論と実際

第3章 経営戦略

社会福祉法人を取り巻く事業環境が大きく変化するなか、中長期的観点から経営戦略を策定することが求められている。本章では社会福祉法人を取り巻く事業環境の変化や経営戦略の必要性、経営戦略の策定プロセスについて学習する。また、多角化戦略のタイプと多角化による経営効果について理解する。

1

経営戦略の定義や階層構造について理解するとともに、福祉サービス事業者を取り巻く事業環境の変化と経営戦略の必要性について学ぶ。

2

経営戦略の策定手順（「経営理念の設定」、「ビジョン策定」、「環境分析」、「ドメイン（事業領域）設定」、「戦略策定」）について理解する。

3

多角化のタイプとシナジー効果について学ぶ。また、保健・医療・福祉複合体の実態と複合化による経営効果について理解する。

1. 経営戦略の基礎概念と戦略の必要性

A. 経営戦略とは

戦略（strategy）という言葉は、もともとは軍事用語であり、「戦いに勝つための大局的な方策」[1]のことをいう。その後、経営の分野へ転用されるようになり、ビジネスにおける競争を戦争における戦闘になぞらえて「経営戦略」という概念が生み出された[2]。経営戦略という概念を最初に用いたのは**チャンドラー**といわれており、その著書『経営戦略と組織』で「戦略とは一企業体の基本的な長期目的を決定し、これらの諸目標を遂行するために必要な行動方式を採択し、諸資源を割り当てること」[3]と定義している。また、チャンドラーは「組織は戦略に従う」という有名な言葉を残している。その後も「経営戦略」についてはさまざまな研究者が定義しており、数多くの定義が存在している。たとえば、以下のような定義がある。

> 「企業が実現したいと考える目標と、それを実現させるための道筋を、**外部環境と内部環境**とを関連づけて描いた、将来にわたる見取り図」
> 網倉久永・新宅純二郎『経営戦略入門』日本経済新聞出版社，2011, p. 3.
>
> 「企業や事業の将来のあるべき姿とそこに至るまでの変革のシナリオを描いた設計図」
> 伊丹敬之・加護野忠男『ゼミナール経営学入門（第3版）』日本経済新聞出版社，2003, p. 21.

B. 事業環境の変化と経営戦略の必要性

戦後、日本の社会福祉は**措置制度**に基づき実施され、措置制度下においては、本来的には国家が行うべき社会福祉事業を民間セクターの1つである社会福祉法人に委託し、その事業運営に必要な費用を措置委託費として支弁してきた。そのため、社会福祉事業を運営する社会福祉法人は、受動的な経営となり、戦略的な思考はそれほど求められなかった。しかしながら、**社会福祉基礎構造改革**によって、多くの福祉サービスが措置から契約による利用制度へと移行し、社会福祉法人は措置の受託者という立場から準市場におけるサービス提供事業者の1つとなった。

チャンドラー
Chandler, Alfred D., Jr.
1918-2007

外部環境
事業活動に影響を与える外部環境として次のような要因が考えられる。景気動向やインフレーション率などの「経済的環境」、少子・高齢化や世帯構成の変化などの「人口動態的環境」、情報通信技術革新などの「技術的環境」、介護報酬の改定、制度改革、規制緩和などの「政治・法律的環境」、同業他社や代替製品・サービスの存在といった「競合的環境」、エネルギー供給体制や石油価格などの「自然的環境」がある。

内部環境
組織内部の状況や保有資源、構造などを指し、組織の運営や経営戦略に影響を与える。内部環境要因としては人材資源や製品・サービス、ノウハウ、施設設備、資金・財務状況、組織文化、ブランド力などがある。

措置制度の並存
措置制度から契約制度へ移行した後も措置制度は並存しており、やむを得ない事由（例：本人が家族等の虐待を受けている場合）がある場合には措置制度が適用される。

社会福祉法人経営研究会は2006（平成18）年に「社会福祉法人経営の現状と課題」をまとめ、「一法人一施設モデル」から「法人単位の経営」への転換といった新たな時代における福祉経営の基本的方向性が示された。報告書では社会福祉法人の経営の効率化・安定化のためには、法人全体でトータルとして採算をとることが不可欠であり、複数の施設・事業を多角的に運営し、規模の拡大を目指すことが有効な方策として考えられるとしている。また、サービス提供主体の多元化が進む中、内閣府の総合規制改革会議においては、社会福祉法人と民間企業の競争条件の均一化（**イコールフッティング**）の論点が示された。

このように、社会福祉法人を取り巻く事業環境が大きく変化する中、将来にわたって安定的に事業を継続するためには、地域社会において期待されている役割や非営利組織としての存在意義を改めて確認するとともに、法人全体の視点に基づき、中長期的観点から経営戦略を策定することが重要である。

営利法人は複数の事業を展開している場合が多く、税制面での優遇措置がないため、非営利法人以上に戦略的な経営が求められる。上場企業であれば企業の中長期的な戦略を **IR** 情報として株主や投資家に対して示すことが強く求められるため、経営戦略の立案が必須となるが、福田隆士が指摘するように、非上場の事業者であっても金融機関や取引先等の**ステークホルダー**からは将来の戦略や方向性を明確にすることが期待され、また、近年、介護業界は人材の確保に苦慮しているケースが多く、人材を惹きつけ、定着を図るためにも、事業者の将来の方向性を明示していくことは非常に重要であるといえる[4]。

C. 経営戦略の階層性

経営戦略は階層構造となっており「全社戦略（企業戦略）」、「事業戦略（競争戦略）」、「機能別戦略」の3つの戦略レベルがある。

(1) 全社戦略（企業戦略）

全社戦略は、法人全体としての戦略であり、法人としてどの事業領域を選択し、自法人の経営資源をどのように各事業に配分するかを決定することである。一法人一施設のように、1つの事業しか保有しない法人であれば、全社戦略と事業戦略は一致するが、複数の事業を展開する法人の場合、法人あるいはグループ全体として**事業ポートフォリオ**を検討し、今後の進むべき方向性を明らかにする必要がある。

イコールフッティング
equal footing
経営主体間（社会福祉法人と民間企業など）において対等の立場で競争が行えるように、競争条件を同一に揃えること、競争環境を均等・公平に整えること。

IR
investor relations
企業が投資家に対し、財務状況や業績動向など投資の判断に必要な情報を発信する活動をいう。

ステークホルダー
stakeholder
事業活動にかかわる利害関係者のことであり、具体的には利用者、従業員、株主、取引先、地域住民、行政機関などが挙げられる。

事業ポートフォリオ
business portfolio
企業が複数の事業を展開するに当たって、それら事業をいかに選択し、どのような比重で組み合わせるかを考えることをいう。その際、「事業の魅力度」、「競争優位性」、「事業間の相乗効果の有無」の3つの視点で検討する。

（2）事業戦略

　法人が複数の事業を展開している場合、事業ごとにターゲットや競合が異なるため、各事業それぞれについて戦略が必要となる。事業戦略は、事業単位での戦略のことを指し、市場において優位性を確立するための方針である。

（3）機能別戦略

　機能別戦略は事業を具体的に展開するために必要となる機能レベルの経営戦略である。研究開発、営業、マーケティング、生産、物流、財務、人事などの機能ごとに立てる戦略を機能別戦略という。

2. 経営戦略の策定プロセス

　経営戦略を構築する際には、図3-1のように「**経営理念の設定**」、「**ビジョン策定**」、「**環境分析**」、「**ドメイン（事業領域）設定**」、「**戦略策定**」という流れで進めていく。実際の経営戦略の策定では、経営戦略を検討した結果、ドメイン（事業領域）の変更が必要になることもあり、順序が逆になる場合もある。また、複数事業を展開する企業・法人においては、全社戦略を策定した後に全社戦略の方針に基づいて事業戦略を策定するのが一般的であるが、経営戦略策定プロセスと同様に行き来しながら策定していくことになる[5]。

A. 経営理念（ミッション）の設定

　経営理念は、「事業体が何のために存在し、どこへ向かおうとしているか」、「事業体が、どのような目的で、どのような姿を目指し、どのような方法で経営をしていくか」を示すものであり、事業体の運営の拠り所、組織の原点を示すものである[6]。経営理念は、経営戦略策定の前提となるため、経営理念を明確化し、組織全体に浸透させることが求められる。

B. ビジョン策定

　ビジョンとは、ある時点までに到達すべき目標であり、経営理念を前提として具体的にどのようになりたいかという方向性を明示したものであ

図 3-1　経営戦略策定の流れ

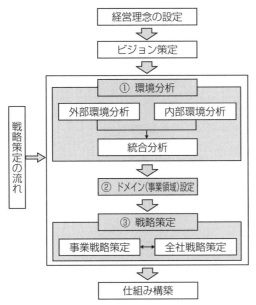

出典）日本総合研究所　経営戦略研究会『この１冊ですべてわかる　経営戦略の基本』
　　　日本実業出版社，2008，p.26 を一部加筆・修正.

る[7]。ビジョンは、自法人の目指す将来の具体的なイメージを職員だけで
なく、患者や利用者、社会全体に対して表したものである。

C. 環境分析

　経営戦略を構築するためには、自法人を取り巻く外部環境や内部環境を
分析し、状況を把握することが重要となる。その際、フレームワークを活
用すると、広い視野で客観的に分析することができる。環境分析のための
代表的なフレームワークには **3C 分析** がある。また、外部環境を分析する
フレームワークとして **PEST 分析**、**5Forces 分析**、内部環境を分析する
フレームワークには、**バリューチェーン分析**、**VRIO 分析** がある。さらに、
内部環境と外部環境を統合的に分析可能なフレームワークとして **SWOT
分析** が挙げられる。ここでは、一般によく用いられる「SWOT 分析」に
ついて説明する。

　SWOT 分析は、内部環境と外部環境を統合的に分析するフレームワー
クで、SWOT とは、Strength（強み）、Weakness（弱み）、Opportunity
（機会）、Threat（脅威）の頭文字をとったものである（**表 3-1**）。
「SWOT」の起源については諸説あるが、**アンドリューズ** に代表される、
ハーバード・ビジネススクールの経営政策（Business Policy）グループに

3C 分析
顧客・市場（Customer）、
競合（Competitor）、自
社（Company）の３つ
の視点から市場環境を分
析するためのフレームワー
クである。

PEST 分析
自社を取り巻く外部環境
を Politics（政治的要
因）、Economy（経済的
要因）、Society（社会的
要因）、Technology（技
術的要因）の４つの視点
で分析する手法である。
PEST は「ペスト」と読
む。

バリューチェーン分析
事業活動を機能ごとに分
類し、製品やサービスの
付加価値が事業活動のど
の部分で生み出されてい
るかを分析する。

VRIO 分析
VRIO は「ブリオ」と読む。

SWOT 分析
SWOT は「スウォット」
と読む。

アンドリューズ
Andrews, Kenneth R.
1916-2005

61

よって開発されてきた経営計画策定ツールを起源とするという説が有力視されている[8]。

SWOT分析では、外部環境と内部環境に分けて検討する。外部環境分析では、自組織に好影響を与える要因（機会）と悪影響を与える要因（脅威）について検討する。外部環境は自組織の経営努力では変えられないため、外部環境の変化にどう対応すべきかを考える必要がある。

一方、**内部環境分析**は、自組織の内部要因（製品やサービス、マーケティング、人材、技術、ノウハウ、設備や資産、財務、企業文化・風土など）の強み（Strength）と弱み（Weakness）を検討する。

内部環境分析
人材や施設設備、ノウハウ、財務状況、組織文化、組織風土などの経営資源の分析を行う。

表3-1　SWOT分析

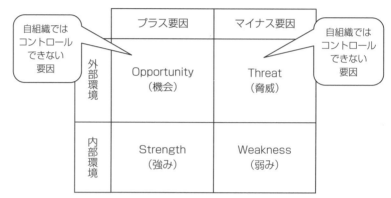

出典）日本総合研究所　経営戦略研究会『この1冊ですべてわかる　経営戦略の基本』日本実業出版社，2008，p.51を参考に筆者作成.

D. ドメイン（事業領域）の設定

ドメイン
domain
たとえば、ウォルト・ディズニー・カンパニーは映画製作にとどまらず、テーマパークの運営やキャラクターグッズ販売、インタラクティブメディア配信などに事業領域を拡大し成功した。

ドメインとは組織体の活動の範囲ないしは領域のことであり、組織の存在領域である。ドメインを定義するということは、「今どのような事業を行っており、今後どのような事業を行おうとしているのか」といった質問に答えることである[9]。ドメインを設定することで、今後の事業展開に必要な経営資源を特定できるとともに、ドメインを組織の内外に明示することで、法人としての存在意義や発展の方向性を示すことができる。

ドメインは適度な広がりをもって定義することが重要であり、ドメインの設定が狭すぎる場合、狭い範囲の顧客にしか訴求できず、顧客のニーズに適合しにくくなる。また、事業活動が限定され成長が阻害される恐れがある。一方でドメインの設定が広すぎる場合、経営資源が分散するとともに、無意味な競争に巻き込まれる危険性がある。

　ドメインを決定する際は、顧客軸（市場軸）、技術軸（製品軸）に加えて、顧客に対して果たす機能（機能軸）で定義することで、新たな視野が開ける場合が多い[(10)]。

E. 戦略策定

[1] TOWS分析による戦略オプションの立案

　TOWS分析（クロスSWOT分析）は、これまで行ってきたSWOT分析をベースとして内部環境（強み・弱み）と外部環境（機会・脅威）をクロスさせ、戦略オプション（戦略代替案）を検討するための分析フレームワークである。TOWS分析により、4つの戦略オプションが導き出される。

[2] 成長マトリックスによる成長戦略の立案

　成長の方向性を考えるためのビジネスフレームワークとして、**アンゾフの成長マトリックス**がある（**表3-2**）。このフレームワークでは、製品と市場の2軸を設定し、それぞれ既存か新規かという観点で区別し、今後どのような成長戦略をとることが望ましいかを検討する。以下では医療分野を例に4つの戦略パターンについて説明する。

アンゾフ
Ansoff, Harry Igor
1918-2002

表3-2　アンゾフの製品・市場マトリックス

	既存製品	新規製品
既存市場	市場浸透戦略	新製品・サービス開発戦略
新規市場	市場開発（開拓）戦略	多角化戦略

出典）アンゾフ，H. I. 著／広田寿亮訳『企業戦略論』産業能率大学出版部，1969，p.137 を一部加筆・修正.

（1）市場浸透戦略（既存市場×既存製品）

　既存市場において既存製品をもとに検討するのが**市場浸透戦略**である。既存製品を既存市場へ浸透させることによって売上や市場シェアを拡大する戦略である。医療分野における市場浸透戦略としては、インターネットやパンフレット等の活用による広報の強化や院内健康講座、出前講座などによる病院の認知度向上、地域の診療所や病院への広報活動、**CRM**による患者ロイヤリティの向上などの方策が考えられる。

（2）新製品・サービス開発戦略（既存市場×新規製品）

　新製品・サービス開発戦略は、現在の市場に対して、新しい製品やサービスを投入する戦略である。現在の患者に対し、新しい治療方法や新しい

CRM
Customer Relationship Management
顧客情報（購入・利用履歴、年齢や家族構成などの基本属性）を統合的に管理・活用することで、顧客との関係を強化し、製品やサービスの継続的利用を促すマネジメント手法をいう。

技術を用いて医療サービスを提供することで成長を図る戦略である。たとえば、診療科の増設や健康診断・人間ドック等の予防医療分野の強化、先進医療技術の導入、オンライン診療（遠隔診療）、自由診療の拡充などが挙げられる。

（3）市場開発（開拓）戦略（新規市場×既存製品）

　市場開発（開拓）戦略は、既存の製品やサービスを新たな市場に投入する戦略であり、今まで利用していなかった顧客層に対して自社の製品やサービスを提供する戦略である。たとえば、サテライトクリニックの開設や医療ツーリズム、病院の買収によるサービス提供エリアの拡大、海外の介護サービス市場への進出などが考えられる。

（4）多角化戦略（新規市場×新規製品）

　多角化戦略は新しい製品やサービスを新しい市場に投入する戦略である。たとえば、有料老人ホーム、サービス付き高齢者向け住宅など医業以外の関連事業への進出が挙げられる。また、生活習慣病予防のための**疾病予防運動施設**の運営などが考えられる。

3. 多角化戦略

A. 多角化のタイプとシナジー効果

　多角化戦略は、新たな市場（顧客）に対して、新たな製品やサービスを提供する戦略である。多角化は既存事業と関連性の高い事業に進出する**関連多角化**と既存事業と関連性がない、あるいは低い事業へ進出する**非関連多角化**に分けることができる。「関連多角化」はこれまで蓄積してきたノウハウやスキルなど、法人が保有する経営資源を有効活用するため**シナジー効果**が期待できる。シナジーとは、企業が複数の事業をもつことによって、それぞれを単独で運営したときよりも大きな効果を得られることであり、**シナジー**は生産、技術、販売、管理、人材など、さまざまな活動・要素について働くが（図3-2）、通常、事業間で共通利用できる要素が多いほど強く働く[10]。「非関連多角化」はシナジー効果はあまり期待できないが、既存事業と関連性のない事業を展開するため、事業リスクを分散することができる。

医療ツーリズム
患者が医療サービスを受けることを目的として他国へ渡航することであり、医療ツーリズムの目的は「治療」、「健診」、「美容・健康増進」の3つに分類される。

疾病予防運動施設
疾病予防のために有酸素運動（継続的に酸素を摂取して全身持久力に関する生理機能の維持または回復のために行う身体の運動をいう）を行わせる施設（医療法42条）である。

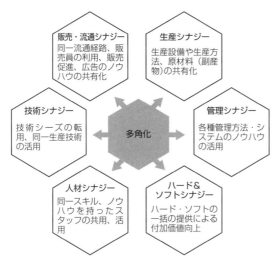

図3-2　多角化におけるシナジー

販売・流通シナジー
同一流通経路、販売員の利用、販売促進、広告のノウハウの共有化

生産シナジー
生産設備や生産方法、原材料（副産物）の共有化

技術シナジー
技術シーズの転用、同一生産技術の活用

多角化

管理シナジー
各種管理方法・システムのノウハウの活用

人材シナジー
同一スキル、ノウハウを持ったスタッフの共用、活用

ハード&
ソフトシナジー
ハード・ソフトの一括の提供による付加価値向上

出典）相葉宏二著／グロービス・マネジメント・インスティテュート編『MBA経営戦略』ダイヤモンド社，2012，p.13.

B. 保健・医療・福祉複合体

　医療機関を取り巻く事業環境が複雑さを増す中、**制度・政策リスク**の分散や経営資源の共有によるシナジー効果の実現を目指し、関連事業を複合的に展開する医療機関が増加している。

　二木立（にきりゅう）は、1998（平成10）年に『**保健・医療・福祉複合体**──全国調査と将来予測』を出版し、複合体の実態について明らかにしている。保健・医療・福祉複合体とは、「母体法人」（個人病院・診療所も含む）が単独、または関連・系列法人とともに、医療施設（病院・診療所）と何らかの保健・福祉施設の両方を開設しているものと定義している[11]。また、二木は、病院・老人保健施設・特別養護老人ホームの3種類の入院・入所施設を開設しているグループを「3点セット」開設グループと呼んでいる。この「3点セット」を開設しているグループは1996（平成8）年末時点で全国に259あり、その8割が医療法人の病院が母体であることを示している[11]。

　大野博は埼玉県内に存在するすべての病院の経営主体を、「医療・介護複合体」に着目して調査し、過去10年間の変化を明らかにしている。これによると、1996年から2006（平成18）年の10年間で、複合体の病院数は114から156へと増加し、シェアは30.6％から43.6％へと13ポイント上昇したとしている[12]。

制度・政策リスク
診療報酬や介護報酬の改定、総量規制、政策転換などがある。

二木立
1947-

C. 複合化による経営効果

　医療機関が**複合体**を組成することにより、次のような経営上のメリットを享受できるといわれている[13]。第1に、多角化によるブランド形成や安心感の醸成が挙げられる。グループ内に急性期から慢性期まで多様なサービスを整備することにより、利用者に対して信頼感や安心感を創出することができる。第2に、資金調達の円滑化である。病院グループとしての売上規模の拡大に伴い信用度が向上するとともに、**政策リスク**が回避されることで安定的なキャッシュフローが長期的に展望しやすくなるため、金融機関から資金調達を行いやすくなる。第3に、調達上の**スケールメリット**が指摘できる。グループ全体の仕入れを一括共同で行うことにより、薬剤や医療資材、医療機器などの調達の交渉上、有利な条件が引き出しやすくなる。第4に、人材配置効率化である。新規施設の立ち上げ時などに、既存施設からの異動を活用し機動的に人員配置を行い、新規に過剰な職員を雇用することなく効率的な資源配分を実現することができる。また、職員にとっては自分の希望している仕事に就ける機会が増加し、**モチベーション**の維持・向上につながったり、役職ポストが増えることにより、適切なタイミングで昇進の機会を用意できるなど、人材管理上のメリットもある。

　一方で複合化の推進には**リスク**が伴う。失敗した場合には多額の損失が発生する可能性があるため、複合体を組成する際には、市場の規模や成長性、収益性、競争優位性、事業間のシナジー効果などを慎重に検討する必要がある。

政策リスク
政策リスクの例として診療報酬や介護報酬の改定が挙げられる。報酬改定は病院や介護施設の収益に大きな影響を与えるが、法人として複数の事業を運営していれば、ある特定の事業の業績が悪化しても、法人全体としてその影響を吸収することができる。

スケールメリット
事業規模を拡大することによって得られる効果や利益をいう。

注）
　　　ネット検索によるデータ取得は，いずれも2023年9月19日．
(1)　佐竹秀雄・三省堂編修所編『デイリーコンサイス国語辞典』三省堂，1991，p.431.
(2)　網倉久永・新宅純二郎『経営戦略入門』日本経済新聞出版社，2011，p. 2.
(3)　チャンドラー，A. D., Jr. 著／三菱経済研究所訳『経営戦略と組織—米国企業の事業部制成立史』実業之日本社，1967，p.29.
(4)　福田隆士「介護事業における将来戦略策定と組織対応力強化への提案—シナリオ・プランニング手法の活用可能性について」日本総研ウェブサイト，2015.
(5)　日本総合研究所　経営戦略研究会『この1冊ですべてわかる　経営戦略の基本』日本実業出版社，2008，p.26.
(6)　福祉サービス提供主体経営改革に関する提言委員会「明日の福祉サービスを担う提供主体のあり方—福祉サービス提供主体経営改革に関する提言委員会最終提言」東京都福祉局総務部福祉改革推進課，2003.
(7)　喬晋建「経営戦略論の誕生と発展」『海外事情研究』41 (1)，2013，p.57.
(8)　網倉久永・新宅純二郎『経営戦略入門』日本経済新聞出版社，2011，p.41.

(9) 榊原清則『企業ドメインの戦略論—構想の大きな会社とは』中央公論社，1992，pp.6-12.

(10) 相葉宏二著／グロービス・マネジメント・インスティテュート編『MBA 経営戦略』ダイヤモンド社，2012，p.33，p.12.

(11) 二木立『保健・医療・福祉複合体—全国調査と将来予測』医学書院，1998，p.4，pp.15-17.

(12) 大野博「病院経営主体の「医療・介護複合体」化の進展とその特徴に関する研究—埼玉県の事例から」『医療経済研究』21（1），医療経済研究機構，2009，pp.25-38.

(13) 医療経営人材育成事業ワーキンググループ作成『経営戦略』医療経営人材育成テキスト3，平成18年度医療経営人材育成事業ワーキンググループ事務局，2006，pp.75-77.

▐ 理解を深めるための参考文献

●網倉久永・新宅純二郎『経営戦略入門』日本経済新聞出版社，2011.

経営戦略の基礎概念や競争戦略、全社戦略について、身近な事例に基づいてバランスよく解説している。

●相葉宏二著／グロービス・マネジメント・インスティテュート編『MBA 経営戦略』ダイヤモンド社，2012.

経営戦略の理論やツールがバランスよく網羅されている。また、経営戦略の立案・実行の際に使用するビジネスフレームワークについてわかりやすく解説されている。

第4章 組織の管理

本章では、組織として体制を構築するための原理・原則、また組織としての機能を遂行し、成果を達成していくために組織を効果的に運営していくための管理職能と手法について学ぶ。また、個々人を組織に統合する際に生じる動機づけや集団の力学、それらに影響を行使するリーダーシップについて学ぶ。

1

現代社会における組織の役割と重要性を考える。組織が成立し、存続していくための要素と要件、そのための管理者の役割について学ぶ。優れた組織を構築し、機能させていくための原理・原則を理解する。

2

組織を運営していくための経営管理についての考え方、個々人を組織に統合し組織としての機能と成果を高めていくためのモチベーションの諸理論について学ぶ。

3

多様な個人が集合して形成される集団がもつ性質、そこで作用する集団の力学、集団内で発生するコンフリクト、集団に特有な傾向とそれらへの対応を理解する。

4

組織目標を達成するために集団に対して影響力を行使するリーダーのリーダーシップや組織や部下の特性に合わせたリーダーシップのあり方について、リーダーシップの諸理論を学ぶ。

1. 組織と経営に関する基礎理論

A. 組織の重要性と経営

　現代社会は、あらゆる組織が固有の目的や機能を遂行し、社会的使命を果たすことによって支えられている。企業が生産や販売などの経済活動を通じて経済価値を創造するのと同様に、福祉サービス組織は、社会に対して福祉サービスを供給することによって固有の目的や機能を遂行し、現代社会に不可欠な組織としての使命を果たさなければならない。

　また、大半の人びとが何らかの組織に参画し、組織活動によってもたらされる恩恵を享受することで豊かな社会生活を可能としている。福祉サービス組織も同様である。多様な人材が雇用され、多くの人がそこで生計の資を得るばかりでなく、組織参画によって社会参画の機会を得るばかりか、職務を通じて自身の達成感や自己実現を図ることを期待している。

　つまり、今日は、社会構成および個人の視点から見て、**組織社会**となっているのである。したがって、現代社会が維持・発展していくためには、あらゆる組織が社会的使命を果たすべく達成する成果が極めて重要である。そのためには、個々人の行動が調整され、総体として最大限の組織的成果を達成しうるべく組織活動をコントロールしなければならない。すなわち、経営組織の考え方が不可欠である。

組織社会
製品やサービスの創造、また市場への製品やサービスの供給、など市民生活に必要なあらゆる社会活動が、何らかの組織による活動の成果として創造され、供給されることによって成立社会。あらゆる社会活動が多様な組織によって支えられる社会。

　福祉サービス組織では、社会福祉士だけでなく介護福祉士や栄養士、看護師、理学療法士や作業療法士などのリハビリ専門員、など多様な有資格者が専門職種として、それぞれの専門的知識やスキルを活かすことによって、組織に貢献している。すなわち、福祉サービス組織は、多様なプロフェッショナルによって構成されている**プロフェッショナル・サービス組織**である。プロフェッショナル・サービス組織たる福祉サービス組織においては、組織構成員個々がそれぞれのプロフェッショナルとしての職務に専念し、専門職種に固有な成果を最大限に達成することが組織の効率性を高めうる。同時に、それら専門分化された職務が適切にマネジメントされ統合されてこそ、組織の有効性を達成していくことができる。また、福祉サービス組織では、組織活動とはいっても、究極的には一人ひとりの従業員によってサービスが創出され提供されるため、従業員個々の組織における姿勢や態度によってサービスの質が左右され、結果として組織としての成

果が決定づけられる。

　そのため、福祉サービス組織においては、プロフェッショナルとして従業員がそれぞれの**職務に対する忠誠心（ロイヤリティ）**を高められるような環境を整備すること。従業員個々が十分に教育・訓練され、あるいは動機づけられるだけでなく、**従業員の組織への一体化**をも丁寧に促進していく必要がある。また、サービスの質を管理していくうえでも**組織に対する従業員のコミットメント**を高めていく必要がある。すなわち、福祉サービス組織においては、プロフェッショナル・サービス組織としての組織の管理が高次元で実践されていかなければならないのである。

B. 組織の特質と成立要件

　組織については、「多様な資源の集合体」、「情報処理システム」、「知識創造の母体」、「社会的複合体」など、さまざまな捉え方がある。いずれの捉え方にも共通した前提は、「組織とは人間行動の複合体であり、いかなる組織であっても究極的には個人によって駆動されている」ということである。

　近代組織論の権威である**バーナード**の組織論を踏まえれば、組織の特質について、次の4点が挙げられる。①組織は、個々人が提供する諸活動や諸力から構成され、②それらが相互に関連した**協働体系**を成し、③「意図的に調整」され、④外部環境と結びついたオープン・システムである。

　組織とは、人びとが何らかの意図をもって協力し合い、個々人の諸活動や諸力が協働体系を構成する要素として、調整されることによってはじめて創造されうるのである。そこで、組織の成立には、協働体系を形成するために次の3要素（=**組織構成の3要素**）が満たされなければならない。

（1）共通目的

　明確化され、理解・容認され、共有されるべき個々人の諸活動・諸力を結びつける共通した目的。

（2）貢献意欲

　共通目的の実現のために協働体系に対して貢献を果たそうとする個々人の意思。

（3）コミュニケーション

　共通目的に向けての個々人の貢献意欲を引き出すための組織構造としての意思の伝達および伝達経路。

　また、バーナードは、組織の本質的要素が人間行動の相互作用によって構成される協働体系であることを踏まえて、組織構成の3要素が適切に満

バーナード
Barnard, Chester Irving
1886-1961

協働体系
cooperative system
協力して一緒に働く集団。

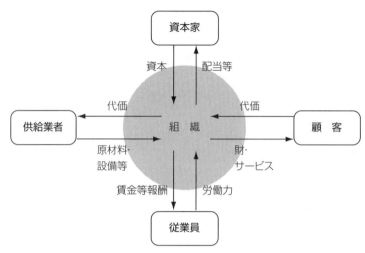

図 4-1　組織均衡

資本家

資本　配当等

代価　　　　　　　　　　代価

供給業者　　　　　　組　織　　　　　　顧　客

原材料・　　　　　　　　　　財・
設備等　　　　　　　　　　　サービス

賃金等報酬　労働力

従業員

出典）桑田耕太郎・田尾雅夫『組織論』有斐閣, 1999, p.43.

たされるうえでも、個々人の連帯感や仲間意識など相互作用を通じて生み出される非公式組織の重要性を指摘している。

　いったん成立した組織を維持・存続させていくためには、継続的に参加者を協働体系に組み込み、個々人の諸活動や諸力を引き出すための動機づけを行うことによって、協働体系の維持に成功しなければならない。そのためには、組織は参加者に対して貢献に見合うだけの見返り（＝**誘因**）を提供し、協働体系に貢献する意義を与え続ける必要がある。誘因には、賃金などの**客観的誘因**もあれば、やりがいのある職務など**主観的誘因**もあり、参加者の価値観や欲求に適った誘因が提供されなければならない。

　組織によって提供される誘因が、参加者が果たす貢献よりも大きい場合にのみ、参加者は貢献を果たそうとするからである。逆に、組織が参加者に十分に誘因を提供し続けるためには、参加者によって果たされる貢献を源泉としなければならない。すなわち、組織は、誘因と貢献が均衡（**誘因≧貢献**）する限りおいてのみ存続しうるのである（＝**組織均衡**）。図 4-1 に示すように、実際の組織では、さまざまな主体との取引によって、誘因・貢献の均衡が図られ、必要な資源が獲得されて組織が成立している。

　福祉サービスにおいても、より良質なサービス提供を行うことが利用者から選ばれる施設・事業所となることから、提供するサービスの質の向上に係る取組みが求められる。現況のサービスと理想とする状態の差を「問題」と捉え、その改善に関する取組みが求められており、**品質マネジメントサイクル**が注目されている。

　また、バーナードは、組織を評価する基準として、組織の有効性と能率

誘因
incentive
参加者の行動を変容させうるような組織から提供されるインセンティブ。

品質マネジメントサイクル
「改善・革新活動」の品質マネジメントサイクルである PDCA サイクルと「維持向上」の品質マネジメントサイクルである SDCA サイクルが求められる。詳細は第 8 章を参照されたい。

という2つの概念を示し、組織均衡を実現していくために管理者が調整すべき課題を提示している。

　組織の有効性とは、協働体系に掲げられた共通目的が最終的に達成されたかどうか、協働体系の有効度合いを検討するものである。設定される組織目標の水準が妥当であるか、また組織目標を達成するために十分な組織活動が展開されたかを示している。

　他方、**組織の能率**とは、誘因と貢献をどの程度に均衡させたか、協働体系の存続に関する概念である。組織の能率は、個人の協働体系への参加における満足・不満足に関与するため、協働体系の目的達成の過程における誘因と貢献の状態に注意を払うべきことを示している。

C. 組織構造の設計原理（組織運営の5原則）

　組織が、統合体として機能していくためには、個々人の諸活動・諸力がシステムとして最適に統合され、継続的に調整される構造が整備される必要がある。他の組織と同様、福祉サービス組織についても、唯一絶対に最良の組織形態は存在しえない。組織構造を設計するうえでの原理・原則を理解し、組織が直面する状況を見極めて組織の特性に適った構造を適切に構築していくほかない。

（1）専門化の原則

　組織の存在意義は、個人の強みを最大化し、弱みを無効にすることである。組織がその意義を発揮しうるのは、組織活動が特定の役割ごとに専門分化され、そして専門分化されたすべての職務が組織活動として適切に再統合される場合である。組織構成員は、専門化により特定の職務に専念し、熟練することによって効率性・生産性を向上させることができる。

（2）権限・責任・義務一致の原則（三面等価の原則）

　組織構成員は、組織内の階層構造に基づいて、意思決定を行うことができる権限に対応して、職務に対する責任が割り当てられる。階層が高まるに従って意思決定の権限が大きくなると同時に、職務に対する相応の責任（職責）を負わなければならない。それは、すなわち職務の担当者として責任と権限を行使するという義務を負う。

（3）統制可能範囲の原則（スパン・オブ・コントロール）

　1人の管理者が有効に指揮監督できる直接の部下の人数には物理的・能力的に限界がある。管理者が統制範囲を超えた部下をもつと管理効率の低下を招くため、管理者の統制可能範囲と管理効率のバランスを考慮した部下の人数、それに対応した階層数に制限あるいは拡大する必要がある。

（4）命令統一性の原則

　組織規模の拡大に伴って、部門・部署の増加や階層化が進む。組織としての統一的行動を堅持するためには、情報や命令の統一性を確保し、情報伝達経路および命令系統の一元化を図る必要がある。

（5）権限委譲の原則（例外の原則）

　日常的に反復して起こる問題への対応や定例的な業務について、上位者は下位者に対して権限を委譲することによって、例外的な事案への対応や非定例的な業務に専念すべきという原則。ただし、上位者の監督責任や結果責任は、上位者に留保されるべきである。権限委譲の原則によって、上位者は日常業務から解放され、その職位に固有な業務に専念することができる。他方、下位者は職務における裁量が拡大され、職務に対する主体性が促進されることを期待できる。

D. 組織形態

　個人的生業として始まった事業であっても、事業の成長やサービスの拡大に伴って、組織の規模は拡大する。事業所の増加や従業員の増員など、組織規模の拡大によって、個人的生業とは次元の異なる組織運営が求められるようになる。**チャンドラー**が**「組織は戦略に従う」**と述べ、経営戦略と組織構造の密接な関係を指摘したように、組織の規模がある程度の水準を超えると、組織は経営戦略を支えていく体制として適切に構造化されていく必要がある。たとえば、1人のトップマネジメントだけでは完全な意思決定ができなくなり、その時々の組織内外を取り巻く環境に対応した迅速かつ適確な意思決定ができなくなる。そのため組織内における集権化と分権化のバランス、経営者と従業員との間あるいは従業員同士でのコミュニケーションや情報共有、評価体系やインセンティブ・システムなど、組織全体としての構造的な問題や新たな運営上の課題に直面する。

　このような組織規模の拡大に伴う組織運営上の問題を解決ないし軽減・緩和するための方法としては、組織の規模や組織運営の方針、事業の特性に応じた組織形態を検討する必要がある。組織設計の原理・原則に基づいて、単位組織を組み合わせていくことによって、統合化された全体としての組織をいかに再構築していくか、組織デザインに基づく組織の構造化である。以下、代表的な組織形態について紹介したい。

［1］直系式組織（ライン組織）

　直系式組織とは、「命令統一性の原則」に基づいて、最上位の経営者か

チャンドラー
Chandler, Alfred D., Jr.
1918-2007

ら最下位の従業員に至るまで、単一の命令系統によって直線的に結ばれた組織である。**図4-2** に示すように、ピラミッド型の組織形態であり、トップダウン式の意思決定が行われる。福祉サービス組織においては、組織のトップである理事長が現場のラインに対して、具体的・直接的に指示命令を行えるような小規模な組織が該当する。また、組織規模が小さく業務内容も限られているため、**ラインとスタッフ**の分業体制が明確に確立されておらず、経営者やライン部門がスタッフ部門の業務を兼務せざるをえない状況が想定される（**表4-1**）。

なお、ライン&スタッフ組織の場合には、スタッフ業務を部門として分離独立させたうえで、トップの直下あるいはライン部門のそれぞれに設置する形態となる。

ラインとスタッフ
ライン部門とは、生産、営業、販売など、事業活動において主たる職能を担っている直接部門である。福祉サービス組織では、プロフェッショナルとして、顧客に対して直接的にサービスを提供している専門職種から構成される各部門が該当する。他方のスタッフ部門とは、企画や総務など、事業活動においてライン部門を補佐あるいは支援する間接部門である。福祉サービス組織においては、事務局や経理、広報、施設管理などの部門が該当する。

図4-2　ライン組織

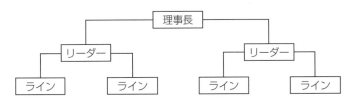

表4-1　ライン組織の特徴

ライン組織のメリット・デメリット	
メリット	デメリット
指示・命令が伝わりやすい 組織の規律や秩序を維持しやすい	組織が大きくなるとトップの負担が増加

［2］職能別組織（機能別組織）

職能別組織は、**図4-3** に示すように職能や機能別に部門を横並びに配置した組織形態である。各部門がそれぞれの職能や機能に特化するため、ライン部門がそれぞれに固有な職務に専念するには、有効な組織形態である。福祉サービス組織においては、それぞれの職種に専門特化した各職種が連携してサービスを提供する。ただし、部門単位で業務が進められるため、トップが組織全体だけでなく部門ごとの主たる意思決定を行うとともに、部門間の調整を行う必要がある。また、トップに権力が集中しやすくなるが、事業環境の変化に敏感であろう現場には限定的な権限しか与えられないため、組織全体での環境変化への対応や意思決定に時間を要してしまう。事業所や業務内容が限定的な中小規模の組織には向いているが、複数の事

業所を有し幅広いサービスを展開しているような大規模な福祉サービス組織には、組織の管理統制上、不向きな組織形態である（**表4-2**）。

図4-3　職能別組織

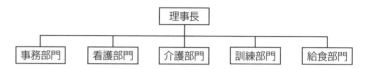

理事長

事務部門　看護部門　介護部門　訓練部門　給食部門

表4-2　職能別組織の特徴

職能別組織のメリット・デメリット	
メリット	デメリット
職能単位で規模の経済性を追求 専門性、知識や技能の開発を深化しやすい 職能別管理により組織の統制が向上 単一・少数のサービス群に効果的	環境変化への対応が遅れがち トップ・マネジメントへの権力の集中化・依存化 各部門間の調整が困難 各職能の利益・貢献責任が不透明

[3] 事業部制組織

　事業部制組織は、**図4-4**に示すように製品やサービス別に部門を設置し、部門単位である程度の意思決定や採算性について完結させた組織形態である。一般的には、事業部別に独立採算制が採用され、事業部単位で組織全

図4-4　事業部制組織

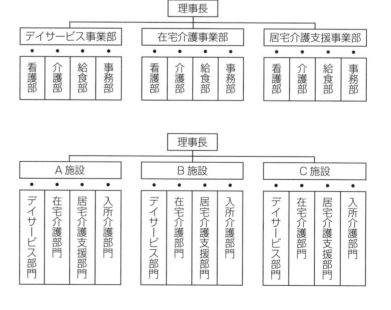

表4-3 事業部制組織の特徴

事業部制組織のメリット・デメリット	
メリット	デメリット
不安定な環境への迅速な対応 権限・責任の所在が明確化 トップ・マネジメントの負担減 各機能間の容易な調整 下位管理者の動機づけ 管理者育成機会の増大 事業部単位での利益・貢献責任の厳格化	業務重複によるコスト増 規模の経済性の低下 経営権力のトップへの集中・依存化 狭い視野、短期的志向 事業部間のセクショナリズム（官僚主義） 事業部間のカニバリゼーション（共食い）

体に対する利益貢献責任が明確化される。そのため、各事業部へ大幅な権限が委譲されることによって、トップの負担が軽減されるとともに、部門単位での迅速かつ効果的な意思決定が行われやすくなる。福祉サービス組織については、**図4-4**（上の図）ではサービス別で事業部を捉えているが、**図4-4**（下の図）に示すように施設別で捉えることもできる。各事業部や各施設でスタッフ部門を配置することになるため、組織全体での間接部門の効率が悪くなってしまう傾向がある。したがって、事業部制組織は、職能別組織の特性とは異なり、複数の事業所を有し幅広いサービスを展開しているような大規模な組織に向いている組織形態である（**表4-3**）。

［4］マトリックス型組織

　マトリックス型組織は、職能別組織（機能別組織）や事業部制組織など、異なる組織形態を組み合わせた組織形態である（**図4-5**）。組み合わせた組

図4-5 マトリックス型組織

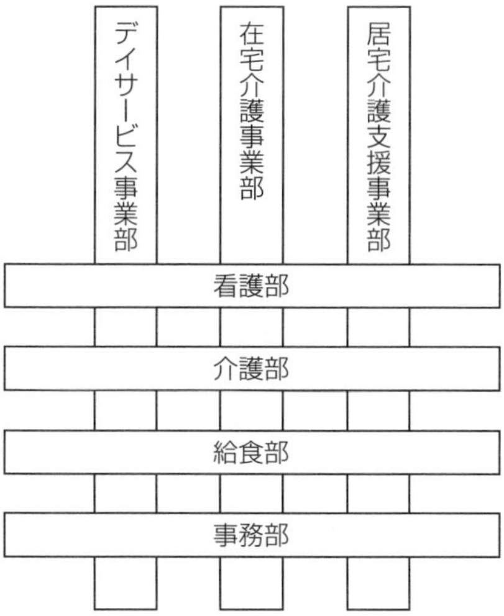

表4-4　マトリックス型組織の特徴

マトリックス型組織のメリット・デメリット	
メリット	デメリット
市場変化に迅速に対応しやすい 職能別での規模の経済性を追求	複数の指示命令系統による混乱

織形態の各々のメリットを享受できるが、「命令統一性の原則」を確保できないため、指示命令に混乱をきたす場合が多々ある。そのため、部門間での十分なコミュニケーションや指示命令に関するルールを事前に整備しておくことによって、指示命令に関する混乱を予防する措置を講じておく必要がある（**表4-4**）。

[5] 柔軟な組織（タスクフォース、プロジェクト・チーム）

　組織を取り巻く内外の環境は、大なり小なり常に不安定な状況にある。そのため、いったん組織形態を構築してしまえば、組織はあらゆる問題に迅速かつ効果的に対応できるとは限らない。特に重大な変化や問題に直面し、あるいは自ら積極的に革新を図らなければならない場合には、組織形態を変更する暇もないであろうし、その都度に組織形態を変更することは組織構造の安定性を確保するうえで好ましくない。

　既存の組織形態を大幅に変更することなく、その時々の重大な変化や問題に組織的に対処していくためには、柔軟な組織を組み合わせることがある。一時的に、重大な問題が発生した場合のみに各部門の代表者が集まって問題の対応に当たるのが**タスクフォース**、恒常的に各部門の代表者をチームとして結集・結成させ、自律的にプロジェクトを完遂させようとするのが**プロジェクト・チーム**である。いずれにしても、従来の組織形態の中において、臨機応変な対応を図っていくためには、柔軟な組織など自律的な行動を促すような仕組みづくりと主体的に目的・目標を達成するための権限付与が欠かせない。

タスクフォース
task force
緊急性のある課題に対処するため、一時的に組織横断的に各部門から必要な人材が集まって編成されるチーム。

プロジェクト・チーム
project team
プロジェクトを完遂するために組織横断的に各部門から必要な人材が集まって編成される恒常的なチーム。

2. 管理と運営に関する基礎理論

A. テイラーの科学的管理法

　今日に続く管理研究は、19世紀末にエンジニアであった**テイラー**が作業の合理化を追求したことに始まった。当時のアメリカの多くの工場では、管理者は1日の適切な仕事量を把握せず、労働者の生産を成り行きに委ねていた。しかし、経営者の恣意的な賃率引き下げが行われ、労働者たちは失業を懸念して、自分たちの職を守るために仕事量を制限し、**組織的怠業**（サボタージュ）を行っていた。生産性の向上を目指した労働者の管理や仕事の効果的な管理が行われず、仕事量、作業方法、道具などが労働者の勘に委ねられた、いわゆる**成行管理**が行われていたのである。

　そこで、テイラーは組織的怠業を克服し、労働者の能率増進を図るために課業管理を提唱した。テイラーは、次の4つの科学的管理法によって、労働者が1日に達成すべき標準作業量としての課業を科学的に設定し、作業や道具を標準化するとともに労使対立を回避しうる新たな賃金制度を導入した。

（1）時間研究

　労働者の作業を要素分解し、その作業要素を実行するのに要する時間を分析し、標準作業時間を研究。

（2）動作研究

　作業が効率的となる理想的な基本動作を分析し、無駄な動作を排除した標準動作を組み立てた研究。

（3）差別的出来高給制度

　課業を達成した労働者には高い賃率を適用し、達成しなかった労働者には低い賃率を適用する賃金制度。

（4）職能別職長制

　職長の管理機能を職能別に分けて、それぞれに専門の担当者を配置する専門化の原理に基づく組織とし、現場管理者の負担を軽減した。

　テイラーの科学的管理法は、今日の経営管理研究に多大なる貢献を果たしたのだが、次の2点について問題点を露呈した。①全社的な管理の視点が欠けて総合的な管理者の育成が困難になった、②合理性の追求を重視するあまり人間性への配慮が欠けて、労働者の**人間疎外**を招く結果となった。

テイラー
Taylor, Frederick
Winslow
1856–1915

これらの問題点があったにもかかわらず、テイラーの果たした貢献は、職務設計や組織形態のデザイン、作業標準化、業績主義などの多数の管理アイディアを今日までにもたらした点で評価されている。

B. ファヨールの管理過程論

ファヨール
Fayol, Jule Henri
1841-1925

テイラーとほぼ同時代のフランスにおいて、**ファヨール**が組織全体の管理に関する研究を進め、経営者としての経験に基づいて、**図4-6**に示すような全社的な視点での管理論を展開し、管理職能を実践していくうえで有効な管理原則を提唱した。

図 4-6　ファヨールの管理過程論

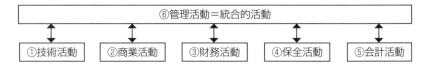

ファヨールは企業の経営活動を、技術・商業・財務・保全・会計・管理という6つの活動に分類し、管理以外の諸活動を経営目的の達成のために統合していくのが管理活動であるとした。そして、管理活動は他の活動に作用しながら、**計画・組織・命令・調整・統制**の5つの過程職能によって遂行される。また、ファヨールは管理活動が円滑に機能するために「**管理実践上の14の原則**」[1]を提示し、経営者の機能として遂行されるべき管理過程を提唱した。

その後、ファヨールの管理過程論は、**マネジメント・サイクル**として循環的な管理活動のためのフレームとして発展した。マネジメント・サイクルとは、**図4-7**に示されているように、**PDCA サイクル**（**計画**〔plan〕→**実行**〔do〕→**評価**〔check〕→**修正**〔action〕）から成る。

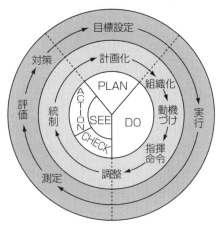

図4-7 マネジメント・サイクル

出典）グロービス・マネジメント・インスティテュート編『MBAマネジメント・ブック（新版）』ダイヤモンド社，2002，p.35.

C. 人間関係論

　テイラーの科学的管理法の問題点であった人間疎外について、20世紀にメイヨー、レスリスバーガーらによって、労働者の人間性に着目した研究が進められた。彼らは、経済的合理性を追求する**経済人モデル**ではなく、それに代わる**社会人モデル**を提唱した。社会人モデルは、人間の行動が個人の感情や態度などの人間性を含めた反応によって決定されるとする労働者の人間的側面を強調した考え方である。

　メイヨー、レスリスバーガーを中心とするハーバード大学グループによって行われた**ホーソン実験**[2]では、生産性に影響を与える要因が、労働条件や作業環境ではなく、むしろ作業集団内部における人間の相互関係に大きく存在することが確認された。その結果、テイラーが導入した差別的出来高賃金制度のような金銭的な動機づけがあまり有効な管理手段ではないことが証明された。そして、労働者の**人間的側面**や集団によって培われる社会的関係を重視した管理手段の必要性が提唱されたのである。

D. モチベーション理論[3]

　管理効率の向上およびリーダーシップの発揮には、組織参画における個々人の目的や意図を捉え、組織目的に統合していく必要がある。すなわち、職務や組織に対する個々人の**モチベーション**に働きかけなければならない。モチベーション理論は、人間の欲求構造に着目した**内容理論的アプ**

メイヨー
Mayo, George Elton
1880–1949

レスリスバーガー
Roethlisberger, Fritz
Jules
1898–1974

ローチとモチベーションの形成過程に着目した**過程理論的アプローチ**の2つの観点から研究されてきている。

[1] 内容理論的アプローチ

(1) マズローの欲求階層説（欲求5段階説）[4]

マズロー
Maslow, Abraham
Harold
1908-1970

　マズローの仮説では、あらゆる人間の欲求には5つの欲求が存在し、低次の欲求が充足されると、より高次の欲求が高まってくるとした。この5つの欲求とは、図4-8に示すように、低次から**生理的欲求、安全欲求、社会的欲求、自尊・承認欲求、自己実現欲求**である。生理的欲求・安全欲求が低次の欲求として、内的に満たされるものであるのに対して、社会的欲求・自尊・承認欲求・自己実現欲求が高次の欲求として、外的に満たされるものである、とそれぞれ分類された。

　なお、低次から高次への欲求の移行は、不可逆的である。

図4-8　マズローの欲求階層説

高次 ↑	自己実現欲求	仕事での自己の可能性の追求、昇進の機会の実現
	自尊・承認欲求	地位、評価の向上、責任ある重要な職務
	社会的欲求	良好な人間関係、組織へのコミットメント
	安全欲求	安全な職場環境や仕事の安全性、福利厚生
低次 ↓	生理的欲求	賃金、職場環境、空調

(2) マグレガーのX理論・Y理論[5]

マグレガー
McGregor, Douglas
Murray
1906-1964

目標管理制度
Management by Objectives
組織全体の目標を達成するため、従業員が上司と相談しながら、主体的に自身の目標を設定し、その達成度を評価される仕組み。設定される目標は、可視化・測定可能で具体的な目標、達成可能な目標であることが望ましい。

　マグレガーは、人間に関する2つの対極的な見方を示した。X理論では、「部下は仕事が嫌いで強制されなければ目標を達成することができず、責任回避的である」とする人間観。Y理論では、「部下は仕事を当然のこととして自律的に目標達成しようとし、責任を率先して引き受ける」とする人間観をそれぞれ示した。そのうえで、彼は動機づけの要素として、責任のある仕事や挑戦的な目標、良好な人間関係が重要であることを示唆した。X理論の人間観では、ある程度の命令と統制による管理が必要であること。他方、Y理論の人間観では、動機づけの要素として、挑戦的な目標や責任のある仕事、良好な人間関係が重要であることを示唆している。なお、Y理論に基づく具体的な動機づけ方法としては、**目標管理制度**により挑戦的

な目標を設定し、その結果をフィードバックする、権限委譲により責任の
ある仕事を設定する、**職務拡大（ジョブ・エンラージメント）**によって仕
事の範囲を広げ、仕事のやりがいを提供する、などの取組みが挙げられる。

（3）ハーズバーグの二要因理論[(6)]

ハーズバーグは、仕事と人びとの満足感との関係について調査した結果、
仕事への満足感につながる要因が、仕事への不満足感につながる要因とは
異なることを発見した。前者の満足感に作用する要因を**動機づけ要因**、後
者の不満足感に作用する要因を**衛生要因**とした（図4-9）。

なお、動機づけ要因に作用する具体的な動機づけ方法としては、**職務充
実（ジョブ・エンリッチメント）**により、職務における責任や権限を拡大
し、仕事の幅を広げ質的に充実させること、などが挙げられる。

職務拡大
job enlargement
職務の水平的拡大、仕事
の範囲を拡大すること。
職務の数を増やすことに
よって、職務の単調さに
変化を加える方法。

ハーズバーグ
Herzberg, Frederick
Irving
1923-2000

職務充実
job enrichment
職務の質的・垂直的拡大
を図ること。仕事の内容
に管理的要素を加えるこ
とによって、責任や権限
の範囲を拡大し、仕事の
質を充実させること。

図4-9　ハーズバーグの二要因理論

動機づけ要因	達成、昇進、責任、承認など
衛生要因	会社の方針、給与、対人関係、作業条件など

（4）アルダファの ERG 理論

アルダファは、マズローの欲求階層説について欲求区分の再構成と簡略
化を試み、3つの欲求を示した。低次から**生存欲求、関係欲求、成長欲求**
である（図4-10）。マズローの欲求階層説と同様、低次の欲求が充足され
ると、高次の欲求を充足しようとすると捉えた。ただし、マズローの欲求
階層説とは異なり、ある欲求が充足されない場合には他の欲求が強まるこ
と、また複数の欲求が同時に喚起される可能性を認めている。

アルダファ
Alderfer, Clayton Paul
1940-2015

図4-10　アルダファの ERG 理論

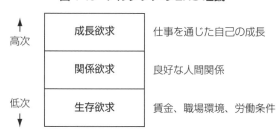

マクレランド
McClelland, David
Clarence
1917-1998

(5) マクレランドの達成動機理論

マクレランドは、職場における人間に関して、3つの主要な動機や欲求があることを示した（図4-11）。**達成欲求、支配欲求、親和欲求**である。達成欲求が強い人は、現実的だが挑戦的な目標によって成し遂げたいという欲求から自ら努力する傾向があるため、起業的な活動に向いている。支配欲求が強い人は、自ら責任を負い、効率的な成果よりも他人に影響力を行使することにこだわる傾向がある。親和欲求の強い人は、競争的な状況よりも協調的な活動を好む傾向がある。

図4-11　マクレランドの達成動機理論

達成欲求	現実的・挑戦的な目標の達成
支配欲求	昇進、責任、他への影響力の拡大
親和欲求	良好な人間関係

(6) デシの内発的動機づけ

デシ
Deci, Edward L.
1942-

デシは、人は外的報酬によってではなく、むしろ自身の内面から沸き立つ意欲によって動機づけられるとした。内発的動機づけには、職場において自身が効果的だと感じる**有能感**、自ら計画・実行し目的達成できていると感じる**自己決定の感覚**、の2つの感覚が強くかかわっているとした。そして、特に外的報酬のうち、金銭的報酬が内発的動機づけを低めてしまう（アンダーマイニング）ことを指摘し、金銭的報酬の扱い方について重要な示唆を与えた。

［2］過程理論的アプローチ[7]

(1) ロック＆レイサムの目標設定理論

ロック
Locke, Edwin A.
1938-

レイサム
Latham, Gary P.

ロックとレイサムは、目標達成の動機づけには、明確かつ困難な目標が重要であることを目標設定理論として提唱した。ただし、設定される目標はあまりに高すぎず、達成不可能な目標であっては動機づけを損なってしまう。また、その目標を人が受容しコミットメントする必要があること、さらには目標達成の進捗に関するフィードバックにより動機づけの効果が高くなることを示した。

(2) ヴルームの期待理論

ヴルーム
Vroom, Victor H.
1932-2023

ヴルームは、人間が行動の意思決定に際して、その**行動の結果（努力や**

業績）が報酬につながる期待の程度と、その報酬の自身にとっての価値や誘意性（魅力）の程度によって意思決定し、**魅力・業績と報酬の関係・努力と業績の関係**、の３つの変数の積によって動機づけが左右されるとした。この期待理論に基づけば、上司は部下がどのような報酬にどの程度の魅力を感じているかを把握しておく必要があり、またどの程度に努力すればどの程度の業績に結びつくかの見込みを共有しておく必要がある。

ハックマン
Hackman, J. Richard
1940-2013

オルダム
Oldham, Greg R.
1947-

(3) ハックマン＆オルダムの職務設計理論

ハックマンとオルダムは、仕事そのものがもつ動機づけ効果に着目し、次の５つの**中核的職務特性**をより多く備えた仕事ほど内発的動機づけを高められるとした職務特性モデルを示し、職務設計理論を提唱した。

①**技能多様性**：職務に必要とされるスキルの種類が富んでいる。

②**仕事完結性**：他の多くの職務に関連している。

③**仕事の重要性**：職務の成果が組織内外で重要である。

④**自律性**：自分の裁量での程度が大きい。

⑤**フィードバック**：職務の成果から自己実現や達成感につながる。

これら中核的職務特性の程度と本人の成長欲求の強さにより、内発的動機づけが左右される。

3. 集団の力学に関する基礎理論[8]

A. 集団の凝集性と生産性

集団（グループ）とは、特定の目的を達成するために集まり、相互作用を行う人びとの集合体である。多様な価値観や意図、特性をもった個人が集団に参加することによって、集団内には何らかの力学が発生する。集団は、個人の相互作用を通じて集団に固有な価値基準や行動規範を生み出し、各メンバーの行動を規定する構造をもつ。他方、集団を構成するメンバー個々人は、常にその集団に受け入れられようと集団の価値基準や行動規範に同調しがちである。

このような集団とメンバーとの間で働く力を、**集団の凝集性**と呼ぶ。集団の凝集性とは、集団とメンバー個々人の相互作用の程度、メンバーが互いに引きつけられ、その集団にとどまるよう動機づけられる程度である。**図4-12**に示すように、集団の凝集性が高いほど、メンバー間の結束力が

図4-12　集団の凝集性と生産性の関係

集団凝集性

		高	低
集団目標と組織目標の一致度	高	生産性が大幅に上昇	生産性がいく分上昇
	低	生産性が低下	生産性に顕著な影響なし

出典）ロビンス，S.P. 著／髙木晴夫訳『組織行動のマネジメント—入門から実践へ（新版）』ダイヤモンド社，2009，p.185.

強化され、メンバーは集団の目標に向かって努力する。ただし、メンバーの集団の目標達成への努力が生産性向上へと結実するには、集団と組織全体の目標が一致され、集団のベクトルが組織全体に向けられる必要がある。

　集団の凝集性を高めるためには、メンバー相互間の結束力やメンバーの集団に対する同調化傾向を強化する次のような方策が考えられる。①集団をより小規模化、②集団目標へのメンバーの合意を促進、③メンバーが共有する時間を増加、④集団の地位を高め、集団への参加資格を象徴化させる、⑤他の集団との競争を促進、⑥集団全体に報酬を与える、⑦集団を物理的に孤立させる。

B. グループ・ダイナミクス

　集団の生産性を高めるうえで集団の凝集性を高めることは、極めて有効な方法ではあるが、凝集性が過度に高められた場合には、弊害が生じかねない。集団の力学が増幅される過程で集団の横暴や憂鬱はつきものである。具体的な弊害として、集団の意思決定において集団浅慮と集団傾向の2つが考察される。

［1］集団浅慮（グループシンク）

　集団浅慮とは、集団が外部との接触を隔絶されている場合、集団で意思決定を行うと短絡的に決定されてしまう現象である。集団のメンバーたちが意見の統一を最優先する規範に従って、意思決定の他の選択肢の多角的評価や少数意見を抑制しかねない。集団浅慮は、メンバーの集団に対する過剰評価や閉鎖的な発想、画一性や同調への圧力によってもたらされるのである。

集団浅慮を防ぐためには、管理者は集団の圧力の動態に注意を払うとともに、次の4つの具体的な方策を実行することが望ましい。①反対意見や独創的意見を奨励する、②全員一致の決定は再検討する、③意思決定の時間的制約を緩和する、④意思決定のプロセスを省略しない、など集団の力学で合理的な意思決定プロセスが歪曲されぬように堅守する必要がある。

[2] 集団傾向（グループシフト）

集団傾向とは、議論を行う前に多くのメンバー間である程度の見解の一致が意識された場合、実際に議論が行われると想定以上に極端な見解へと大幅にシフトする現象である。一般的には、集団による意思決定は、個人による意思決定よりも、多くのメンバーによって多角的な視点での検証が行われ、慎重に行われる。ところが、集団の凝集性が過度に高まると意思決定をめぐる議論にメンバー間の親近感がもち込まれ、責任の所在が不明確となり、メンバーによっては冒険的な選択を行おうとする。したがって、メンバーの見解が過激化すれば、それが集団として助長され、集団の意思決定はリスクの高いほうへと大幅にシフトする（リスキーシフト）。

集団傾向を防ぐためには、管理者はメンバー個々の心理的特性や立場を認識する必要がある。また、管理者は凝集性の高まりに伴う弊害を抑制するために一定の秩序を維持することに配慮し、集団の意思決定における適切な議論が展開される集団のモラルを創造しなければならない。

C. コンフリクト

集団の凝集性が高まるとそれだけ集団内では**コンフリクト**が発生しやすくなる。コンフリクトとは、集団内部で発生する対立や闘争であり、集団のあり方をめぐる葛藤である。コンフリクトは、メンバー間で相互作用が行われるさまざまなレベルで発生し、場合によっては、メンバー間のコミュニケーションに障壁を生み出し、集団の凝集性を低下させることによって、集団の業績を低下させうる。

しかし、集団の業績を低下させうる懸念からコンフリクトのすべてが否定されるべきではない。コンフリクトには、集団に悪影響をもたらす**非建設的コンフリクト**が存在する一方、集団の活性化をもたらす点で肯定されるべき**建設的コンフリクト**も存在する。

建設的コンフリクトは、集団浅慮への対抗手段であるばかりでなく、メンバーの創造性や関心を刺激し、新たな視点や価値をもたらすことによって、集団の意思決定の質を向上させうる。したがって、管理者は建設的コ

ンフリクトを意図的に発生させ、積極的に管理することによって集団の変革を図っていく必要がある。コンフリクトの処理方法としては、次の５つの対処行動が用いられる。①競争、②協調、③回避、④適応、⑤妥協、である。いずれにしても、コンフリクトについては、その後に集団の凝集性の低下を招かないようにコンフリクトの性質や衝撃を見極めたうえで適切かつ適宜に処理することが求められる。

4. リーダーシップに関する基礎理論

A. リーダーシップの基礎概念

　リーダーシップについては、組織の概念と同様に、さまざまな定義が試みられてきたが、その本質は特定の個人の能力や資質そのものを示すものではなく、対人的な関係あるいは集団において発揮される役割や機能である。定義するならば、「リーダーシップとは、集団の状況を的確に判断し、集団に目標達成を促すよう影響を与える能力」である。したがって、リーダーがリーダーシップを発揮して集団に影響力を行使するには、リーダーシップの源泉として次の６つの力や優位性を備えなければならない。

①強制勢力：意向に反する場合、罰を与える力

②報酬勢力：昇進、昇給などを与える能力を基盤にした力

③専門勢力：専門的な知識や技能をもっているという個人的優位性

④正当勢力：命令、指示を与える正当な権利、合理的状況に成立する力

⑤準拠勢力：尊敬や魅力を感じさせ、同一化を促進する力

⑥情報勢力：さまざまな情報を保有している力

　ただし、リーダーシップが効果的に発揮されるためには、集団において最低限の環境が整備されなければならない。すなわち、次に示す３つのリーダーシップの制約要因が成立しなければならない。

（1）**フォロワー（受容者）**

　リーダーシップの働きかけや権威を受け入れ、集団の活動を支える。

（2）**タスク（共有課題）**

　フォロワーの意見や考え方を調整し目標を設定し、コミットメントを獲得するとともに集団内に十分に周知徹底する。

(3) 基準・規範

正当性のある基準や規範の範囲内で意思決定や行動により権力を正当化する。

これら３つの制約要因は、リーダーシップが効果的に発揮されるためには、リーダーによる影響力の行使だけでは不十分であることを意味している。フォロワーが、組織やチームの一員として、リーダーによるリーダーシップを受け入れ、組織やチームを支える行動や意思を備えなければならない。すなわち、フォロワーには、フォロワーとしてのフォロワーシップを発揮することを求められるのである。また、リーダーとフォロワーが適切なプロセスで適切な内容のタスクを設定し、共有されなければならない。そして、リーダーやフォロワーがそれぞれに与えられた権限・責任・義務について、基準・規範に則って、正当性が備えられなければならない。つまりは、リーダーシップやフォロワーシップが発揮される環境として、一定の秩序が維持されていなければならない。

B. リーダーシップの諸理論

[1] リーダーシップ・スタイル論（行動理論）

リーダーシップ・スタイル論とは、リーダーシップのスタイルの違いに着目し、集団の効率とメンバーの満足度の両方を高められるリーダーシップの行動パターンを解明しようとした研究である。

アイオワ研究では、レヴィンらは、リーダーシップ・パターンによって集団の成果に影響があることを明らかにし、リーダーシップのタイプを次の３つに分類した。そして、３つのタイプのうち、集団の生産性・凝集性、構成員の満足度、組織的成果の各側面において、民主的リーダーシップが最も有効なタイプであることを解明した。

レヴィン
Lewin, Kurt
1890-1947

①**民主型リーダーシップ**：集団で討議し決定する。

②**独裁型リーダーシップ**：すべてをリーダーが独裁的に決定する。

③**放任型リーダーシップ**：すべてを個々人の意思決定に委ねる。

また、**オハイオ研究**では、リーダーシップ行動の大部分を「構造づくり」と「配慮」の２つの要素で説明した。前者の「構造づくり」とは、リーダーが目標達成を目指す中で、リーダーと部下との役割を定義し構築すること。後者の「配慮」とは、部下の感情への気配りやアイデアの尊重など、職務上の関係をもつ程度のことである。研究の結果、「構造づくり」と「配慮」のいずれにも高い程度を示したリーダーの下では、部下の業績と満足度が高まる可能性が高いことが示された。

リカート
Likert, Rensis
1903-1981

さらに、**ミシガン研究**では、**リカート**が組織における管理システムを①独善的専制型、②温情的専制型、③相談型、④集団参加型の4つの組織類型に分類した。そして、リーダーシップ行動に関して、「従業員志向型」と「生産志向型」の2つの側面にたどり着いた。これらの結果、集団参加型の組織が理想とされ、そこでのリーダーシップ・スタイルとして、従業員志向型が好ましいとされた。

ブレーク
Blake, Robert Rogers
1918-2004

ムートン
Mouton, Jane Srygley
1930-1987

ブレークと**ムートン**は、以上のリーダーシップ・スタイルを2つの要素で捉える考え方について、**マネジリアル・グリッド**（**図4-13**左）として図式化した。彼らは、リーダーシップ・スタイルについて、生産への配慮である「業績に対する関心」、人への配慮である「人間に対する関心」との2つの要素で捉えた。そして、「9・9型」の人間・業績の両方に高い関心を寄せるリーダーシップのタイプが最も優れたマネジャーとしての機能を果たしうることを結論づけた。

三隅二不二
1924-2002
二不二は「じふじ」とも
読む。

同様の研究として、**三隅二不二**は、リーダーシップの行動面に注目して、集団の「目標達成行動」、「集団維持機能」の2次元で類型化した**PM理論**（**図4-13**右）を示した。PM理論では、「PM型」→「M型」→「P型」→「pm型」の順にメンバーの動機水準が高いことを解明した。PM型は課題遂行の促進とメンバーの気持ちに配慮したリーダー、M型はメンバーの気持ちを和らげ緊張解消に配慮したリーダー、P型は課題遂行の促進を優先するリーダー、pm型は課題遂行とメンバーへの配慮が低いリーダ

図4-13　リーダーシップの2次元モデル

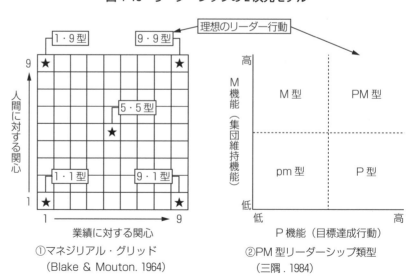

①マネジリアル・グリッド
（Blake & Mouton. 1964）

②PM型リーダーシップ類型
（三隅. 1984）

出典）山口裕幸・髙橋潔・芳賀繁・竹村和久『産業・組織心理学──経営とワークライフに生かそう！』有斐閣アルマ，2006，p.121.

ーである。彼は、以上の解明した結果を踏まえて、リーダーシップを「集団の目標達成の働きを促進・強化し、集団の凝集性を高める集団状況的機能」と定義づけ類型化した[9]。

　以上のオハイオ研究における「構造づくり」と「配慮」、ミシガン研究における「生産志向型」と「従業員志向型」、ブレーク＆ムートンの「業績に対する関心」と「人間に対する関心」、PM 理論における「目標達成行動」と「集団維持機能」は、いずれもそれぞれ対応している。

[2] リーダーシップのコンティンジェンシー理論（状況適合理論）

　リーダーシップ・スタイル論は、最良のリーダーシップ・スタイルを模索することに焦点が合わされていたが、実際に解明されたリーダーシップのスタイルが必ずしも有効であるとは限らない。リーダーが置かれている状況、組織が直面している状況が絶えず変化している以上、それらにも注目したリーダーシップのスタイルを検討する必要がある。このような状況の特性によって、有効なリーダーシップのスタイルを解明しようとしたのが、**リーダーシップのコンティンジェンシー理論（状況適合理論）** である。

（1）フィードラーの状況適合理論

　フィードラーは、リーダーシップのスタイルを**図4-14**に示すように、仕事中心型と従業員中心型の２つの軸で捉え、リーダーの置かれている状況を、「リーダーと集団との人間関係の良好さ」、「仕事内容の明確化の程度」、「権限の強さ」という３つの要因で捉え、それぞれの状況で有効なスタイルを解明した。その結果として、リーダーの有効性を高めるには、状況に最適なリーダーを選出するか、もしくはリーダーに適合するようにその他の変数である状況を変えることが必要であると結論づけられた。

フィードラー
Fiedler, Fred Edward
1922-2017

（2）ハーシー＆ブランチャードの SL 理論

　また、**ハーシー**と**ブランチャード**は、部下の能力と意欲にみる成熟度合いに応じて、一つひとつの仕事についてリーダーシップのスタイルを変化させる必要があることを指摘した。そして、４つの典型的な状況に対応したリーダーシップのスタイル、指示的リーダーシップ、説得的リーダーシップ、参加的リーダーシップ、委任的リーダーシップを示して **SL 理論** として提唱した（**図4-15**）[10]。

ハーシー
Hersey, Paul
1931-2012

ブランチャード
Blanchard, Kenneth
Hartley
1939-

（3）ハウスのパス・ゴール理論

　ハウスは、オハイオ研究から主な要素を抽出し、リーダーの職務を部下の目標達成を助けること、組織やチームに目標達成に必要な方向性や支援を与えることが全体的な目標につながることを示唆した。**パス・ゴール理論** では、**図4-16** に示すように、リーダーは可変的であり、組織や職務を

ハウス
Houses, Robert J.

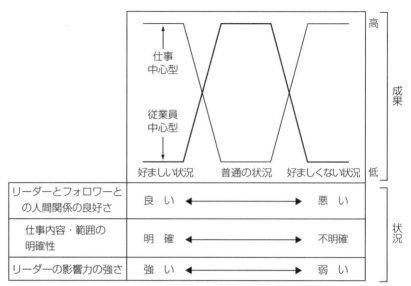

図 4-14　フィードラーの状況適合理論

	好ましい状況	普通の状況	好ましくない状況	
リーダーとフォロワーとの人間関係の良好さ	良 い	←——————→	悪 い	
仕事内容・範囲の明確性	明 確	←——————→	不明確	
リーダーの影響力の強さ	強 い	←——————→	弱 い	

出典）ロビンス，S.P. 著／髙木晴夫訳『組織行動のマネジメント—入門から実践へ（新版）』ダイヤモンド社，2009，p.266.

図 4-15　ハーシー & ブランチャードの SL 理論

高	参加的リーダーシップ 中堅、チーム成熟段階。部下やチームの考え方を合わせて主体的に意思決定できるようにする。	指示的リーダーシップ 新人、チーム立ち上げ段階。具体的な指示と監督を行う。
支援的活動	委任的リーダーシップ ベテラン、チーム自立段階。権限・責任を大きく委譲し、仕事遂行を委ねる。	説得的リーダーシップ 若手、チーム成長段階。方法や考えを説明し、疑問に応える。
低	← 高	部下の成熟度　　　　　　低 →

取り巻く「環境条件即応要因」と部下の特徴である「部下の条件即応要因」の２つの要因によって、リーダーシップ行動を変容させ、結果につながることを示した。そして、次の４つのタイプのリーダーシップ行動を規定した。

①**指示型**　タスク構造が曖昧でストレスの多いとき、部下の満足はより大きくなるが、高い能力や豊富な経験をもつ従業員には、くどくなる可能性が高い。

②**支援型**　部下が明確化されたタスクを遂行しているとき、高い業績と高い満足をもたらす。公式の権限関係が明確かつ官僚的であるほど、リーダーは指示的行動を控えて支援的行動を示す必要がある。

③**参加型**　ローカス・オブ・コントロールが自分の内部にある部下、すなわち自分の状況をコントロールできると信じている部下は、このスタイルに最も満足する。

④**達成志向型**　タスク構造が曖昧なとき、努力すれば好業績につながるという部下の期待を増加させる。

図4-16　パス・ゴール理論

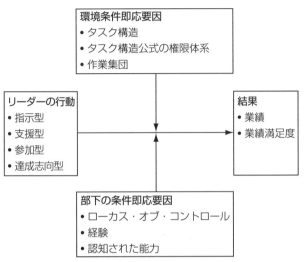

出典) ロビンス, S.P. 著／髙木晴夫訳『組織行動のマネジメント─入門から実践へ（新版）』ダイヤモンド社, 2009, p.269.

[3] カリスマ的リーダーシップ

　集団への影響力の行使として、個人の圧倒的な資質や特性を根源とする、いわゆるカリスマ性に依拠したリーダーシップのスタイルも存在している。カリスマ的リーダーは、フォロワーに対して、①魅力的なビジョンを明確に表現し、②高い目標を達成できるという自信を示し、③リーダー自ら行動することで新しい価値観を伝え、④自己犠牲を厭わない並外れた行動、をすることによって、組織が置かれている状況によっては大きな影響力を行使する。

　しかしながら、カリスマ的リーダーシップが万能なリーダーシップとはなりえない。組織が危機に瀕し強力に牽引してくれるリーダーが必要とされる場合には、理想的かもしれない。しかし、組織が平常時に粛々と目標を達成しようとする場合には、カリスマ的リーダーシップの行動は、組織の目標達成を阻害する要因になりかねない。本節では、いくつかのリーダーシップの考え方について理解したが、組織にはそれぞれの文化や力学が作用しており、また組織が置かれている状況も一様ではない。したがって、

カリスマ的リーダーシップも然り、リーダーシップには、唯一絶対的なスタイルが存在することはない。フォロワーや組織で共有されるタスクなどさまざまな要因を考慮しつつ、組織や集団が目標達成に向けて方向性を統一でき、具体的な成果へと結びつけられる状況に応じたリーダーシップ、リーダーの役割について理解する必要がある。

注）

(1) 分業、権威と責任、規律、命令の一元性、指揮の一元性、組織的利害への服従、公正な報酬、権限の集中、階層組織、秩序、公正、従業員の安定、イニシアティブ（率先的行動）、従業員の団結。

(2) 1927年から1932年にかけて、シカゴのウエスタン・エレクトリック社のホーソン工場にて行われた実験。当初の実験目的は、労働条件や作業環境が、労働者にどのような影響を及ぼし生産性に関連性があるかを調査することだった。ところが、研究者らは実験を進める中で、小集団を形成し隔離された特別な環境を整備したところ、顕著な業績が確認された。労働者は、特別な職務を与えられた小集団に参加できることに満足度や職務への士気を高め、高い生産性を実現できることが証明されたのである。

(3) 山口裕幸・髙橋潔・芳賀繁・竹村和久『産業・組織心理学―経営とワークライフに生かそう！』有斐閣アルマ，2006，第2章（改訂版，2020）.

(4) マズロー，A. H. 著／小口忠彦訳『人間性の心理学―モチベーションとパーソナリティ（改訂新版）』産業能率大学出版部，1987.

(5) マグレガー，D. 著／高橋達男訳『企業の人間的側面―統合と自己統制による経営』産業能率大学出版部，1970（新版，1990）.

(6) ハーズバーグ，F. 著／北野利信訳『仕事と人間性―動機づけ‐衛生理論の新展開』東洋経済新報社，1968.

(7) ロビンス，S. P. 著／髙木晴夫訳『組織行動のマネジメント―入門から実践へ（新版）』ダイヤモンド社，2009，第4章.

(8) ロビンス，S. P. 著／髙木晴夫監訳『組織行動のマネジメント―入門から実践へ』ダイヤモンド社，1997，第7章・第12章.

(9) 三隅二不二編『リーダーシップ行動の科学―「働く日本人」の変貌』行動計量学シリーズ，朝倉書店，1994，第1部.

(10) ハーシィ，P. & ブランチャード，K. H. & ジョンソン，D. E. 著／山本成二・山本あづさ訳『入門から応用へ　行動科学の展開―人的資源の活用（新版）』生産性出版，2000，第8章.

▌理解を深めるための参考文献

● 金井壽宏『経営組織』日経文庫経営学入門シリーズ, 日本経済新聞社, 1999.
　組織に関する基本的な考え方、組織における個人行動の基礎、リーダーシップ理論、組織設計の考え方、組織変革、など初級から中級レベルの組織論について幅広く学習できるコンパクトな良著である。

● 山口裕幸・髙橋潔・芳賀繁・竹村和久『産業・組織心理学──経営とワークライフに生かそう!』有斐閣アルマ, 2006（改訂版, 2020）.
　労働におけるモチベーションの管理、ストレス環境のマネジメント、キャリア・マネジメント、変革のリーダーシップなど、産業活動や組織における個人や集団の心理に注目した入門的なテキスト。

● 岸田民樹『現代経営組織論』有斐閣, 2005.
　組織論の基礎理論から現代の組織における考察が図られ、また組織論と経営戦略論との関係、そして経営戦略の一環としての革新に至るまで、組織論を中心に組織のダイナミズムの諸理論までをも網羅している。

● 慶應義塾大学ビジネススクール編／髙木晴夫監修『組織マネジメント戦略』ビジネススクール・テキスト, 有斐閣, 2005.
　組織をいかにマネジメントするかについて、組織の形成、組織で働く個人と組織との関係、組織を動かすリーダーシップ、の3つのポイントから編集されたビジネススクール・テキスト。

● ロビンス, S. P. 著／髙木晴夫訳『組織行動のマネジメント──入門から実践へ（新版）』ダイヤモンド社, 2009.
　本章の多くの部分で参照させていただいた組織行動学に関するバイブル的なテキスト。組織における個人の心理特性、集団の力学、組織文化や変革、などに関する基礎から応用の理論を網羅した標準的内容のテキスト。

野中郁次郎
1935–

竹内弘高
1946–

（コラム）　知識創造経営（ナレッジ・マネジメント）

　野中郁次郎教授・**竹内弘高**教授は、国際社会で成功してきた日本企業に着目し、日本発の経営理論として、知識創造の理論を提唱した。彼らの 1996（平成 8）年の著『知識創造企業』において、日本企業が強みとする組織的知識創造の活動が理論化されたのである。

　組織的知識創造とは、新しい知識を作り出し、それを組織全体に共有し、製品やサービス、あるいは業務システムに資するものとして具体化する組織的な能力のことである。知識は、**暗黙知**と**形式知**に分類される。暗黙知とは、文字や言葉で表現できないような主観的なノウハウや信念といった他人に伝達し難い知識である。一般的には、熟練工やベテランが長年の職務経験を通じて個々に修得された技能（いわゆる "コツ"）などが類する。他方、形式知とは、言語化可能で文書や言葉で表現できる客観的な知識である。職務マニュアルや作業手順など、組織内で共有されやすいように体系化・精緻化されたものなどが類する。

　組織能力を高め、組織変革を実践していくためには、暗黙知を移転し、活用していくことが重要である。特に、あらゆる組織が置かれている今日の技術やノウハウをめぐる激しい競争環境においては、組織が独自に蓄積した模倣されにくい知識、暗黙知を競争優位の源泉としていくことが不可欠となっている。同時に、組織能力を安定的に維持していくためには、暗黙知を形式知に移転し、組織内で共有していくことも必要とされる。なぜならば、暗黙知を形式知に移転する過程において、**組織学習**が誘発され、組織能力の底上げだけでなく、組織構成員の個々の能力向上も期待することができるからである。

　日本企業では、**終身雇用制**のもと長期的な視点での人材開発が行われ、強固な**組織文化**による組織への一体感が高められてきた。それらに鑑みれば、従来から組織学習に長けており、持続的に暗黙知を創造し蓄積してきたとも考えられる。また、あらゆる組織において、各組織構成員あるいは職場単位の小集団などによる不断の職務効率の向上や品質改善の努力が行われてきた。それらの経緯を踏まえれば、福祉サービス組織においても、組織的知識創造に通じる組織学習が十分に実施可能であろう。暗黙知の創造・蓄積・移転、そして形式知の共有のサイクル的過程を通じて、サービスの質を高め、組織能力を高められる**知識優位性**の確立を実現することができるのではないだろうか。

第5章 人事・労務管理

福祉サービスは人が人に対してサービスを提供する対人援助サービスであるため、ヒト・モノ・カネ・情報といった経営資源の中でも「ヒト」（人材）は特に重要な経営資源である。本章では、人事労務管理の3つの領域（雇用管理、報酬管理、労使関係管理）について制度や運用方法について学習する。また、労務管理の目的や基本的考え方、人材育成について学習する。

1

人事労務管理の管理領域（雇用管理、報酬管理、労使関係管理）について理解したうえで採用計画や採用方法および職能資格制度を中心とする能力主義人事制度について理解を深める。

2

人事考課の目的や考課項目の種類、総合評価の算出方法について理解する。また、人事考課の代表的なエラーと防止策について理解する。

3

福祉サービス事業における人材管理の基本となる、人事・労務管理の目的や労働関係法令等の基本原理を理解する。そのうえで、職員の健康管理やメンタルヘルスケア、ハラスメント予防、ワーク・ライフ・バランス、そして働き方改革について学習する。さらに、人材の確保・定着と育成・方法について、さまざまな視点から考察・理解する。

1. 人事労務管理の管理領域、採用管理、人事評価管理

A. 人事労務管理の管理領域

　福祉・介護サービスは、人が人に対してサービスを提供する対人援助サービスであり、提供されるサービスの品質やサービス提供時の事故リスクは、サービスを提供する職員の能力水準やモチベーションによって大きく変動する。そのため、ヒト・モノ・カネ、情報といった経営資源の中でも「ヒト（人材）」は特に重要な経営資源であり、人的資源にかかわる管理は経営管理の中でも中心的・中核的な管理機能であると言える。

　人事労務管理を具体的な管理領域で分類すると、**表5-1**のように3つに分けることができる[1]。

　雇用管理は、必要とする労働サービスの確保にかかわるものであり、**雇用計画**の立案や人材の採用・選抜、職員個人の能力や適性などに考慮した職員配置・異動、労働サービス量と提供時期を規定する労働時間の管理、業務量の変動に対応した雇用量の調整、**退職管理**などからなる。

　報酬管理は、能力や情意、業績などを評価し、賃金や昇格、役職の任命などの処遇に反映させる**人事考課**、人件費の支払能力などに応じて総人件費をコントロールする**総人件費管理**、賃金総額を一定の基準に基づき職員へ配分する個別賃金管理、職員の勤労意欲の向上や家族の福利を向上させるために行う**福利厚生**などの付加給付の管理などが挙げられる。

　労使関係管理は、勤務環境や業務に関する労働者の不満や要望を吸い上げ、使用者と労働者の間に存在する利害対立の調整や健全な労使関係を構築するために行われる。職員個々人と使用者との労働契約をめぐる関係を**個別的労使関係**と言い、職員が結成する労働組合と使用者との間をめぐる

表 5-1　人事労務管理の管理領域

雇用管理	採用管理、能力開発、配置・異動、労働時間管理、雇用調整、退職管理など
報酬管理	人事考課（人的資源と労働サービスの評価）、昇進管理（権限の配分）、賃金管理（総人件費管理と個別賃金の決定）、付加給付の管理など
労使関係管理	個別的労使関係と集団的労使関係の管理

出典）佐藤博樹・藤村博之・八代充史『新しい人事労務管理』有斐閣アルマ specialized, 2007, p.9.

団体交渉などの関係を**集団的労使関係**と言う。

B. 採用管理

[1] 採用計画

採用とは、労働サービス需要を充足するために、組織の外から人的資源を保有する労働者を調達することで、採用の前には、通常、業務量に基づいて必要とされる労働サービス量を測定し、それと現有の労働者によって提供可能な労働サービス量を比較検討する作業が必要となる[1]。

採用数の算定は、何人採用するかといった量的な検討だけでなく、どのようなスキルをもった人材をどの部署に採用するのかといった質的な面についても検討する必要がある。また、雇用形態や採用時期などについても検討し、**採用計画**を作成することが重要である。

こうした採用計画を綿密に作成することにより、場当たり的な人材補充を回避し、中長期的な事業計画や経営戦略などに基づいた計画的な職員採用が可能となる。一般企業と違って社会福祉施設や事業所には、サービスの種別ごとに法令で定められた人員配置基準を満たす必要があり、**コンプライアンス**を重視した採用計画の作成も重要となる。

[2] 採用方法

採用計画が決定すると、具体的な募集・選考の段階に入る。職員の募集方法は、都道府県社会福祉協議会に設置されている**福祉人材センター**に求人登録する方法や、**公共職業安定所**（ハローワーク）、民間の紹介機関に求人を出す方法など多様な方法がある。求職者への訴求力を高め、職場選択の候補の一つとして入れてもらうためには、仕事と家庭の両立を支援したり、**キャリアアップ**のための支援体制を整備するなど、働きやすい環境づくり、魅力ある職場づくりを推進していくことが重要である。

C. 人事評価管理

[1] 年功序列から能力主義へ

かつて社会福祉施設の運営経費は措置費や補助金によって賄われていたため、職員の賃金体系は経験年数などにより賃金が上昇する年功序列型を基本に組み立てられていた。しかし、介護報酬や支援費などを財源とした自律的経営が求められている現在においては、支出の大部分を占める人件費の上昇をいかにコントロールするかが経営上重要な課題となっている。

コンプライアンス
compliance
コーポレートガバナンスの基本原理の一つで、法令や規則を遵守して事業活動を行うこと。

福祉人材センター
社会福祉法に基づき、社会福祉事業従事者および社会福祉事業に従事しようとする者の就業の援助、研修の企画・実施、社会福祉事業経営者に対する相談などを行うために設置されており、各都道府県福祉人材センターと、中央福祉人材センターがある。

公共職業安定所
職業紹介、職業指導、失業給付などを無料で行う国の行政機関であり、近年では、「ハローワーク」という呼び方が定着しつつある。

終身雇用制
入社から定年までの長期
間について雇用され続け
る制度。近年では雇用流
動化の進展により、終身
雇用制は徐々に崩壊しつ
つある。

年功賃金制
年功賃金制とは、年齢や
勤続年数など、属人的要
素を基準に賃金の上昇を
行う賃金制度である。

職能資格要件
職能資格制度において等
級ごとに要求される職務
遂行能力とその内容を具
体的に定義したものであ
り、職能等級のランクが
上がるにつれて、業務の
難易度や複雑度、責任度
が高まる。

そのため、これまで一般的であった**終身雇用制**、**年功賃金制**を内容とする**年功的人事制度**を大幅に見直し、職務遂行能力（職能）に応じて賃金などを決定する能力主義人事制度へ移行する施設も増加している。

能力主義人事制度は、**職能資格制度**を中心とする人事制度で、**日本経営者団体連盟**が 1969（昭和 44）年に提唱したものである。現在では、職能資格制度を中核として、人事考課、賃金・処遇、配置・異動・昇格、能力開発といった多様な人事諸制度を連動させる**トータル人事システム**を構築し、導入する事業体が増加している。

トータル人事システムは、**図5-1** のように、職能資格制度と個々のサブシステムから構成されるが、中核となる職能資格制度とはどのような制度であるのか。

職能資格制度は、職能資格ごとに必要とされる、あるいは期待される職務遂行能力の内容やレベルを明確にした基準（**職能資格要件**）を明確にし、その基準に基づき従業員一人ひとりの職能等級を決定し、その基準に基づいて昇進、昇格、賃金決定などの人事上の処遇を行うものである。

職能資格要件を明示することで、職種別、等級別の職務責任が明確になるとともに、職員自らが当該資格の職能要件をどのくらい満たしているのかを確認することができる。また、業務を遂行するうえで不足する能力や期待される能力・水準が明確になることで、具体的な目標を設定することができ、**能力開発**に結びつけることも可能となる。

図5-1　職能資格制度を軸としたトータル人事システム

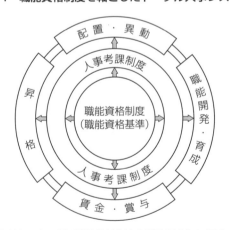

出典）日経連職務分析センター編『職能資格制度と職務調査』日経連広報部，1989，p.14.

［2］人事考課制度

(1) 人事考課の目的

　人事考課とは、従業員の日常の業務や実績を通じて、その能力や仕事ぶりを評価し、賃金、昇進、適正配置、能力開発などの諸決定に役立てる手続きである[2]。つまり、人事考課は、従業員の職務遂行能力や仕事に対する意欲・姿勢・態度、業務成績結果を評価・確認するための手段であり、トータル人事システムに組み込まれるサブシステムの一つであると言える。そのため、人事考課は、単に職員の能力や実績を評価し、賃金や昇進などの処遇に反映させるだけでなく、考課結果を被考課者へフィードバックし、職員の能力開発や人材育成に結びつけていくことも重要であると言える。

(2) 考課項目の種類

　表5-2が示すように、考課項目は、「**能力評価**」、「**情意評価**」、「**業績評価**」の3つに大別することができる。

　能力評価とは、「知識・技能」、「理解力」、「説明力」など、職務を遂行

能力評価
介護職における具体的評価内容の例は次の通りである。「麻痺や硬直など利用者の状況を考慮しながら、無理のない着脱ができる」、「利用者の排泄パターンを把握し、状況に合わせた排泄介助ができる」、「専門用語を使わず、利用者や家族にわかる言葉で説明することができる」、「顔色や表情など介助中の観察を通じて、体調を把握することができる」。

表5-2　評価基準の体系

評価基準			社員区分（例）			評価手順	
分野	名称	評価基準の細項目（例）	一般社員	主任係長	課長部長	評価点	ウエート
能力	能力評価	(1) 知識・技能	○	○	○	α点	a%
		(2) 理解力	○				
		(3) 説明力	○				
		(4) 判断力		○	○		
		(5) 計画力		○	○		
		(6) 指導力		○	○		
		(7) 折衝力		○	○		
取り組み姿勢	情意評価	(1) 積極性	○	○		β点	b%
		(2) 責任感	○	○	○		
		(3) 協調性	○	○			
		(4) 規律性	○				
		(5) 革新性			○		
		(6) 部下指導		○			
		(7) 部下育成			○		
		(8) 全社的視点			○		
業績	業績評価	（目標管理による業務評価）				γ点	c%
総合評価（α×a＋β×b＋γ×c）						T点	

注）最終評価はT点のランク分けで行う（例：5ランク制）.
出典）今野浩一郎・佐藤博樹『人事管理入門』マネジメント・テキスト，日本経済新聞社，2002，p.123.

情意評価
評価内容の例は次の通り
である。「担当している
業務を粘り強く最後まで
責任をもって遂行した
か」、「積極的に業務に取
り組んでいたか」、「定め
られた諸規則、諸規定に
則って業務を遂行した
か」、「遅刻や早退、無断
欠席はなかったか」、「清
潔な服装、身だしなみに
努めたか」、「周囲の人と
協調・協力し、円滑に業
務を行うことができたか」。

業績評価
営業職は売上や新規顧客
獲得数、契約率などの数
値データをもとに業績
（達成度）を評価するこ
とが可能であるが、福祉
職においては業績を数値
化することが難しい場合
が多い。

目標管理制度
Management by
Objectives
1954 年にドラッカー
（Drucker, P. F.）が自身
の著書『現代の経営』の
中で提唱した組織マネジ
メントの概念であり、一
般的に MBO と呼ばれ
る。

するうえで身につけておくべき知識や技術をどの程度保有しているかを評価するものである。評価に当たっては、業務に必要な能力を洗い出し、職種別、等級別に評価の基準となる職務遂行能力の要件を設定し、それに基づいて職務能力の評価を行う。**情意評価**は、「積極性」、「責任感」、「協調性」、「規律性」といった仕事に対する意欲や姿勢・態度を評価するものである。

業績評価とは、成果主義の人事ポリシーに基づくもので、一定期間における職務の成果や目標の達成度を評価するものである。業績評価の方法として、一般的には**目標管理制度（MBO）**が広く用いられている。目標管理制度とは、法人や施設の事業計画や戦略目標、組織課題をベースに、上司と部下が面接を通じて目標を設定し、一定期間後に、目標の達成度や取組み状況などを評価するものである。目標管理は、上司が職員に対して一方的に目標を与えるようなノルマ管理ではなく、職員自らが目標設定に参画し、上司と職員が目標について話し合い、双方が納得したうえで目標が設定される。目標管理制度では目標の達成度が評価されるため、職員によっては達成しやすい低い目標をあえて設定する可能性がある。目標設定を行う際は職員のスキルや経験などを考慮しながら、上司と職員が目標について話し合い、適切な難易度の目標を設定することが重要である。

（3）総合評価の方法

総合評価の算出の方法は、まず、「能力評価」、「情意評価」、「業績評価」それぞれについて評価点を算出する。次に、その評価点に対して、各領域で設定するウェートを乗じ合計し、総合評価が算出される。ウェートの置き方は、組織によって異なり、「能力評価」に高いウェートを置く組織もあれば、「業績評価」に高いウェートを置く組織もある。また、管理職などの上位資格等級者は「業績評価」の比重を高くし「情意評価」の比重を低くするなど、役職別、また職種別にウェートを設定することも可能である。

（4）コンピテンシー概念の導入

成果主義を徹底し、成果と処遇の連動性を強めていくと、個々人は短期的な業績や結果ばかりを重視するようになり、職場内のチームワークや部下の育成をおろそかにする等の問題が生じてくる[3]。これらを防止するためには、業績や成果だけに着目するのではなく、業績や成果が生み出されるプロセスも評価する必要があり、日本においては1990年代後半からコンピテンシーの概念が注目されるようになり、人事評価や能力開発に適用しようとする動きが広まっている。

コンピテンシーとは「人の顕在化した能力や行動」に焦点を合わせたも

ので、「職務や役割で優秀な成果・高業績を発揮する行動特性」と定義される[4]。コンピテンシー評価では、ハイパフォーマー（高業績者）の行動特性や思考の特徴を抽出・分析し、コンピテンシーモデルとしてまとめ、それをベースに職員の評価が行われる。

(5) 人事考課の代表的なエラーと防止策

人事考課は、客観的な評価基準に基づき、適正な運営が行われれば、労働者の**モチベーション**の向上や組織の活性化につながっていくが、公正性、客観性が確保できず、恣意的な評価が行われた場合、人事考課制度への信頼が低下し、評価システムそのものが機能不全に陥る可能性がある。また、人事考課は昇格や昇進、賃金などとも連動しているため、適正に行われない場合、不満や不公平感が増大し、モチベーションの低下をもたらす可能性がある。

よく指摘される人事考課の誤りには、①被評定者の全体的印象や、特に強い部分的印象をもって個々の評価要素を判定するという、いわゆる**ハロー効果**による幻惑、②被評定者に対する個人的感情や評定者自身の自信の欠如からくる**寛大化傾向**、③優劣の両極端の判定を回避し、標準点に判定結果が集中する**集中化傾向**、④評定者が事実を知らず推測で評定する傾向、⑤被評定者の過去の実績から得た印象で現実の評定をゆがめること、などがある[2]。

こうしたエラーを可能な限り阻止するためには、まず、客観的な評価項目、評価基準の明示が重要となる。また、評価者を上司に限定せずに、同僚・部下など複数の評価者によって多面的に評価（360度評価）を行い、公平性を担保することが重要である。さらに、人事考課の運用主体者である考課者に対して、考課における考課要素の概念や評価上の着眼点、判断の恣意性を排除するための訓練を実施し、考課者の主観的な誤差をなるべくなくし、人事考課に対する納得性、透明性を向上させることが重要である。

モチベーション
motivation
一般的には「動機づけ」と訳され、一定の方向や目標へ向けて行動を起こさせる心理的エネルギー、内的要因を言う。

ハロー効果
halo effect
後光効果、威光効果とも訳され、認知バイアスの一つである。「ポジティブ・ハロー効果」と「ネガティブ・ハロー効果」がある。

集中化傾向
S、A、B、C、Dの5段階評価の場合、評価が真ん中の「B」に集中しやすいことを言う。

注)
(1) 佐藤博樹・藤村博之・八代充史『新しい人事労務管理』有斐閣アルマ specialized，2007，p.9，p.32（第6版，2019）.
(2) 白井泰四郎『現代日本の労務管理（第2版）』東洋経済新報社，1992，p.222，p.227.
(3) 相原孝夫『コンピテンシー活用の実際』日本経済新聞出版社，2002，p.31.
(4) 佐護譽『人的資源管理概論』文眞堂，2003，p56.

2. 労務管理と人材育成

A. 労務管理の目的と展開

[1] 労務管理の目的と意義

(1) 労務管理の目的

福祉サービス業におけるサービスの品質レベルは、職員の職務能力とモチベーションに大きく左右される。福祉サービス業の**労務管理の目的**は、各事業所・職場における職員の安全・安心と健康を確保しつつ、職務へのモチベーションや職務満足度を高めることを通じて、その能力を最大限に発揮するための処遇・環境等の整備にある。各種ハラスメント防止への取組みやワーク・ライフ・バランスの視点による職場環境の整備、職員の組織的・計画的な能力開発や人材育成も広義の労務管理である。

福祉サービス事業者の経営目的の実現と経営戦略の展開は、サービス提供に従事する職員の採用と定着、育成や処遇、そして適正な配置と評価が不可欠である。**人事・労務管理**は、昨今では**人的資源管理**と言われている。人事・労務管理に関連する労働関係法規の遵守は、経営行動と事業運営の正当性と適法性を証明する。また、職員の処遇・労働条件の面での妥当性や適切性を裏づける。福祉サービス事業者には、**法令遵守（コンプライアンス）**の姿勢が求められる。

(2) 労務管理の意義

社会福祉基礎構造改革を契機に、福祉サービス業の経営環境は大きく変貌し、人事・労務管理の考え方も変革を求められた。その背景にあるのは、サービス提供者と利用者との「法的関係」の変更にある。すなわち、**措置制度**から**利用契約制度**への変更である。措置制度の下では、社会福祉法人等の福祉サービス事業者は行政の下請け的な位置にあった。たとえば、特別養護老人ホームに入所する要介護高齢者は行政機関が決定し、事業運営は法令に基づく**施設・設備の基準等**を遵守すれば、措置委託費が事業運営費として支出された。顧客確保のための営業活動の必要はなく、事業収入は自動的に確保されていた。

社会福祉基礎構造改革により導入された**利用契約制度**は、福祉サービスの利用者と提供者の対等な関係を基礎に置いている。サービス利用者が自らの責任と選択によりサービス提供者と契約してサービスを利用する制度

福祉サービス業
福祉サービス業には、社会福祉法人、営利法人そして行政等の多様な経営主体がある。

人的資源管理
human resource management
人的資源管理という用語には、一人ひとりの労働力を合理的に活用し、意欲と能力を開発するという観点がある。

法令遵守
compliance
事業体を規制する各種法令を遵守すること、社会通念に照らし問題のない経営・管理を行うこと。

措置制度
福祉事務所等の行政機関がサービスの受給者、サービスの水準や内容等を決定する。

施設・設備の基準等
社会福祉施設等には、施設・設備の基準、サービスの基準、人員の配置基準等が定められている。

社会福祉基礎構造改革
法改正は、2000（平成12）年5月に行われているが、実質的には1997（平成9）年12月の介護保険法の成立から始まる。介護保険制度は利用者と事業者の契約をベースにしている。

104

へと、抜本的な転換を意味していた。福祉サービスの品質が不十分あるいは満足いかない場合、顧客の減少につながりかねない。サービスの担い手である職員が、当該事業者の命運を左右する。生産年齢人口が減少過程に入り、若年層確保の困難さが確実視される中、職員の採用・定着、育成と処遇そして能力開発等の人事・労務管理は経営管理の中心に位置する。

[2] 労務管理の基本原理

(1) 労働関係法令の遵守

　労務管理の基本は**労働関係法令**の遵守にある。法令に基づく就業規則等による職員管理とそのための環境整備が要請される。労働関係法令の遵守は、労務管理の正当性や処遇条件等の適切性や妥当性の根拠となる。

　主要な労働関係法令として、**労働基準法、労働関係調整法、労働組合法**の、いわゆる**労働三法**がある。この他に、**労働安全衛生法、最低賃金法、職業安定法、労働者派遣法、パートタイム・有期雇用労働法、育児・介護休業法、男女雇用機会均等法**等がある。雇用保険や労災保険等の労働保険関係、健康保険や年金保険等の社会保障関連も事業者には遵守義務がある。

(2) 労務管理の基本事項

　労働基準法による労務管理の基本事項は次の通りである。

①**就業規則**　常時 10 人以上が働く事業所は就業規則を作成し、労働者代表の意見書を添え**労働基準監督署**に届け出る必要がある。就業規則は、賃金や労働時間等の労働条件、職場内規律等、労使双方が守る職場の「ルールブック」である。

②**賃金支払いの原則**　賃金は通貨により、直接労働者に、全額を、毎月 1 回以上、一定期日に支払う必要がある。**最低賃金法**により、地域別最低賃金等が定められている。なお、**時間外労働、休日労働、深夜労働**（午後 10 時から午前 5 時）に従事した場合、**割増賃金**を支払わねばならない。

③**労働時間**　労働時間の上限は 1 日 8 時間以内、1 週 40 時間以内が原則である。これを超える場合、事前に労使協定（三六協定^{サブロク}）を結び**労働基準監督署**に届け出る必要がある。また、時間外労働の制限は、月 45 時間、年 360 時間が上限時間である。なお、入所型の社会福祉施設等では**交替勤務等変則勤務制度**が採用され、宿直や日直の制度もある。

④**休憩と休日**　1 日の労働時間が 6 時間を超える場合は 45 分以上、8 時間を超える場合は 1 時間以上の休憩が必要である。休日は少なくとも 1 週間に 1 日、4 週間を通じて 4 日以上の休日を設けなければならない。休日に働く場合は、三六協定により事前に届け出が必要である。

⑤**年次有給休暇**　6 ヵ月継続勤務し、全所定労働日の 8 割以上出勤した場合、

労働基準法
労働契約、労働時間・休日・賃金等の労働条件の基準を定めた法律。

労働者派遣法
正式名称は「労働者派遣事業の適正な運営の確保及び派遣労働者の保護等に関する法律」。

パートタイム・有期雇用労働法
正式名称は「短時間労働者及び有期雇用労働者の雇用管理の改善等に関する法律」。

育児・介護休業法
正式名称は「育児休業、介護休業等育児又は家族介護を行う労働者の福祉に関する法律」。

男女雇用機会均等法
正式名称は「雇用の分野における男女の均等な機会及び待遇の確保等に関する法律」。

就業規則
就業規則の記載事項は始業と終業時刻、休憩と休日、賃金の決定方法と支払時期、退職に関する事項、就業規則の作成と変更に関する事項等である。

就業規則の絶対明示事項
就業規則での書面交付は契約期間、期間に定めがある場合は契約更新基準、就業場所と業務内容、始業と終業時刻、休憩・休日、賃金の決定方法と支払時期、退職等の事項。

三六協定
時間外労働に関する労使協定の締結は、労働基準法 36 条に規定されている。

年次有給休暇
年次有給休暇の付与日数は、6 ヵ月勤務で 10 日、6 年 6 ヵ月以上勤務した者には 20 日の休暇取得が可能となる。

年次有給休暇が与えられる。週の所定労働時間が短く、年間の所定労働日数が少なくても、年次有給休暇が与えられる。福祉サービス業では日々の仕事は常時利用者と対面し、かつ職場の仲間との濃密なかかわりの中で過ごす。休暇取得、休日や休憩の確実な確保は、心身をリフレッシュするうえでも重要な労務管理上のテーマである。

⑥**解雇・退職**　労働者を解雇する場合、30日前に予告するか、もしくは**解雇予告手当**（平均賃金の30日分以上）を支払う必要がある。

⑦**社会保障制度関連**　安心して働くには、雇用保険、労災保険、健康保険、厚生年金保険への加入が求められる。たとえば、労災保険はそれが適用されれば治療費は原則無料となり、休業する場合も休業補償がある。

　福祉サービス事業者は、労働関係法規に関する十分な知識の取得と、適切な運用が求められる。職員の勤務状況の把握、勤務表、超過勤務命令簿等の資料の整備、労働者名簿、賃金台帳の作成と保存が必要である。

（3）多様な雇用形態と労務管理

　福祉サービス事業所には多様な雇用形態の職員が働いている。労務管理は、それらに対応できる制度設計が求められる。

　雇用形態は2つに大別できる。1つは常勤の正職員として「雇用の期限の定めのない」働き方である。他方は、非常勤である正職員以外の「雇用の期限の定めがある」働き方である。常勤の正職員のほうが、定年退職年齢まで安定して雇用が継続されるため、人生設計の面でも望ましい。対して、後者の場合、契約更新の問題があり、雇用継続の面で不安定さがある。多様な雇用形態に応じた、職員区分別労務管理の組み立てが求められる。

［3］労使関係からの労務管理

（1）労使関係管理の視点

　福祉サービス事業の労務管理について、使用者側の視点から職員全体を対象とした「集団的な労務管理」と捉えた場合、それは**労使関係管理**という性格を有する。労働組合等の従業員組織との協議や交渉に基づく、当該事業所に適合的な労務管理活動を目指す。

　社会福祉法人立の福祉サービス事業所における労使の構成員は、使用者である理事会（評議員会を含む）や施設長そして事務長等と、雇用されて福祉サービスを提供する現場の処遇・サービス担当職員となる。

　労使関係管理で留意すべきは、**団結権、団体交渉権、争議権**の**労働三権**である。労働者が労働組合を結成する権利である「団結権」、労働者が使用者（会社等の事業主）と団体交渉する権利として「団体交渉権」、そして労働者が要求実現のために団体で行動する権利として「団体行動権（争

無期転換ルール
労働契約法の改正により2018（平成30）年4月から、同一事業者との間で有期契約が更新され、通算で5年を超える場合、労働者の申し出により「定めのない労働契約（無期労働契約）」に転換できる制度である。

雇用期限の定めのある働き方
派遣社員（派遣労働者）：派遣元の人材派遣会社と労働契約を結び、派遣先で派遣先の指揮の下で働く。賃金を支払う事業者と指揮命令する事業者とが異なる雇用形態。
契約社員（有期労働契約の労働者）：労働契約にその期間が定められている。契約期間満了により労働契約は終了するが、更新は可能。
パートタイム労働者（短時間労働者）：所定労働時間が同一の事業所に雇用されている通常の労働者に比べ短い働き方。雇用保険、健康保険、厚生年金保険等の適用、年次有給休暇の取得も可能。
業務委託（請負）契約：注文主から受けた仕事の完成に対して報酬が支払われる。注文主の指揮命令を受けない事業主として扱われる。基本的には労働者としての保護の対象外となる。

議権）」は、いずれも法令上、認められている。

(2) 労使関係の調整

労使関係を調整するシステムとして、①労働組合等の従業員組織と使用者との労使協議制、②労使間協議による労働協約の締結、そして③公的な**労使関係の調整機関**の3つがある。

労働組合法によると、**労働組合**とは、「労働者が主体となって自主的に労働条件の維持改善その他の経済的地位の向上を図ることを主たる目的として組織する団体またはその連合体」のことである。労働組合は、働く職員の労働者代表として、その利益を代弁する機能を期待される。ただ、実際には、民間企業においては労働組合に代わる従業員組織を結成し**労使協議制**を設ける場合が多い。なお、使用者と労働組合等の従業員組織とが、団体交渉あるいは労使協議のシステムにより締結された合意事項は**労働協約**として、就業規則に優先する。

労働関係調整法は、労使関係の公正な調整を図り、労働争議を予防し、または解決するための手続きを定めている。不当労働行為やストライキなどの労働争議等の労使間の紛争は、社会全体にも大きな影響を与える。そのため、紛争の発生を少なくし、早期に円満解決することが望ましい。この法律には**労働委員会**による裁定が規定されている。裁定には、「斡旋」、「調停」、「仲裁」がある。労働委員会は、国の機関として中央労働委員会があり、都道府県ごとにも労働委員会が設置されている。

[4] 心身の健康管理とメンタルヘルス

(1) 心身の健康管理

職業生活をつつがなく過ごすには精神的にも、身体的な面でも、健康な状態であることが必要である。職員自らが健康状態に留意するとともに、事業者にも職員の心身の健康管理に積極的に取り組むことが求められる。

労働安全衛生法は労働者の安全と健康の確保とともに、快適な職場環境の形成の促進を目的としている。労働災害を防止するための最低基準の遵守、「快適な職場環境の実現と労働条件の改善を通じて職場における労働者の安全と健康を確保すること」を目指している。

さて、福祉サービス職に従事する人たちの共通特性として、「人間的なかかわりの中で、人のために仕事をしていきたい」という意識構造を指摘できよう。人間関係のあり方に強いこだわりをもっている。入所型施設での働き方は、複数の職員がチームによりサービスを提供するため、濃密な人間関係の中で職務が進められる。利用者や職場の仲間との濃厚な人間関係は、それが恒常的な状態故に、時には精神的なストレスを増幅させる。

労使協議制
使用者と労働者のそれぞれの代表者が、経営上の問題、なかでも労働者の雇用や労働条件等について情報共有や意見交換する場を定期的に設ける方法である。「職場懇談会」、「職員会」等の名称がある。

斡旋・調停・仲裁
斡旋：労働委員会の会長が指名する「斡旋員」が労使双方の主張の要点を確認し、事件解決に努める手続き。
調停：労働委員会に設けられた調停委員会（公労使三者構成）が関係当事者から意見を聴取し、その受託を勧告する手続き。
仲裁：労働委員会に設けられた「仲裁委員会」（公益委員のみ）が、両当事者に対して拘束力のある仲裁裁定を下す手続き。

労働安全衛生法
定期的な健康診断の実施、職場における安全衛生管理体制の確立、危険や健康障害から守る措置、機械や危険物・有害物に関する規制、安全衛生教育、健康保持増進のための措置を定めている。

バーンアウトはそのような状態を温床に引き起こされる。

　職員の心身の健康管理は労務管理上の主要な位置を占めている。**労働者災害補償保険制度**は仕事や通勤で負傷・病気になった場合、さらに死亡した場合、本人や遺族に対して保険給付や支援制度を設けている。治療のための「療養（補償）等給付」、「通院費用の支給」、「休業（補償）等給付」、そして「遺族（補償）等給付」などがある。

(2) メンタルヘルスケア対策

　メンタルヘルスの不調は、職場の多様なストレスによって引き起こされる。心身の安寧な状態はサービスの品質の向上につながるため、メンタルヘルスケアは労務管理の柱の一つである。

　労働安全衛生法をベースに、第14次**労働災害防止計画**の重点施策に「健康確保対策」の一つとしてメンタルヘルスケアが位置づけられている。厚生労働省は「**労働者の心の健康の保持増進のための指針（メンタルヘルス指針）**」を2006（平成18）年に策定（2015〔平成27〕年に改正）している。職場レベルでは、定期的なストレスチェックの実施が求められる。

　ストレスチェック制度は、2014（平成26）年の労働安全衛生法改正において「受動喫煙防止対策の推進」とともに、その創設が事業主に求められている。**ストレスチェック**では、定期的に労働者のストレス状況の検査を行い、その結果を通知して自らのストレスの状況に気づきを促す。また、メンタルヘルスの不調のリスクを低減させ、検査結果を集団的に分析し職場環境の改善につなげることも目的にしている。

［5］ ハラスメントの予防

　ハラスメントには、次のように、さまざまな種類がある。

　セクシュアルハラスメントとは、職場で労働者の意に反する性的な言動等に対する労働者の対応について、労働条件面等で不利益な扱いをすること、また性的言動により就業環境が害されることである。**男女雇用機会均等法**は、「事業主は職場において男女双方に対してセクハラ行為が発生することを防止するための措置を講じる義務を有する」としている。

　パワーハラスメントは、同じ職場で働く者に対して、職務上の地位や人間関係などの優位性を背景に、業務の適正な範囲を超えた精神的・身体的苦痛を与える、または職場環境を悪化させる行為とされている。例としては、暴行・傷害（身体的攻撃）、脅迫・名誉毀損・侮辱、ひどい暴言（精神的な攻撃）、隔離・仲間外し・無視（人間関係からの切り離し）、業務上明らかに不要なことや遂行不可能なことの強制、仕事の妨害などである。能力や経験とかけ離れた程度の低い仕事を命じること、仕事を与えないこ

と、私的なことに過度に立ち入ることも含まれる。

マタニティハラスメントとは、婚姻、妊娠、出産等を理由として女性に、処遇・労働条件の面で不利益な扱いをすることである。男女雇用機会均等法は、雇用管理全般にわたり、性別を理由にした差別を禁止する。同法では、事業主に、男女労働者を募集・採用、配置・昇進・教育訓練、福利厚生、職種・雇用形態の変更、退職の勧奨・定年・解雇・労働契約の更新において、性別を理由に差別することを禁止している。そして、性別により差別されることなく、働く女性が母性を尊重されつつ、能力を十分発揮できる雇用環境の整備を求めている。

なお、2020年（令和2）年6月、**労働施策総合推進法**の改正に際し、パワーハラスメント防止措置が事業主の義務となった。事業主がパワハラ防止のために講ずるべき措置として、①パワハラ防止のための方針等の明確化、その周知・啓発、②相談に応じ、適切に対応するために必要な体制の整備、③パワハラに係る事後の迅速かつ適切な対応、④事業主に相談等を行った労働者に対する不利益取扱いの禁止である。また、セクハラ等、妊娠・出産・育児休業等に関するハラスメント防止対策も強化された。

[6] ワーク・ライフ・バランス

(1) 仕事と生活の調和（ワーク・ライフ・バランス）

日本人の働き方の問題としては、サービス残業、長時間労働などが指摘されている。職業生活に偏った人生の過ごし方は、家庭生活や地域生活との間でバランスを欠いた状態にある。

2007（平成19）年12月の官民トップ会談にて、「**仕事と生活の調和憲章（ワーク・ライフ・バランス憲章）**」が宣言された。それに基づき、「**仕事と生活の調和のための行動指針**」が策定された。国民すべてがやりがいと充実感をもち、仕事上の責任を果たしつつ、家庭生活、地域生活、子育て等の人生の各ステージで多様な働き方を選択・実現できる社会を目指している。

(2) 育児休業制度

1991（平成3）年に育児休業法が制定され、1995（平成7）年には**介護休業制度**を盛り込んだ**育児・介護休業法**へと大幅改正された。

育児休業制度は、原則として1歳に満たない子を養育する労働者を支援するためものである。一定の要件を満たした有期契約労働者も含まれる。2017（平成29）年の改正法では、保育所等に入所できない等の理由がある場合、最長で2歳まで取得が可能となった。育児休業給付金も2歳まで取得可能になった。この育児休業給付金は、休業開始時の月額賃金の67

雇用環境の整備
2016（平成28）年に厚生労働大臣告示として、「事業主が職場における妊娠、出産等に関する言動に起因する問題に関して雇用管理上講ずべき措置についての指針」が発出。また、育児・介護休業法に基づき、「子の養育又は家族の介護を行い、又は行うこととなる労働者の職業生活と家庭生活との両立が図られるようにするための事業主が講ずべき措置に関する指針」が2009（平成21）年に厚生労働省告示として発出。

労働施策総合推進法
正式名称は「労働施策の総合的な推進並びに労働者の雇用の安定及び職業生活の充実等に関する法律」。

仕事と生活の調和憲章（ワーク・ライフ・バランス憲章）
就労による経済的自立が可能な社会、健康で豊かな生活のための時間が確保できる社会、多様な働き方・生き方が選択できる社会を目指している。「労働時間等見直しガイドライン（労働時間設定改善指針）」を策定。

%が支給される。また、2022（令和4）年度からは、「産後パパ育休制度」が創設され、父親の育児参加が推進されている。この他にさまざまな育児休業に関する支援策が講じられている。

(3) 介護休業制度

介護休業制度とは、要介護状態（負傷、疾病または身体上もしくは精神上の障害により、2週間以上にわたり常時介護が必要な状態）にある家族を介護するための労働者を支援する休業制度である。配偶者、父母、子、配偶者の父母、祖父母、兄弟姉妹および孫が対象である。一定の要件を満たす有期契約労働者も取得ができる。休業日数は対象家族一人当たり通算して93日であり、3回まで分割できる。経済支援として、介護休業給付金があり、休業開始時の月額賃金の67％が支給される。**介護休暇制度**については半日単位でも取得可能である。

2022（令和4）年の改正で、介護役割を担う者に対して、時間外労働の制限、深夜業の制限、所定外労働の制限などの支援策が設けられた。

[7] 働き方改革

少子高齢化と労働力人口の減少、労働生産性の低さ、長時間労働の問題等を乗り越えるため、「働き方改革」が推進されている。「働き方改革」は、個々の事情に応じた多様な働き方を、自分で選択できることを目指している（**表5-3**）。就業機会の拡大や意欲・能力を存分に発揮できる環境整備、一人ひとりがよりよい将来の展望をもてるようにすることである。

育児休業制度の支援策
①労働者やその配偶者が妊娠・出産したことを認知した事業主は個別的に育児休業等の制度を周知、②子の看護休暇の取得単位が半日単位で可能となり、小学校就学前の子を養育する労働者は1年に5日まで、病気、けがをした子の看護または子に予防接種、健康診断のために休暇を取得可、③育児のための深夜業制限、そして所定労働時間の短縮の措置がある。健康保険料、厚生年金保険料は産前産後休業中、育児休業中は支払いが免除。雇用保険料も、事業所から給与の支払いがない場合、保険料負担はない。

介護休暇
要介護状態にある家族の介護その他の世話を行う労働者が1年に5日まで取得できる。

表5-3　働き方改革のポイント

- 時間外労働の上限規制：原則、月45時間、年360時間。
- 年次有給休暇の取得：10日以上の有給休暇付与者には、付与日から1年間で5日の取得が義務化。
- 中小企業の割増賃金の引上げ：残業の割増率を中小企業にも適用。
- フレックスタイム制：労働時間の調整が可能な期間を3ヵ月に延長。
- 高度プロフェッショナル制度：高度の専門的知識等を必要とする業務の従事者に、労働時間、割増賃金等の適用除外可。
- 産業医・産業保健機能の強化：産業医の活動環境を整備。
- 勤務インターバル制度：1日の勤務終了後、翌日の始業までの間に一定時間以上の休息時間（インターバル）を確保する仕組みを導入。
- 正社員と非正規雇用労働者の待遇差禁止：基本給や賞与等の待遇に係る不合理な待遇差を禁止。

出典）筆者作成.

B. 人材の確保と育成

[1] 人材の確保・育成の必要性と意義

(1) 人材の確保・育成の必要性

　福祉サービスの品質は、専門的サービスを提供する職員の能力や意欲に大きく依存している。一人ひとりの職員が提供するサービスのレベルは、それぞれの福祉サービス事業所の評価に直結する。加えて、福祉サービスは公共性が高く、措置制度から利用契約制度に移行したとしても、公費が投入されていることにかわりはない。サービスの品質の面で事業所間そして職員間で大きな差異があることは容認されがたい。

　福祉サービス事業者は、サービスを適切に提供できる人材を確保するとともに、採用した職員の**能力開発**そして**人材育成**に務めなければならない。

(2) 事業者から見た人材育成の意義

　福祉サービス事業者は、サービスの担い手である職員を確保し、その適正な評価と能力開発に努めなければならない。能力開発による人材育成は、労務管理の一つである。

　人材育成は主要な経営行動でもある。職員の自発性や創造性を開発するための取組みでは「一人ひとりの職員の能力を引き出す、活性化する」という視点を閑却してはならない。職員の能力開発、その力量の向上は、結果として、事業所それ自体の利用者に対するサービスの品質向上につながる。さらに、職員の専門性の向上、さらに組織の一員として成長の実感は、職務への意欲を高めるとともに仕事の改善に力を発揮し、職場への定着を高めるであろう。「ヒトを使い捨てる」事業所・職場にヒトは集まらない。

(3) 職員の視点からの人材育成の意義

　職員サイドの視点からは、そもそも専門的な福祉サービスの業務に従事しているのであるから、専門職としての自覚のうえで、自己啓発と能力開発に主体的に取り組むことは当然のことである。その成果を事業者は見極め、適正に評価することが人材育成につながる。

　職員一人ひとりへの事業者の適正な評価や処遇は、能力開発の意義と効用を職員に認識させる。積極的な職務への取組み、専門職ならびに事業所の構成員として、必要とされる知識・技術の習得、立場や役割に応じた職責・職務上の能力を身につけることの意義を自覚させる。

　施設・設備が充実し、備品等が完備されていても、それを使いこなす人的資源が整わなければ適切なサービスは提供できない。個々の事業所は当然のこととして、福祉サービスの業界全体として人的資源開発の姿勢と具体的な取組みを示していく必要があろう。

能力開発と人材育成
能力開発とは、特定の業務を遂行するために要求される「職務能力の開発」。人材育成は、パーソナリティの安定や状況の把握・判断、リーダーシップの発揮等の全人的な人間性や社会性を含めた成長の意味。

［2］人材の確保・定着の支援施策

（1）人材の確保・定着政策

　福祉サービスの事業者には提供するサービスの種別ごとに法的な規制が設けられている。人員配置に関する基準、施設・設備に関する基準、そして運営・サービスに関する基準が社会福祉関係法令により定められている。必要な能力をもった職員の確保・育成は、経営行動の基本要件である。

　人口高齢化が進む中、特に介護に従事する職員数の需要の増大と不足問題が大きな政策テーマとなっている。また、離職率の高さも指摘され、定着政策の充実も求められている。

　法・制度面での整備としては、1992（平成4）年にいわゆる**福祉人材確保法**が成立した。翌年に、**福祉人材確保指針**が告示された。その後、福祉・介護サービスを取り巻く状況は大きく変化した。高い離職率と深刻な人材不足の状況を踏まえ、経営者、関係団体等および国や地方公共団体が講ずべき措置について改めて整理し、2007（平成19）年に**新福祉人材確保指針**が告示された。

（2）人材の確保・定着政策の動向

　福祉サービスにおける人材需要が高まる中、2014（平成26）年10月に社会保障審議会福祉部会に福祉人材確保専門委員会が設置され、2015（平

福祉人材確保法
正式名称は「社会福祉事業法及び社会福祉施設職員退職手当共済法の一部を改正する法律」。

福祉人材確保指針
正式名称は「社会福祉事業に従事する者の確保を図るための措置に関する基本的な指針」。

新福祉人材確保指針
①労働環境の整備はキャリアと能力に見合う給与体系の構築。適切な給与水準の確保、労働時間の短縮等。②キャリアパスの構築と研修体系の整備。③福祉・介護サービスの周知・理解。④潜在的有資格者等の参入の促進。⑤多様な人材の参入・参画の促進である。

図5-2　2025年に向けた介護人材の構造転換（イメージ）

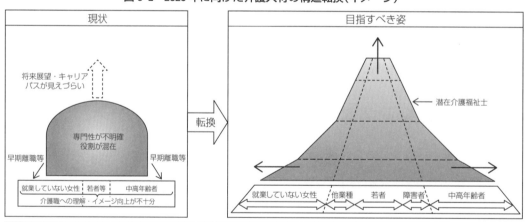

参入促進	1. すそ野を拡げる	人材のすそ野の拡大を進め、多様な人材の参入促進を図る
労働環境・処遇の改善	2. 道を作る	本人の能力や役割分担に応じたキャリアパスを構築する
	3. 長く歩み続ける	いったん介護の仕事についた者の定着促進を図る
資質の向上	4. 山を高くする	専門性の明確化・高度化で、継続的な質の向上を促す
	5. 標高を定める	限られた人材を有効活用するため、機能分化を進める

国・地域の基盤整備

出典）厚生労働省ウェブサイト「2025年に向けた介護人材の確保─量と質の好循環の確立に向けて」2015, p.3.

成27）年2月に報告書がまとめられた。今後の介護サービスの人材確保に向けた考え方が「**介護人材確保に向けた4つの基本的な考え方**」として示されている（**図5-2**）。

実際の政策的な取組みでは**地域医療介護総合確保基金**を都道府県に造成することによる、計画的な介護人材の確保が進められている。介護保険事業支援計画等に介護サービスに従事する職員の確保・定着政策の取組みが個別的な事業として行われている。賃金等の労働条件面では、2014（平成27）年度の介護報酬の改定において、一人当たり月額3万円相当の賃金改善が行われた。2017（平成29）年4月から、**介護職員処遇改善加算制度**の拡充が行われ、加算は5区分となる。最も加算額が大きいのは「加算Ⅰ」であり、**キャリアパス要件**すべてに加え職場環境等要件を満たしている場合である。

(3) 人材確保等支援助成金とキャリア形成促進助成金

福祉サービスの人材確保のための助成金制度には「職場定着支援助成金」があったが、他の助成金とともに統合され「**人材確保等支援助成金**」となった。厚生労働省の「人材確保等支援助成金」は、雇用管理制度助成コース、介護福祉機器助成コース、介護・保育労働者雇用管理制度助成コースの3つが用意されている。

「**キャリア形成促進助成金**」制度は、キャリア形成を効果的に促進するため、職務に関連した専門的な知識および技能を習得させるための職業訓練などを計画に沿って実施した場合や人材育成制度を導入した際の経費や賃金の一部を助成する制度である。介護サービス事業者が対象分野に含まれている「成長分野等・グローバル人材育成訓練」、育児休業取得者による育児休業中の訓練を対象としている「育休中・復職後等人材育成訓練」などがある。

(4) 外国人の活用

外国人を、福祉サービスの人材として活用するルートは4つある。「EPA（経済連携協定）」、「在留資格（介護）」、「技能実習」、「特定技能」である。

EPA（経済連携協定）は、日本と相手国との経済連携協定に基づき、日本の技術・技能の相手国への移転を目的に、2国間の公的枠組みとして特例的に行うものである。2008（平成20）年度に始まり、インドネシア、フィリピン、ベトナムから、介護福祉士資格の取得候補者として受け入れている。4年間の就労・研修期間が用意され、介護福祉士合格後は介護現場での就労が可能となる。

在留資格（介護）は、**入国管理法**の一部改正法による、「専門的・技術的分野の外国人の受入れ」ルートである。2017（平成29）年9月に入国

介護職員処遇改善加算制度
キャリアパス要件は職場環境等要件の充足により加算。
キャリアパス要件Ⅰ：勤続年数や経験年数等に応じた昇給。
キャリアパス要件Ⅱ：介護福祉士等の取得に応じた昇給。
キャリアパス要件Ⅲ：実技試験や人事評価などの結果に基づいた昇級。

人材確保等支援助成金
雇用管理制度助成コースは、雇用管理制度（評価・処遇、研修制度、健康づくり制度等）の導入を通じて従業員の離職率を引き下げることを目的に、介護福祉機器助成コースは、介護福祉機器の導入を通じて職員の離職率の低下を目的に、介護・保育労働者雇用管理制度助成コースは、介護労働者または保育労働者の賃金制度の整備を通じて職員の離職率の低下を目的に用意されている。

EPA（経済連携協定）
Economic Partnership Agreement

入国管理法
正式名称は「出入国管理及び難民認定法」。「出入国管理法」や「入管法」とも略される。

x

x

管理法別表に「介護」が加えられ実施されている。日本の公私の機関との契約に基づき、介護福祉士の資格所有者が介護に従事するというものである。介護福祉士の養成施設ルートと実務経験ルートとがあり、いずれも介護福祉士資格取得後に、引き続き介護福祉士としての就労が認められる。

技能実習制度も外国人人材を獲得するルートである。ただ、一部の産業分野で外国人技能実習生の受入れにおいて一部の実習生が失踪・行方不明となった問題や、過酷・劣悪な労働条件や不当な環境等で働くことへの批判があった。このような事態の対応策として、2017（平成29）年に**技能実習法**が施行された。また、技能実習の職種に「介護」が新たに追加された。外国人技能実習の適正実施および技能実習生の保護のため、国等の責務を明らかにして、技能実習計画の認定および監理団体の許可制度を設けている。認可法人として「外国人技能実習機構」が設けられた。なお、本制度では、初めての対人業務ということから、日本語能力、現地の送出機関や日本での監理団体などの要件が厳格化されている。

技能実習法
正式名称は「外国人の技能実習の適正な実施及び技能実習生の保護に関する法律」。

特定技能は、人材不足対応のための一定の専門性・技能を有する外国人を受け入れるルートである。2019（平成31）年4月より就労を目的とした新たな「在留資格（特定技能）」が創設され、人手不足が深刻化する介護分野においても外国人の受入れが始まった。介護技能評価試験・日本語能力水準を試験等で確認する。介護施設等で就労（通算5年間）し、後に帰国することになっている。

福祉サービス業における介護人材の不足に対する対応策として、外国人の活用には、いくつかの課題がある。原則としては技能を修得して祖国に戻り、その技能を祖国の発展に活かすことが目的とされている。これでは、外国人の介護人材の養成と受入れを恒常的に実施するという非効率性を指摘でき、抜本的な解決には至らない。次に、外国人を受け入れるうえでの環境整備である。外国人に介護福祉士資格を所得させる場合、受入れや支援を行う法人や事業所は居住費や授業料の負担はもとより、日本語によるコミュニケーション向上の支援や資格試験合格に向けた支援など相当の負担が求められる。これらへの一層の公的な支援が必要である。

日本社会の人口減少が見込まれる中、福祉サービス業に限らず、労働力不足は深刻化するであろう。外国人労働力の定住も含め、少子・高齢化の中での地域共生社会のあり方に関する本格的な検討が期待される。

（5）高年齢者の活用

高年齢者雇用安定法
正式名称は「高年齢者等の雇用の安定等に関する法律」。

高年齢者雇用安定法の改正（2021〔令和3〕年4月1日施行）により、高年齢者が活躍するための環境整備が掲げられている。この法律では、「70歳までの就業機会の確保」を努力義務と規定し、それを「高年齢者

就業確保措置」として定めている。60歳代後半の年齢層については、まだまだ、体力的にも気力的にも通常の勤務が可能ではないだろうか。ICTや介護ロボットの活用等を含め、必要な人材を高年齢層に求めることを本格的に検討すべきではないだろうか。

(6) 保育人材の確保

　少子化対策の面からも子ども・子育て支援制度の拡充は極めて重要な政策課題である。保育人材の確保は、その中心となるものであり、保育士の負担軽減の促進、就職促進支援、処遇改善、修学資金の充実、離職者の再就職支援策としての保育士・保育所支援センターの設置などのさまざまな施策が展開している。

[3] 人材育成の方法

(1) 育成する人材像と研修ニーズの把握

　福祉サービス事業所の人材育成は、必要となる**能力開発ニーズ**の確認から始まる。事業所・職場ごとに、**業務遂行上求める能力**は異なる。また、職種ごと、職務階層別のニーズも異なる。事業所・職場や担当業務ごとの「育成する人材像」を明確化し、開発する能力等の研修ニーズを定めることから始まる。やみくもに職員を研修会に派遣しても、よい結果が生まれるわけではない。また、福祉サービスは他の職種等との連携による**チームケア**によって提供されるから、能力開発では「専門職間の連携」の観点も必要である。

　能力開発や人材育成で看過してはならないのは、それが職員一人ひとりの研修の積み重ねが豊かな実践経験につながり、職業人生を豊かにしていけるかどうかである。職員の**成長実感**こそ肝要である。

(2) 研修の形態と方法── OJT、OFF-JT、SDS

　OJT とは、日常的な職務を通じての研修である。職場の上司や先輩が、実際の職務を通じて、または職務と関連させながら、部下や後輩を指導・育成する方法である。日常業務に直結するため、実践的能力の向上に役立つ方法である。

　OFF-JT とは、職務を離れた研修である。一定期間、日常的な職務を離れて行われる研修である。職場内研修と職場外研修がある。前者は、基礎的な研修テーマや専門的知識・技術・技能等を集中的、系統的に習得する。後者は、外部研修のスタイルであり、研修後のフォローが大事になる。

　SDS とは、自己啓発援助制度のことである。職員の職場内外での自主的な自己啓発活動を使用者が認知し、経済的・時間的・物的支援等を行うスタイルである。自主的な学習活動や資格取得への経済的支援もあるが、自

階層別研修
社員を階層ごと（例：「新入社員」や「中堅社員」、「管理・監督者」など）に分けて実施する研修のこと。一方、社員を職能ごと（例：「営業職」や「技術職」、「開発職」など）に分けて実施する研修を職能別研修という。

OJT
on the job training
日常的な機会を捉えた指導と特定の職員やテーマを定めての取組みである。日常的な OJT としては、仕事の打ち合わせ、報告・連絡・相談の際のアドバイスなどの方法である。個別指導では、業務上の指導や助言、同行訓練である。

OFF-JT
off the job training
職場内での取組みとして、外部研修等の報告会、課題別勉強会、事例研究会などがある。職場外の取組みは、研修会への派遣、他の施設・職場の見学等がある。

SDS
self development system
職場内の取組みは個人の研究活動の奨励や助成、学習サークルへの活動費支援がある。職場外の方法は、公的な資格取得のための受講奨励、外部研修への参加費支援がある。

己啓発情報の提供、啓発的な職場風土の醸成といった間接的な支援もある。

（3）スーパービジョン

　スーパービジョンは、**スーパーバイザー**が、**スーパーバイジー**に対して行う指導・助言などの専門職養成の方法である。個別職員の成長を直接的な目的としている。スーパーバイザーは、当該職員の上長に当たる者が担当する場合と、職場外の他の専門職組織に依頼する方法とがある。

　スーパービジョンに期待される機能は3つあり、①支持的機能：信頼関係に裏づけられたスーパービジョン関係により、職員を精神的に支えストレスにより生じるバーンアウトを予防すること、②教育的機能：まさに職員が抽象的な理論を実践で応用できるように理論と実践の橋渡しを行うことであり、③管理的機能：職員の能力を発揮できる組織環境を整備することである。

（4）キャリアパスによる人材育成

　キャリアパスは、職業上の経験歴において職務配置や職種経験、昇進・昇格の履歴、研修や能力開発、そして評価や処遇の実績などの道筋であり、同じ事業所・職場での異動のみならず、他の事業所や勤務先での経験歴も含まれる。

　能力開発や人材育成に焦点化した「キャリアパス」は、一人ひとりの職員が自ら歩んできた職業人生の履歴全般の道筋を振り返りながら、これから必要とされる新たな知識や技術あるいは資格等を確認し、自覚的かつ計画的に学習するための手段である。その後の当人の職業人生の将来像を描くことになる。

　キャリアパスの視点による人材育成は、「人材開発中心主義」の能力開発であり、「育てられている」、「能力が確実に身についている」という実感は、定着につながる。一人ひとりの能力開発に基点を置いた取組みは、「組織は自分を育てようとしている」という実感を獲得することになる。

　キャリアパスによる人材育成では、いくつかの留意点がある。1つは、福祉サービス業は労働集約型業態である。サービスの受け手が高齢者であれ、子どもであれ、働く職員の大半は直接的なサービス労働の従事者に分類できる。同じような職位・職種で働く人たちが大半である。その仕事に大きな差異はない。そして、それらを束ねる少数の中間管理層そして施設経営層などから、職員組織は構成される。一法人一施設では、その組織はいたってシンプルとなる。対して複数の事業所・施設を抱える大規模法人では、施設管理者、中間管理層等は複数必要となる。組織構成は複雑となる。次に、キャリアパスのゴールをどこに設定するかである。法人経営層や施設管理層にするのか、それとも福祉や介護等の専門的知識の集積した

キャリアパス
career path
昇進を含めた配置と異動のルール、異動の際の要件を定めたもの。ある地位や役割・職務に就く場合、その職務歴の要件、必要な資格、経験、実績等を規定すること。

キャリアパスのゴールをどこに設定するか
法人経営層や施設管理層を想定する場合は、「初任者ステージ→中堅職員→チームリーダー→管理者→施設等の統括管理者」といったようなキャリアステージとなる。一方、高度専門職層を想定する場合は、社会福祉士や介護福祉士の国家資格所有者に対して、介護支援専門員、主任介護支援専門員資格の取得がキャリアパスの一つに考えられよう。

高度の専門職層を想定するかである。

(5) 人材育成の留意点—キャリア・アンカーとキャリア・プラトー[1][2]

　キャリア・アンカーは、シャインが提唱した概念である。個々人が「仕事において最も大切にする」ものであり、当人にとっては能力発揮のベースとなる「自信を持つ技術・分野」と位置づけられる。よって、「適していない仕事に就いたとき、自分にもっと適している何かに引き戻されるというイメージ。碇（アンカー）を下ろしているという感覚」をもつことから、「キャリア・アンカー」と称された。要は、キャリアの安定性の自己認知の源泉であり、キャリア形成において「軸」となるものである。これを自己認識できれば、仕事や人生において求めているものを明確化できる。納得のできる働き方を選びやすくする。一人ひとりが「キャリア・アンカー」を把握すること、そしてそれを事業所・職場が認知することで、組織内における職務の配置や育成課題が見えてくる。

　福祉サービス事業所において、キャリア・プラトーの状態は、程度の差はあれ、組織特性上、一定程度は避けられない。なぜなら、サービス利用者に対して、多くの直接的なサービス提供者がチームによりサービスを提供するのであり、基本的にその組織はフラットな状態となる。同じような業務に長期間従事することとなるからである。福祉サービスの仕事は、構造的に、「キャリア・プラトー」の意識を生み出しやすいことになる。職階上の昇進可能性の少ないのが組織特性である。垂直軸上の昇進の動きは、構造的に停滞することとなる。この「頭打ち観をなくす」こと、そして「停滞による剥奪感を減らす」ことが、組織管理者には大きな課題となる。細かく職階を区分することや職務を分轄することは、非効率性となる。組織の大規模法人化が一つの方法となるが容易ではない。一定程度の勤続年数を経た者に対して、特命のプロジェクトを従事させ達成感を味わわせるということも考えられる。また、新人の教育、実習学生の指導に従事させるといった複線型のキャリアパスの設定も考えられよう。

[4] 日々の実践からの学び—経験の共有による知識の獲得

　「知」には、容易に文書化できるものとそうでないものとがある。経験から培われた**暗黙知**を、言語化して**形式知**に転換し、それを共有できれば、サービスの品質向上につながる。暗黙知から形式知への転換では、日常的な業務の中で主観的な知識や技術そしてノウハウの蓄積があるが、それは言語化しにくい。これを形式知に変換する作業を事業所内・職場において行うには次のようなプロセスがある。①「共同化」の作業。つまり、入所者や利用者とともに過ごすことにより、そこから漠然とした課題を感じ取

キャリア・アンカー
carrer anchor
キャリアの選択において、どうしても犠牲にしたくない、その人らしさを象徴するコンピテンス（成果を生み出す能力）や動機、価値観が複合的に組み合わさった考え方。

シャイン
Schein, Edgar Henry
1928-2023

キャリア・プラトー
carrer plateau
ある程度の、勤務年数を経てもキャリアの伸び悩んでいる状態（高原状態、停滞状態）を感じること。ある程度のキャリアを経た者が、それ以上のステップアップを期待できなくなる状態。その結果、「自分自身の仕事内容に行き詰まりを感じる」。

暗黙知と形式知
暗黙知とは言語や文章で表現するのが難しい主観的・身体的な「知」のことである。経験の反覆により形成される思考スキルや行動スキル（熟練、ノウハウ）のことである。形式知は、言語・文章で表現できる客観的・理性的な「知」のことである。経験や特定の文脈に依存しない一般的な概念や論理（理論、問題解決の手法）のことである。

り、職場の中で議論し共有する。身体や五感を駆使し、直接経験を通じた暗黙知の獲得、共有の作業である。次に、②「表出化」では見出した課題について議論した結果を言語化していくことになる。対話・思索・象徴的言語による概念化への取組みである。そして、③「連結化」においては、課題に対して、他の部署や他の専門職等を巻き込みながら対応策を検討し、その結果を実践の現場に戻していくことである。そこには、たとえば、文書化され、あるいはマニュアル化された「形式知」という、新たな実践の取組方法が生み出されている。

　福祉サービス事業所に限らず、いわゆる職場には「熟達者」、「熟練者」、「ベテラン」という人がいる。この方たちは、多くの仕事の経験を学ぶことにより、仕事上のノウハウを蓄積している。これまでに、さまざまな予測困難な事態に遭遇しながらも、知識や技術、経験則を動員し解決に取り組んできている。これらの「先達に学ぶ」姿勢は、特に初任者には肝要である。

先達
山岳宗教において、修験者が入山し修行を積もうとするときに、その人びとの先導を務める修験者のこと。

注)
(1) 佐藤厚「キャリア・アンカーと仕事意識—技術者を中心に」『法政大学キャリアデザイン学部紀要』第6号，2009，pp.139–180.
(2) 江口健二郎「キャリア・プラトー現象に関する研究」『経営戦略研究』vol.5，2011，pp.109–122.

■ 理解を深めるための参考文献

● 岩本慧悟・藤澤優／ピープルアナリティクス & HR テクノロジー協会編『実践ピープルアナリティクス―人材と組織を理解するための道具箱』日本能率協会マネジメントセンター，2023.

　ピープルアナリティクスの考え方やサーベイの実践方法についてわかりやすく記述されている。

● 深瀬勝範『社会福祉法人の事業シミュレーション・モデル―競争時代を勝ち抜く経営改革のすすめ方』中央経済社，2007.

　転換期にある社会福祉法人の運営について丁寧な解説がなされているとともに、事業収支シミュレーションや人事制度を含む経営改革の具体的な事例がわかりやすく解説されている。

● 宇山勝儀編『社会福祉施設経営論』光生館，2005.

　社会福祉施設の経営のあり方について、歴史的、理論的、実践的に説明しているとともに、多角的な視点からこれからの社会福祉施設経営に求められる経営のあり方を論じている。

● 佐藤博樹・藤村博之・八代充史『新しい人事労務管理』有斐閣アルマ specialized，2007（第 6 版，2019）.

　本書は、人事労務管理をはじめて学ぼうとする学生や企業の人事労務担当者を対象とした人事労務管理の入門書である。人事労務管理に求められる基本的役割を踏まえたうえで、人事労務管理の各領域における制度と運用をわかりやすく解説している。

● 佐藤博樹・大木栄一・堀田聰子『ヘルパーの能力開発と雇用管理―職場定着と能力発揮に向けて』勁草書房，2006.

　本書は、ホームヘルパーをめぐる制度の変遷を整理するとともに、実証的な調査研究に基づいて、介護職（ヘルパー）として働く人びとの能力開発の仕組みと、介護職に固有なストレスの解消に有効な雇用管理のあり方を検討している。

● 宮田裕司編『社会福祉施設経営管理論』全国社会福祉協議会，2023.

　社会福祉法人が設置する社会福祉施設の経営と管理のうち、主にサービス管理、人事・労務管理、会計・財務管理そして情報管理等について、社会福祉法人経営者等によって論じられている。

● 田尾雅夫『ヒューマン・サービスの組織―医療・保健・福祉における経営管理』法律文化社，1995.

　組織論研究者による、医療・保健・福祉サービス業（ヒューマンサービス業）に対する組織分析書である。社会福祉分野以外の「外側からの視点」による分析・考察は興味深い。

● 八代充史『人的資源管理論―理論と制度（第 3 版）』中央経済社，2019.

　人的資源管理の領域・目的、組織と制度に加え、人的資源管理の諸領域について、初期キャリア管理、異動・昇進管理、定年制と雇用調整、賃金・労働時間、人事考課等について論じている。

職員の満足度を高める人事労務管理とは

　「ESなくしてCSなし」といわれるように、サービスの質を高めるためには、その前提として従業員の仕事に対する満足度が高くなければならない。職員の仕事に対する満足度が高ければ、必然的に提供されるサービスの質は高くなり、その結果として顧客の満足度は向上することとなる。こうした、顧客満足と従業員満足との関係を示したモデルは一般に「サービス・プロフィット・チェーン」と呼ばれている。

　職員の不平や不満を取り除き、仕事に対する満足度を高めるためには、どのようなことを行えばよいのであろうか。まず、職員満足度調査を実施し、職員のモチベーション低下の要因や組織運営の課題を探ることが必要となる。調査では、報酬に対する満足度や仕事のやりがい度、業務量の適切性、職場の人間関係、私生活への配慮状況など、業務や組織に対する意識を調査し、職員の不平や不満を明確にする。そして、そうした調査結果をもとに職員の不満を改善するための人事管理施策を構築・運用し、職員満足度やロイヤリティの向上を図る。

　こうした取組みは、サービスの質や顧客満足度の向上に寄与するだけでなく、労務トラブルや労働紛争を未然に防止するためにも重要であるといえる。職員の満足度を高める具体的な人事管理施策としては、賃金・諸手当・賞与などの引き上げや労働時間の短縮、休日休暇の増加など賃金や労働環境に関する施策の充実が挙げられる。また、利用者との関係や援助スキルなどで問題や悩みを抱えている職員に対しては、援助能力向上に向けた研修の実施や職員同士で課題を共有できる機会の設定などが有効である。キャリア志向、成長意欲の高い職員に対しては、能力開発や資格取得の機会の充実を図っていくことが重要となろう。

第6章 財務管理と財務諸表の理解

本章では、福祉サービス施設・事業所の経営における財務管理・会計管理を理解するとともに、社会福祉法人会計基準をもとに主要な財務諸表である資金収支計算書、事業活動計算書、貸借対照表を理解する。また、財務分析を通して管理会計の考え方についても理解する。

1

福祉サービスの経営特性とともに、財務管理がなぜ必要なのかを理解する。

2

社会福祉法人会計基準導入の意味とともに、社会福祉法人制度改革に伴う財政規律の強化について理解する。

3

社会福祉法人会計基準で示されている計算書類（資金収支計算書、事業活動計算書、貸借対照表）の役割と見方を理解する。

4

社会福祉法人に求められる管理会計や資金調達の視点等を、近年の社会福祉制度改革や制度動向とともに理解する。

1. 財務管理と会計

A. 財務管理

業態を問わずすべての事業に共通することは、事業を継続していくためには、必要となる支出をカバーし得る収入が必要となることである。それは、福祉サービスを提供する事業者についても同様であり、事業活動のために必要となる事業費や雇用する労働者の人件費といった固定的なコストのみならず、施設の建て替えや将来の事業拡大のための積立金、経営環境の変化や災害等のリスクに備えるための資金等も含まれる。

そして、福祉サービスに特徴的なことは、当該サービスを利用する利用者一人当たりの単価に利用人数を掛け合わせたものが事業収入となるため、定員や利用者数が基本的には収入の上限となり、その「利用者一人当たりの単価」が政策的に調整される点にある。

介護報酬、障害福祉サービス等報酬、運営費の引き上げや引き下げ等、政策的な誘導によって、当該年度の収入が増減するのである。

たとえば、介護保険制度の介護報酬改定を例に見てみるならば、2003（平成15）年は▲2.3%、2006（平成18）年は▲0.5%（実質▲2.4%）、2009（平成21）年は＋3.0%、2012（平成24）年は＋1.20%（実質▲0.8%）、2015（平成27）年は▲2.27%（実質▲4.48%）、2018（平成30）年は＋0.54%、2021（令和3）年は＋0.70%、2024（令和6）年は＋1.59%と、増減を繰り返している。

このように、介護サービス提供事業者にとっては、介護報酬改定によって大きく収支が異なる状況となっている。仮に、収入が大幅に下がれば、**損益分岐点**も下がることになり、赤字を防ぐためには、コスト（**固定費**）を下げるか、他の事業で生み出される利益によってカバーしなければいけないことになる。

逆に、増額の改定がなされる分野はもとより、稼働率や収益率の改善に伴う収入の増加となった際には、そこで生み出された利益をどのようにして**資金運用**するかを検討することになる。

このように、施設・事業所や母体となる法人の経営状態を金銭的に把握し、短期的のみならず中長期的に適切に管理していくことが求められ、その役割を担うものが**財務管理**となる。

損益分岐点
事業活動を行ううえでは、赤字を生み出さない状態を維持することが求められる（収入＞支出）。収入よりも支出が大きくなれば、当然、赤字運営となる（収入＜支出）。この分岐点（収入＝支出）を損益分岐点と呼ぶ。

固定費と変動費
固定費とは、売上や収入に関係なく必要となる費用のこと。人件費はもとより、建物の賃貸料、各種のリース料、交通費、火災保険料等が当てはまる。これに対して変動費とは、売上額や収入額の増減に対応して変動する。たとえば、商品の製造に対応した原材料費等がこれに当たる。通常、「利益＝売上高－変動費－固定費」となる。

資金運用
調達した資金や資産を効果的に活用することを目的とする。固定資産（設備等）や流動資産（在庫等）に充てることや各種の預金や株式、公債等の金融商品に投資することも含まれる。

　財務管理とは、適切な財務分析を行い、事業活動を継続するために必要となる資金の調達と統制を行う資金管理と、収入と固定費・変動費等のコストを最適化して利益の計画と統制を行う利益管理を通して安定的経営と企業価値の向上を導くものである。その特徴は、金銭というわかりやすい尺度を用いて事業活動の目標を定め、その目標に対応した活動を評価することにある。そして、そこで用いられる手法が会計なのである。

　会計は、事業活動や事業体の経営状態を金銭的に把握するルールである。そのルールの基本は、実施する事業を一定の期間（原則として1年）で区切り、その期間に行われた取引や資産の増減を定められた手順で計算し、科目ごとに分類して集計するものであり、一般的には、**財務会計**と**管理会計**に区分される（企業会計では税務会計等もある）。

B. 社会福祉法人会計基準が求める財務会計

[1] 社会福祉法人会計基準

　財務会計は関係する各法に基づいて規範化され、一般企業では、商法・証券取引法・法人税法等の関係法規に基づき、投資家、債権者、取引先等の外部の取引先や株主等に企業の経営実態を示し今後の取引に関する判断材料を供することを目的とする。

　他方、社会福祉法人については、公的責任の及ぶ社会福祉事業を経営するという極めて高い**公益性**を有していることから、行政のみならず広く**ステークホルダー**に対して適切な経営を実施しているか否かを判断できるよう財務情報を開示する**経営の透明性確保**（見える化）も目的となる。

　措置制度下はもとより、社会福祉基礎構造改革以降においても、措置費（運営費）、障害者福祉サービス等報酬、介護報酬、各種の補助金等の税や社会保険料といった国民の負担によって支えられている福祉サービスの性格上、それらの収支を明らかにし、その受託責任や社会的責任を広く明らかにすることが求められるのである。

　そうした目的にも対応すべく導入されたのが、2000（平成12）年度から導入された**社会福祉法人会計基準**である。同基準では、事業活動による収入と支出のみならず、固定資産の維持・拡充を含む各事業および法人の経営実態を明らかにし、単に行政に見せるための会計から、より経営実態が明らかになるとともに、事業者が自らの経営判断の材料とすることも目的とされた。そして、2012（平成24）年4月より大幅な改正が加えられ、いわゆる、社会福祉法人新会計基準として、今日に至っている（2015〔平成27〕年度より完全移行）。

財務会計
外部のステークホルダーに企業の経営実態を示し今後の取引に関する判断材料を供することを目的とする。

管理会計
事業の経営状態を把握し経営者の意思決定や業績の評価といった内部で用いることを目的とする。

ステークホルダー
stakeholder
直接的、間接的に利害関係を有する者を指す。福祉サービスにおいては、サービス利用者のみならず、その家族や地域住民、取引業者等、極めて広い。

経営の透明性確保
社会福祉法24条（経営の原則等）1項では「社会福祉法人は、社会福祉事業の主たる担い手としてふさわしい事業を確実、効果的かつ適正に行うため、自主的にその経営基盤の強化を図るとともに、その提供する福祉サービスの質の向上及び事業経営の透明性の確保を図らなければならない。」と規定する。

123

その特徴は、法人全体の経営状態を示すことを目的として、事業区分として社会福祉事業、公益事業、収益事業を網羅し、各々の事業区分を実際に運営がなされている拠点ごとに分けた拠点区分を設け、同一の拠点において実施する事業を事業別にサービス区分を設けている。

　財務諸表（計算書類）である資金収支計算書、事業活動計算書および貸借対照表については、事業区分、拠点区分の単位でも作成し、重要な資産および負債等の状況を明確にするために、借入金、寄付金、積立金等についてその内容を明らかにする附属明細書を作成する。

　これにより、法人全体の財務状況を明らかにし、経営分析を可能とするとともに、これまでと同様に社会福祉事業にかかる公的資金の収支の妥当性を行政が判断できるものとしながら、より外部から経営実態を把握できる仕組みへと転換して経営の可視化が図られた。

　財務諸表作成の流れとしては、拠点区分別に資金収支計算書、事業活動計算書、貸借対照表を作成し、拠点区分会計をサービス別に区分表示する付属明細書（サービス別には資金収支計算内訳表もしくは事業活動収支計算内訳表のいずれか一つ）を求めるものとしている。

　さらに、拠点区分別会計を集計して事業区分別（社会福祉事業、収益事業、公益事業）に集計した資金収支計算書、事業活動計算書、貸借対照表を作成し、事業区分の集計をもって法人全体の財務諸表を組み上げる形となる（図6-1）。

図6-1　社会福祉法人会計の流れ

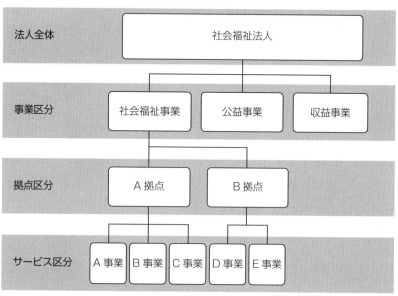

出典）厚生労働省「社会福祉法人会計基準の構成と作成する計算書類等について」厚生労働省ウェブサイト, p.3.

これにより、経理区分のみが機会的に列挙されていたものが是正され、拠点ごとの経営実態を把握しやすくなり、財務会計と管理会計の双方で有用なものとなっている。

［2］社会福祉法人制度改革による財政規律の強化

　社会福祉法人の経営実態の透明性の確保については、2017（平成29）年度からの社会福祉法人制度改革において、**ガバナンスの確保**と**財務規律の強化**とともに踏み込んだ改革がなされている。

　この改革は、2011（平成23）年7月に社会福祉法人が多額の内部留保をもっているとの報道がなされたことを発端として、実在する内部留保額の算定やその活用についての議論とともに、社会福祉法人の財務規律強化、透明性の確保に関する検討が進められた。

　2013（平成25）年8月の「**社会保障制度改革国民会議報告書**—確かな社会保障を将来世代に伝えるための道筋」（社会保障制度改革国民会議）では、社会福祉法人については「経営の合理化、近代化が必要であり、大規模化や複数法人の連携を推進していく必要がある」と指摘し、「非課税扱いとされているにふさわしい、国家や地域への貢献が求められており、低所得者の住まいや生活支援などに積極的に取り組んでいくことが求められている」と指摘した。そして、内部留保問題は、イコールフッティングを含みつつ、社会福祉法人の今日的役割の再考を含む社会福祉法人制度改革へと続いていくことになった。

　社会福祉法人制度改革の具体的な道筋をつけたのは、2013（平成25）年に設置された「**社会福祉法人の在り方等に関する検討会**」であった。また、同時期に開催されていた規制改革会議においても社会福祉法人の経営状況が議論の俎上に上り、2014（平成26）年6月24日の規制改革実施計画（平成26年6月24日閣議決定）において、①社会福祉法人の財務諸表の情報開示、②補助金等の情報開示、③役員報酬等の開示、④内部留保の明確化、⑤調達の公正性・妥当性の確保、⑥経営管理体制の強化、等が盛り込まれた。

　この規制改革実施計画の議論と歩調を合わせる形で、同年7月4日、社会福祉法人の在り方等に関する検討会により「**社会福祉法人制度の在り方について**」がとりまとめられた。

　同報告書では、社会福祉法人の課題として、地域ニーズへの不十分な対応、財務状況の不透明さ、ガバナンスの欠如、内部留保、他の経営主体との公平性（イコールフッティング）の5点を指摘し、社会福祉法人の今日的な役割として、①社会福祉制度のセーフティネットとしての役割、②措

ガバナンスの確保
社会福祉法人制度改革では、経営組織のガバナンスの強化として、①議決機関としての評議員会の必置、②役員・理事会・評議員会の権限・責任に係る規定の整備、③親族等特殊関係者の理事等への選任の制限に係る規定の整備、④一定規模以上の法人への会計監査人の導入、等の制度改正がなされた。

財務規律の強化
社会福祉法人制度改革では、財務規律の強化として、①役員報酬基準の作成と公表、役員等関係者への特別の利益供与の禁止、②福祉サービスに再投下可能な財産額（社会福祉充実残額）の明確化、③再投下可能な財産がある法人へ社会福祉充実計画の策定義務化、等の制度改正がなされた。

置事業を実施する役割、③地域における公的法人としての役割の再認識、の3点であるとした。

そして、それらの課題と役割の再認識のもと、①地域における公益的な活動の推進、②法人組織の体制強化、③法人の規模拡大・協働化、④法人運営の透明性の確保、⑤法人の監督の見直し、の5点が提言され、その方向で社会福祉法人制度改革がなされることとなった。

社会福祉法人制度改革のうち、財務規律に関する内容については「法人運営の透明性の確保」としてまとめられ、公益法人制度改革等において他の非営利法人の情報公開が進んだことも追い風となり、社会福祉法59条の2にて、①定款、事業計画書、役員報酬基準を新たに閲覧対象とするとともに、②閲覧請求者を利害関係者から国民一般へ広げ、③定款、現況報告書、貸借対照表、収支計算書、役員報酬基準を公表対象とすることを法令上明記するとともに、④その公表は国民が情報を入手しやすいインターネットの利用により公表することとなった（図6-2）。

図6-2　社会福祉法人制度改革に伴う公表項目

	改正前		改正後	
	備置き・閲覧	公表	備置き・閲覧	公表
事業報告書	○	－	○	－
財産目録	○	－	○	－
貸借対照表	○	○（通知）	○	○
収支計算書（事業活動計算書・資金収支計算書）	○	○（通知）	○	○
監事の意見を記載した書類	○	－	○	－
現況報告書（役員名簿、補助金、社会貢献活動に係る支出額、役員の親族等との取引状況を含む。）	－	○（通知）	○	○
役員区分ごとの報酬総額	－	－	○（※）	○（※）
定款	－	－	○	○
役員報酬基準	－	－	○	○
事業計画書	－	－	○	－

（※）現況報告書に記載

出典）厚生労働省社会・援護局福祉基盤課「社会福祉法人制度改革の施行に向けた全国担当者説明会資料（平成28年11月28日）」厚生労働省ウェブサイト，p.5.

また、同法の規定により厚生労働大臣は社会福祉法人に関する情報に係るデータベースを整備することとなり、**社会福祉法人の財務諸表等電子開示システム**が整備され、インターネットで公表されている。

なお、2018（平成30）年度より、障害福祉サービス等の情報公表システムが稼働し、その中で、障害福祉サービス等の全事業所が財務諸表を登録する仕組みが設けられている。さらに、2024（令和6）年度より介護サービス事業者についても介護サービス情報公表制度を活用し財務諸表の公表が義務づけられた。

このような財務諸表の**情報開示（ディスクロージャー）**制度は、重要な利害関係者であるサービス利用者やその家族のみならず、取引業者や各施設・事業所に従事する労働者やその家族、そして広く地域住民にとって有益なだけでなく、法人・施設（事業所）の透明性の確保を通した法令遵守や法人統治においても望ましいものである。

2. 財務諸表（計算書類等）の役割と管理会計

A. 財務諸表（計算書類等）の種別

[1] 資金収支計算書

次に、社会福祉法人会計基準に基づく財務諸表について、基本的な役割と見方を示す。

まず、**資金収支計算書**は、企業会計における**キャッシュフロー計算書**に相当する。文字通り、資金（キャッシュ）の流れ（フロー）を示すものであり、会計年度（4月1日から翌年の3月31日まで）の「現金及び現金同等物」（流動資産及び流動負債）の取引の状況を「**事業活動による収支**」、「**施設整備等による収支**」、「**その他の活動による収支**」の3区分から**支払資金**の増減を通して把握する（**表6–1**）。

法人・施設（事業）の事業運営を透明性の高い客観的な事実であるキャッシュの増減を通して確認するとともに、当該年度の予算と決算の差異を示すことで、事業計画に沿った適正な経営状態がなされているかを確認することができる。事業の数値目標と利益の管理に必須となる予算管理は事業の安定性が求められる福祉サービスにおいて重要である。

「事業活動による収支」のブロックでは、福祉サービス等における定常

情報開示（ディスクロージャー）
disclosure

キャッシュフロー計算書
cash flow statement

事業活動による収支
福祉サービスの運営等の経常的な事業活動による収支を記載し、事業活動収支差額を計算する。

施設整備等による収支
施設整備および施設整備の補助事業に係る補助金・寄付金の収入と、これに対応するすべての支出を記載するとともに、財源に関係なく固定資産の取得および売却に係る収支を記載し、施設整備等資金収支差額を計算する。

その他の活動による収支
主に財務活動に関して、資金の調達および返済、資金の貸付けおよび回収、積立預金の積立および取崩し等や他の会計単位等からの繰入金を記載し、財務活動収支差額を計算する。

支払資金
「支払資金」とは、経常的な支払い準備のために保有する現金および預貯金、未集金（短期間に回収し現金化される）、立替金、有価証券、前払金（短期間で事業活動支出とされる）等であり、現金そのものを指すものではなく、「流動資産及び流動負債」として捉える。

表6-1　資金収支計算書の例

勘定科目			予算	決算	差異
事業活動による収支	収入	①			
	支出	②			
	収支差額	③＝①－②			
施設整備等による収支	収入	④			
	支出	⑤			
	収支差額	⑥＝④－⑤			
その他の活動による収支	収入	⑦			
	支出	⑧			
	収支差額	⑨＝⑦－⑧			
予備費支出		⑩			
当期資金収支差額合計		⑪＝③＋⑥＋⑨－⑩			
前期末支払資金残高		⑫			
当期末支払資金残高		⑬＝⑪＋⑫			

出典）筆者作成.

的な収入と支出を記載し、その法人なり各事業所が実際の事業活動を行う際に必要となる資金を得られているかを判断するものとなる。

　そして、このブロックの収支差額がプラスになっているときは、必要な資金を当該事業による収入で賄えていることを示しており、逆にマイナスになっている場合は、その原因を早急に明らかにし、適切な対応がなされる必要があることになる。

　次に「施設整備等による収支」では、車両の購入・売却といった比較的小さなものも計上されるが、多額の増減があった場合には、新たな施設の建設等や大規模改修を行ったことを意味している。収支差額は通常はマイナスになるものの、仮に固定資産売却収入に多額のプラスがあるときは、法人や事業所が有する施設や土地といった基本財産の売却がなされた可能性もあり、法人の経営に大幅な見直しが行われた場合や、重要な経営方針の転換がなされたことが推測される。

　そして「その他の活動による収支」は、事業活動や施設整備に関連しない収入支出が記載されるものであり、収入の部に、長期運営資金借入金や積立資産の取崩しによって資金を調達する場合に記載される。長期運営資金借入金の支払いは支出の部に記載されるが、注意すべきは、事業活動による収支で生まれたプラスを、積立金として貯蓄する場合（積立期資産支出）や有価証券を購入（投資有価証券取得支出）した場合にも支出として

計上される。そのため、ここでの収支は、通常 0 かマイナスとなり、この
ブロックがプラスとなった場合は、大きな資金を外部から借入したか積立
預金を取り崩した場合等となる。

　最後に、これら 3 つのブロックの収支の結果として集計したものが、資
金収支差額となり、前期末支払資金残高を加えたものが当期末支払資金残
高として最下段に記載される。

[2] 事業活動計算書

　事業活動計算書は、**複式簿記**を用いて貸借対照表とともに作成される財
務諸表であり、企業会計における**損益計算書**に相当する。会計年度におけ
る事業活動の成果を把握し、利益・損失の変動である事業活動による収支
の増減を明らかにすることを目的として、「**サービス活動増減の部**」、「**サ
ービス活動外増減の部**」、「**特別増減の部**」、「**繰越活動増減差額の部**」に区
分して記載される（**表6-2**）。

表6-2　事業活動計算書の例

勘定科目			当年度決算	前年度決算	増減
サービス活動増減の部	収益	①			
	費用	②			
	増減差額	③＝①－②			
サービス活動外増減の部	収益	④			
	費用	⑤			
	増減差額	⑥＝④－⑤			
	経常増減差額	⑦＝③＋⑥			
特別増減の部	収益	⑧			
	費用	⑨			
	増減差額	⑩＝⑧－⑨			
	当期活動増減差額	⑪＝⑦＋⑩			
繰越活動増減差額の部	前期繰越活動増減差額	⑫			
	当期末繰越活動増減差額	⑬＝⑪＋⑫			
	基本金取崩額	⑭			
	その他の積立金取崩額	⑮			
	その他の積立金積立額	⑯			
	次期繰越活動増減差額	⑰＝⑬＋⑭＋⑮＋⑯			

出典）筆者作成.

複式簿記
取引結果を、資産、負債、資本（純資産）、費用、収益（売上等）の勘定科目に分類し、借方（左側）と貸方（右側）に分けて記入する方法。財産と利益の動きを連動して把握することができ、決算時には、貸借対照表と損益計算書をつくる。

損益計算書
profit and loss statement

サービス活動増減の部
経常的な事業活動収益から事業活動費用（固定費、変動費等）を差し引いて利益に相当する事業活動収支差額を表示する。

サービス活動外増減の部
本来の事業活動以外の原因から生ずる収支を記載し、事業活動外収支を示し、事業活動収支差額に加減して経常増減差額を表示する。

特別増減の部
特別収益、特別損失に相当する損益項目と基本金および国庫補助特別積立金等の増減取引を表すとともに、他会計単位や経理区分間の繰入による収支等を記載し、特別収支を示し経常収支差額に加減して、当期活動収支差額（当該年度の最終的な損益）を表示する。

繰越活動収支差額の部
当期活動収支差額（当該年度の最終的な損益）に前期繰越活動収支差額、積立金の取崩額を加え、基本金の組入れ、積立金繰入額を差し引いて次期繰越活動収支差額を計算表示する。

まず、「サービス活動増減の部」では、本来の事業活動から得られる収入と、当該事業実施にかかる人件費、事業費および事務費などの直接的な費用を差し引き、ブロック末に記載する「サービス活動増減差額」を明らかにする。社会福祉法人会計基準では「利益」という項目はないが、「サービス活動増減差額」がいわゆる「利益」に相当するものになるため、基本的にはプラスでなければならない。マイナスの場合は、その原因を突き止めて改善について検討する費用がある。

なお、資金の増減と純資産の増減がある項目については、資金収支計算書と事業活動計算書の双方に表示されることになるが、資金収支計算書と事業活動計算書の違いとしては、支払資金の増減には直接的に関係しない非資金損益項目の有無にあり、当該サービス活動によってもたらされた収益とともに、各期をまたいで資金処理を行うことで、中長期的な事業計画を検討する際にも有効なものとなっている。そのため、当年度と前年度の増減で経営状態を比較する形式で記載される。

この、非資金損益項目のうち代表的なものとしては、**減価償却、国庫補助金等特別積立金、引当金**が該当する。

次に、「サービス活動外増減の部」では、文字通り事業活動には直接関係するものではないが、事業を継続していくうえで必要となる収支（受取利息配当金収益や支払利息などの財務活動に関する収益等）が記載され、これらの収支に前述の事業活動収支の部とあわせて、経常増減差額（経常利益）を計算することになる。ここがプラスならば「黒字」、マイナスならば「赤字」と判断することができる。経常増減差額がマイナスとなった場合は事業採算がとれてないことを意味していることから、早急な原因究明と事業存続の可否を含めた検討が求められることになる。

そして「特別増減の部」では、臨時的な利益や損失として、主に固定資産の取得や廃棄に関するものが記載され、前述のサービス活動増減、サービス活動外増減、特別増減の各ブロックの計として「当期活動増減差額」が当該年度の最終的な損益として計算される。

最後に「繰越活動増減差額の部」では、当該年度の最終的な損益として計算される「当期活動増減差額」と「前期繰越活動増減差額」とを合算して「当期末繰越活動増減差額」となる。そして、基本金に組み入れるか何らかの積立金として積み立てるか、そのまま次期に繰り越すかが明記され、最終的に、最下段に記載される「次期繰越活動増減差額」が算出される。

なお、社会福祉法人会計基準では、生み出された利益を株主等の投資家へ還元することや役員の報酬として用いることはない。すなわち、事業活動等によって生み出された利益は、次年度以降も安定的に事業の継続を図

減価償却
長期間にわたって使用される固定資産（建物や設備等）の取得に要した支出を、その固定資産が使用できる期間にわたって費用配分する手続き。事業活動計算書では、減価償却は取得費用の各期への配分という位置づけであるが、固定資産は経年によって資産価値が失われていくことになるため、貸借対照表上では基本財産や固定資産の資産価値の減少として記載される。なお、土地は減損・滅失・除去しないため減価償却の対象にならない。

国庫補助金等特別積立金
固定資産の購入費用は減価償却として使用期間に按分して計上されるが、その固定資産の取得に充てることを目的として支払われた補助金については、国庫補助金等特別積立金として計上し、減価償却に対応させて毎年取り崩していく会計処理である。

引当金
減価償却とは逆の形で、将来的に発生する費用や損失の支出に備え、準備する見積金額を各期に按分して費用として繰り入れるものであり、「徴収不能引当金」、「賞与引当金」、「退職給付引当金」の３つが社会福祉法人会計基準に定められている。

るための原資としての位置づけるため、「次期繰越活動増減差額」と明記され、貸借対照表の純資産の部に記載される。

[3] 貸借対照表

貸借対照表は、会計年度末における財産状態を明らかにするために作成されるもので、法人の有する資産、負債、純資産のすべてを当該会計年度末の額と前会計年度末の額に対比して記載する。そして、その明細として**財産目録**がつくられる（**表6-3**）。

貸借対照表は、大きく「資産の部」（**流動資産、固定資産**）、「負債の部」（流動負債、固定負債）、「純資産の部」（基本金、国庫補助金等特別積立金、その他の積立金及び次期繰越活動収支差額）の3つのブロックに分けられて作成され、一般的にバランス・シートとも呼ばれるように、借方（貸借対照表の左側）に「資産の部」と貸方（貸借対照表の右側）の「負債の部」、「純資産の部」が、左右対比して記載され、右側と左側の最下段に記載される「資産の部合計」と「負債及び純資産の部合計」は基本的に同じ額が記載される。

貸借対照表
blance sheet

財産目録
社会福祉法人に作成が義務づけられている財産目録は、貸借対照表に記載されるすべての資産・負債の明細書である。そのため、資産の部、負債の部に分けてそれぞれの金額は貸借対照表と整合する。

表6-3 貸借対照表の例

資産の部				負債の部			
	当年度末	前年度末	増減		当年度末	前年度末	増減
流動資産				流動負債			
固定資産				固定負債			
基本財産							
				負債の部合計			
その他の固定資産				純資産の部			
				基本金			
				国庫補助金等特別積立金			
				次期繰越活動増減差額			
				純資産の部合計			
資産の部合計				負債及び純資産の部合計			

出典）筆者作成.

つまり、貸方（右側）の「負債の部」と「純資産の部」が調達された原資であり、その原資をどのような事業に投下し、またはどのような資本へ変えて運用しているかを借方（左側）の「資産の部」で明らかにしている。

法人の経営基盤を判断する際は、右側の資金調達の状況を見ることでわかるようになっており、経常的な事業を行う際に必要となる原資を、「負債の部」に記載される**流動負債**や**固定負債**等の借入金等によって調達しているのか、返済を伴わない運用資金である「純資産の部」によって調達しているのかでは、意味が異なる。

当然、「純資産の部」に資金が多くあることが望ましく、**基本金**と国庫補助金等特別積立金以外の、「**その他の積立金**」や次期繰越活動増減差額を増やす努力が求められる。

流動負債
決済日の翌日から1年以内に支払われなければならない負債。

固定負債
支払期限や返済期間が1年を超える負債。

基本金
社会福祉法人が事業開始等に当たって財源として受け入れた寄付金の額を計上する。

その他の積立金
施設整備や建替え等の将来の特定の目的の費用または損失の発生に備えるために、事業活動計算書の当期末繰越活動増減差額から積立金として積み立てた額を計上する。

B. 管理会計と資金調達

[1] 管理会計から導く経営戦略

前項の財務諸表（計算書類）は、少々難解なものかもしれない。しかしながら、資金の流れを知らずして経営は成り立たない。良質な福祉サービスの継続的な供給は、高い理想と慈善博愛の精神により事業家が私財を投げ打って運営することでも、優れたソーシャルワーカーの自己犠牲によって支えられることでも、公的資金を湯水のように使うことでもない。

各々の法人・施設（事業所）が、財務諸表（計算書類）を活用した経営分析を通して経営判断を導く**管理会計**を基本として、法人や施設（事業所）の経営計画や経営戦略を導いていくことが求められている。

経営指標の例としては、**サービス活動増減差額率**（法人の主とする事業の収益性を示す指標）、**経常増減差額率**（法人の経常的な活動による収益性を示す指標）、**流動比率**（短期支払義務に対する支払能力を示す指標）、**固定長期適合率**（固定資産の整備にかかわる資金調達のバランスを示す指標）、**借入金償還余裕率**（法人にとっての元利金返済の負担の大きさを示す指標）、**事業活動資金収支差額率**（当年度の事業活動による資金収入と資金支出のバランスを示す指標）等があり、こうした経営指標を量的な尺度として用いた分析を行うことが求められる[1]。

近年の福祉サービス施設・事業所の経営状況は極めて厳しい局面を迎えている。急速な高齢化に対応する社会保障関係費の伸びが国家予算全体を圧迫する状況が続いており、施設・事業所経営の原資となる事業収入（介護保険事業収益、老人福祉事業収益、児童福祉事業収益、保育事業収益、就労支援事業収益、障害福祉サービス等事業収益、生活保護事業収益等）

の大幅な増額による経営状況の改善は見込みづらい。

また、施設の新設や老朽施設の建替えに伴う**社会福祉施設等施設整備補助金、次世代育成支援対策施設整備交付金、地域介護・福祉空間整備等施設整備交付金、地域医療介護総合確保基金**などの公的建設補助も減額されている。そうした中で事業拡大や施設の建替えに伴う資金調達を含む中長期的な事業計画についても検討が必要である。

そのため、常に各施設・事業所の経営状態を財務諸表の活用を通して把握し、経営の安定化を図るための方策を検討する必要がある。また、事業規模の拡大によるスケールメリットを活かした経営への転換や高齢者福祉、児童福祉、障害者福祉といった分野を超えた多角的な事業展開とともに、収益事業、公益事業を含むビジネスモデルの検討も求められる。さらに、**社会福祉連携推進法人**の活用を含む法人間連携や合併・事業譲渡に関する検討も避けて通れない状況となっている。

重要なことは、管理会計による経営分析と経営戦略の検討については、単に財務状況から検討することではなく、社会福祉法78条1項（福祉サービスの質の向上のための措置等）に規定されるサービスの質の向上や**QC（品質管理）**を含むものでなければならない。

近年では、財務状況を過度に重視する経営管理手法からの脱却を試みる**バランススコアカード**など、財務状況とともに経営を評価・検討する手法が注目されている。とりわけ、利用者の生命や生活に深くかかわる福祉サービスの経営にあっては、**CS（顧客満足）**のみならず、**ES（従業員満足）、コンプライアンス（法令遵守）、アカウンタビリティ（説明責任）、アドボカシー（代弁）、リスクマネジメント（危機管理）**等の視点をソーシャルワーク実務に包含した経営計画・経営戦略の検討・策定が求められる。

[2] 資金調達の重要性

現在進行形で進められる地域共生社会実現に向けた社会福祉制度改革において、福祉サービス施設・事業者の役割に大きな期待が寄せられている。とりわけ、戦後日本の社会福祉サービスにおいて主要な役割を担ってきた社会福祉法人への期待は大きい。

そのため、社会福祉法人制度改革では、「地域における公益的な取組」の責務が社会福祉法24条2項に規定され、社会福祉法人に対して、従来の社会福祉事業の実施に加え地域ニーズに対応した支援やサービス開発が強く求められるようになった。

そうした新たな役割が求められる状況ではあるが、前述の通り多くの福祉サービス施設・事業所の経営状況は、人件費、物価、エネルギーの高騰

社会福祉法78条1項
「社会福祉事業の経営者は、自らその提供する福祉サービスの質の評価を行うことその他の措置を講ずることにより、常に福祉サービスを受ける者の立場に立って良質かつ適切な福祉サービスを提供するよう努めなければならない。」

QC: quality control
品質を適正に管理することを意味する。近年では、職場の小集団による品質改善のQC活動として、PDCAサイクル（Plan：計画、Do：実行、Check：効果確認、Action：処置）を通しての品質管理が求められている。

**バランススコアカード
Balanced Scorecard**
カプラン（Kaplan, R. S.）とノートン（Norton, D. P.）により考案された経営管理の手法で、「人材と変革の視点」、「業務プロセスの視点」、「顧客の視点」、「財務の視点」の4つのポイントから経営戦略を検討する。

**顧客満足
customer satisfaction**

**従業員満足
employee satisfaction**

**コンプライアンス
compliance**
企業や事業体の法令遵守を意味する言葉。近年、法規違反の厳罰化のみならず、社会的信用の失墜が事業体の存続に大きな影響を与えることから、法令に反して社会的な信頼の失墜を防ぐことを目的とする。また、事業体の社会的責任や公共性を守るとされる。

**説明責任
accountability**

**代弁
advocacy**

**リスクマネジメント
risk management**

もある中で厳しいものとなっている。そうした厳しい経営環境の中で、福祉サービス施設・事業所の資金調達（**ファンドレイジング**）のあり方に注目が集められている。

　社会福祉法人を含む福祉サービス施設・事業所の経営を支える事業収入は、社会保険や公的福祉制度を形成するものとして税や社会保険料として行政から拠出されている。そして、長らく措置費（運営費）が受託事業の運営に供するものとして、目的外への支出を厳しく制限してきた経緯があり、社会福祉法人が独自に福祉サービスを開発したり、そのための資金を外部から調達するファンドレイジング活動は重視されてこなかった。

　しかしながら、制度の間にある福祉ニーズや支援が必要な方へのサービス供給については、公的財源が得られない状況にあっても必要な支援を届けることが求められる[2]。ファンドレイジング活動が求められる理由がそこにある（**図6-3**）。

　こうした資金調達のあり方については、古くは、2006（平成18）年の社会福祉法人経営研究会が提出した「社会福祉法人経営の現状と課題―新たな時代における福祉経営の確立に向けての基礎作業」において、社会福祉法人の経営能力の向上のため、資金調達において介護報酬における再生産コスト、**独立行政法人福祉医療機構**融資、債務保証・担保提供に係る規制緩和、**直接金融**を含めた検討が必要であると指摘されたが、それ以降、十分な議論はされてこなかったといえよう。

図6-3　日本の福祉団体の社会課題解決アプローチ

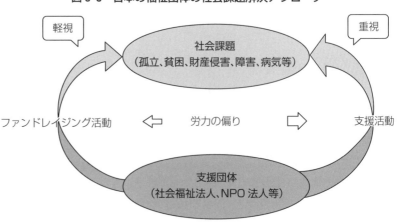

出典）宮城孝・長谷川真司・久津摩和弘編『地域福祉とファンドレイジング―財源確保の方法と先進事例』中央法規出版，2018.

福祉サービス施設・事業所の主な収入としては、公的な福祉サービスの提供に伴う公費ベースの事業収入に大きく依存した状態から、法人が自ら開拓し収益化を目指す**自主財源**の積極的な確保が求められている。

たとえば、社会福祉法人には、法人の社会的信用を傷つけるおそれのあるものや、投機的なものでないこと等を条件に収益事業の実施が認められており、実質的に収益不動産や飲食・物販を含む多様な取組みができるにもかかわらず、その積極的な活用がなされてきたとは言えない。

さらに、公的・私的な助成金の活用も十分とは言えない。たとえば、全国社会福祉協議会がウェブサイトで紹介している、「福祉の資金（助成）」のページでは、中央共同募金会の「赤い羽根共同募金」のみならず、30を超える助成団体のリンクと助成情報をアップデートしている。こうした外部資金の獲得や調達を図ることは、経営上の重要な手段となっている。

その他の資金としては、**会費**、**融資**等もあるが、特に**寄付金**について注目が寄せられている。欧米に比べて寄付文化が根付いていないとも言われる日本ではあるが、東日本大震災を契機として寄付総額が伸びており、社会福祉法人等への寄付による所得控除や税額控除などの税制上のメリットが広く浸透することを通して、福祉サービスへの寄付の広がりが望まれている。また、近年では、インターネットを活用した**クラウドファンディング**による資金調達も注目されており、社会福祉協議会を含む社会福祉法人、特定非営利活動法人、社会的企業等が、新たな取組みを実施する際の資金調達の手法として広がりを見せている。

注）

(1) 日本公認会計士協会「社会福祉法人の経営指標─経営状況の分析とガバナンスの改善に向けて」非営利法人委員会研究報告第27号，日本公認会計士協会ウェブサイト，2014.（2024年1月9日データ取得）

(2) 久津摩和弘「地域福祉におけるファンドレイジングの位置づけと展開方法」宮城孝・長谷川真司・久津摩和弘編『地域福祉とファンドレイジング─財源確保の方法と先進事例』中央法規出版，2018.

▌理解を深めるための参考文献

●中村厚『制度改革完全対応版　実践！社会福祉法人会計のすべて』ぎょうせい，2023.

社会福祉法人の会計責任者や会計担当者用の実務書であるが、社会福祉法の改正に伴う社会福祉法人会計基準の目的や役割とともに、会計区分としての事業区分・拠点区分・サービス区分の詳細、計算書類（資金収支計算書、事業活動計算書、貸借対照表等）について具体的に解説している。

●宮城孝・長谷川真司・久津摩和弘編『地域福祉とファンドレイジング─財源確保の方法と先進事例』中央法規出版，2018.

これからの地域福祉（社会福祉）推進における地域資源の開発におけるファンドレイジングの意義と役割についてまとめている。また、孤立防止、除雪対策、制度はざま、成年後見、子どもの貧困対策等の具体的事例を通して解説している。

会費

会費とはサービス利用の対価または会員たる地域ある者が会を成り立たせるために負担するものである。例として社会福祉協議会の住民会費や賛助会費等がある。なお、寄付金との差異としては、サービス利用の対価性を有する（会報の購読等）。

融資

福祉医療機構が低利で貸し付ける福祉貸付制度のほか、民間金融機関と連携して施設整備に係る融資を得る協調融資制度もある。

寄付金

寄付金とは組織や団体に無償で譲渡される任意の金銭である。なお、個人が一定の要件を満たし社会福祉法人に寄付した場合、当該寄付金について、所得税における所得控除と税額控除や、住民税における税額控除、相続税やみなし譲渡課税の非課税等の適用を受けることができる。なお、社会福祉法人の借入金返済の財源として寄付金を用いることも可能である。

クラウドファンディング
crowdfunding

群衆（クラウド）と資金調達（ファンディング）を組み合わせた造語であり、インターネットやマスメディアを活用し、広く市民から資金を集める仕組みである。一般的に「購入型」、「寄付型」、「融資型」、「株式型」、「ファンド型」、「ふるさと納税型」等に分類される。

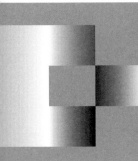

Ⅲ. 福祉サービス組織の管理運営とその方法

第7章　福祉サービス組織におけるコンプライアンスとガバナンス

社会福祉基礎構造改革、介護保険制度等による契約制度、福祉サービスへの多様な経営主体の参入などの福祉制度改革が始まって四半世紀となる。利用者本位に公平公正、安心な福祉サービスには事業者の組織と運営体制整備がこれまでに増して重視されている。

1

福祉サービス提供組織と運営には透明性と社会的責任を確保するためコンプライアンスとガバナンスを機能させる体制構築が求められている。

2

公益通報者保護法の改正により、事業者の対応体制、通報者保護内容の拡大強化などの整備が進められている。

3

適正な福祉サービス提供に当たって、コンプライアンスは単に法令遵守だけでなく、社会的ルール（規範）の順守が求められている。

4

多様な事業主体の参入によって、社会福祉サービスを提供する法人には業務管理体制の構築が義務化された。

5

社会福祉法人は評議員会の必置や経営規模に応じた会計監査人の設置などガバナンス体制の強化が図られた。

6

福祉サービスは税や保険料が投入される公益性の高い事業であることから、行政の監督、指導や監査、事後規制等による不正等への対応が強化されている。

A. コンプライアンスとガバナンスの定義

[1] コンプライアンスとガバナンスとは何か

コンプライアンス
compliance

　コンプライアンスとは「自らの組織に関わる法令などを点検確認し、この法令などを守り活動を行うために具体的なルールを自分たちで考えて作り、これを周知徹底し、そのルールを、常日頃から守っているかどうかを検証しながら活動を展開していくことと団体や組織の中での自主的な活動」[1] として、「法令遵守」から踏み込んで定義することが重視されている。

ガバナンス
governance

　ガバナンスは「内部統制」、「内部統治」を意味し、団体や企業体における自立的な内部牽制の仕組みやその他の方法での監視によって、コンプライアンスを確立・維持して事業を遂行することであり、そのための体制を言う。

　日本では1990年代以降、コンプライアンスが強く求められるようになった。年金制度、株取引、公金の使途、コスト削減のための衛生管理をおろそかにするなど、多くの「法令違反」が発覚し社会に多大な影響を与えたことが契機となった。しかし民間企業や団体にとどまらず、国や地方自治体などでも発覚し、社会問題として注目されたことが大きく影響している。

　いずれの場合も、コンプライアンスが適正に機能するためのガバナンスが働いていないことが要因として言える。企業や団体の活動が社会に大きな影響を与える現代において、自己の利益追求だけでなく、社会の一員として持続可能な社会の実現に貢献することが求められるのである。そこで**企業の社会的責任（CSR）**が注目され、コンプライアンスとそれを有効に機能させるためのガバナンスが重視されるようになったと言える。

企業の社会的責任と説明責任
現代の企業には、環境や人権、労働などに対する「社会的責任」が重視されている。これを企業の社会的責任（Corporate Social Responsibility）と言う。企業の活動において、社会的公正や環境などへの配慮を組み込み、従業員、投資家、地域社会等のステークホルダー（利害関係者）に対して責任ある行動をとるとともに、アカウンタビリティ（説明責任）を果たしていくことを求める考え方。企業活動においてCSRについての取組みが大きな潮流になっている[2]。

[2] 社会的ルールの順守

　コンプライアンスを有効に機能させるためには、前述のように、法令等を守ることだけではない。「福祉サービス」を着実に発展させるためには、その事業活動において順守するべき社会的ルール（規範）がある。福祉サービスの提供組織に限定するものではないが、社会的ルールとして、①法律や条令などの法規範、②法人や事業所内の規定、業務マニュアルなどの内部規範、③業界団体、社会福祉士会や介護福祉士会などの職能団体の倫

理憲章、行動憲章などの倫理規範の3つのレベルのルールがあると言える。これらの社会的ルール（規範）に則った行動をすることが求められていて、これらをもって「コンプライアンス重視」の経営の要件ということができる[3]。

［3］公益通報者保護法

（1）目的

前述の法令違反の多くは、会社や団体内部からの通報（いわゆる内部告発）を契機として明らかになった。このため、こうした法令違反行為を同じ会社や団体で働く労働者が通報した場合、解雇等の不利益な取扱いから保護し、事業者のコンプライアンス（法令遵守）経営を強化することを目的に、**公益通報者保護法**が2006（平成18）年4月に施行された。

（2）対象

公益通報者保護法では、通報の主体を「労働者」とし、通報の内容は**労務提供先**に**通報対象事実**（通報の対象となる法令違反）が生じ、またはまさに生じようとしている場合としている。

同法での「労働者」とは労働基準法9条に規定する労働者としている。正社員、非正規労働者、派遣、アルバイトやパートタイマーのほか、公務員も含まれる。

通報対象事実の対象となる法律（およびこれに基づく命令）は、すべての法律が対象となるのではなく、「国民の生命、身体、財産その他の利益の保護に関わる法律」として別表に定められている。

2023（令和5）年10月現在、500本の法律が対象となっている（うち、厚生労働省が管轄する法律は、社会福祉法、介護保険法、労働基準法など155本）。

（3）罰則規定

通報対象となる法律に違反する犯罪行為または最終的に刑罰につながる行為が対象となり、対象となる法律の罰則規定や各法に基づく基準違反等に基づき、事業者等に刑罰が科されることになる。

福祉サービス領域に関係する法律では、社会福祉法130条の2以降、介護保険法205条以降、特定非営利活動促進法77条以降、社会福祉士及び介護福祉法50条以降、等の罰則規定に基づいて刑罰が科せられる。

公益通報者保護法の改正
公益通報者保護法は2016（平成28）年12月に改正され、通報者保護、経営者から独立性の高い通報ルート整備、中小企業のような事業規模や業種に応じた取組促進、法令違反への実効性のある調査や措置の実効性向上を求めた。また2022（令和4）年6月の改正では、従業員300人を超える企業の公益通報対応体制整備、同対応業務従事者の指定義務化、同対応業務従事者に刑事罰を伴う守秘義務が創設、通報者が外部に申告する要件を引き下げ、保護される通報対象事実の拡大、通報者の保護内容の拡大などが強化された。

労務提供先
労働者が労務を提供する事業者のこと。

通報対象事実
対象となる法律等に違反する犯罪行為または最終的に刑罰につながる行為のこと。

労働基準法9条
この法律で「労働者」とは職業の種類を問わず、事業または事業所に使用される者で、賃金を支払われる者を言う。

B. 社会福祉サービスにおけるコンプライアンスとガバナンス

[1] 福祉に求められるコンプライアンス

　社会福祉サービスが、社会福祉基礎構造改革の推進がなされる中で、介護保険制度の施行に伴って、措置から契約に基づいたサービス提供が行われることとなった。これにより介護保険事業には株式会社などの多様な法人、事業体が参入した。

　もともと社会福祉事業においては、法令遵守に加えて、基本的人権等の利用に関する「倫理遵守」が求められてきた。

　社会福祉法人も「法令はもちろん倫理を含めた広い意味での社会規範遵守の組織であることが求められる」[4] ことで、福祉サービスに参入した営利事業者等と同様の「コンプライアンス」が求められるようになった。

[2] 社会福祉法改正による社会福祉法人のコンプライアンスとガバナンスの強化

いわゆる「内部留保」
社会福祉法人の場合、いわゆる内部留保とは、営利企業等と異なり「剰余金」の運用には、福祉事業等に限定されている。しかし、2006（平成18）年「施設整備補助金」制度の廃止により、社会福祉法人は、施設設備の改修や施設整備等の費用を捻出するための自己資金を確保するようになり、これをもって「内部留保」と批判された。

　2015（平成27）年前後から、介護保険制度等に多様な事業主体が参入する中で、社会福祉法人のいわゆる「内部留保」や事業への非課税等について主に営利企業の観点から、社会福祉法人のあり方への批判が高まってきた。そのような状況に対して、国は社会福祉法人制度改革と位置づけて、改革の主旨として、「公益性・非営利性を確保する観点から制度を見直し、国民に対する説明責任を果たし、地域社会に貢献する法人の在り方を徹底する」として、2017（平成29）年3月に社会福祉法を改正した。

表7-1　社会福祉法改正の主な柱（2017年4月1日施行）

①経営組織のガバナンスの強化
　理事・理事長に対する牽制機能の発揮、財務会計にかかるチェック体制の整備。
②事業運営の透明性の向上
　財務諸表の公表等について法律上明記。
③財務規律の強化
　適正・公正な支出管理の確保、いわゆる内部留保の明確化、社会福祉事業等への計画的な再投資（社会福祉充実残額を明確化）。
④地域における公益的な取組を実施する責務
　他の主体（株式会社等）では困難な福祉ニーズに「地域公益的活動」として社会福祉法人が責務として必ず実施することが求められた。
⑤行政の関与の在り方
　所轄庁による指導監督の機能強化、国・都道府県・市の連携推進。

出典）厚生労働省ウェブサイト「社会福祉法等の一部を改正する法律の概要及び審議経過について（平成28年4月19日）」.

　主な改正内容は以下の5点とされ、特に社会福祉法人のコンプライアンス、ガバナンスの強化と介護保険等の公的制度外の社会福祉ニーズに対応した公益性の高い事業活動の実施が責務とされた（**表7-1**）。

C. 介護保険制度とコンプライアンス

［1］ 介護保険制度の課題

　介護保険制度の導入により、多様な事業者が参入しサービスの提供が行われるようになった。その中で、保険制度による給付の要件としての、人員配置基準をはじめとする諸基準に違反した不適正、不正な請求が見られるようになり、社会問題となった。

［2］ 介護保険給付の適正化

　厚生労働省は、**介護保険給付の適正化**を推進している。

　適正化には、給付の削減を目指した制度運用を「適正化」として推進している側面と、基準に違反した不正な請求を防止するための「適正化」がある。不正を知りながら、介護報酬の請求（不正請求）をすることに対して事業所指定の取消処分などの厳しい対応が実施されている。

　事業を開始した後に、不正が発覚し処分することを「事後規制」と言う。社会福祉法人の設立や事業開始時に求められるような「事前規制」ではなく、不正な行為があった事業者には介護サービスの市場から退場してもらうという形での規制を行っているのが介護保険制度の特徴である。

［3］ 事後規制

　介護保険制度が一定の定着をみる中で、不正請求等による取消処分が増加している。また全国展開をする大規模な事業者が出現し、一事業者のサービス供給量が非常に大きくなったことで、利用者や地域への影響は非常に大きなものになってきている。

　このことから厚生労働省は、2006（平成18）年度の介護保険制度改正の中で、①事業者指定の更新制の導入、②**連座制**等の事業者指定等の要件の見直しという「事後規制の強化」が実施された。

コムスン事件
2006（平成18）年12月に当時訪問介護事業大手「コムスン」の全国の事業所による不正請求等が発覚。指定取消にとどまらず、コムスン本体の他社への譲渡に及んだ事件。この事件を契機に事後規制等の不正に対する制度強化が実施された。

指定取消処分等の状況
近年の指定取消・効力の停止処分の件数は、平成28年度244件、平成29年度257件、平成30年度153件、令和元年度153件、令和2年度109件となっている。法人種別ごとの状況は各年通じて営利法人が1位。令和2年度は109件中85件を占めている。サービス種別ごとの状況は、令和2年度109件中、訪問介護事業所が26件、居宅介護支援事業所が12件である[5]。

連座制
取消処分を受けた法人が複数の介護サービス事業を経営する場合、傘下の事業所も「連座」して指定更新を受けることができないとした制度。

D. 介護保険サービスにおけるガバナンス、コンプライアンスの動向

[1] 業務管理体制の強化

　2008（平成20）年5月に「介護サービス事業者の不正事案の再発を防止し、介護事業運営の適正化を図る」として、**介護保険法等の一部を改正する法律**が国会で成立し、2009（平成21）年5月に施行された。

　主な改正点は以下の5点である。

①業務管理の体制整備（事業規模に応じた法令遵守体制整備）

②本部への立ち入り検査等（大規模事業者への検査権創設）

③処分逃れ対策（事業所の廃止届等の事後から事前届に変更等）

④指定・更新の欠格事由の見直し（連座制適用の弾力化等）

⑤サービス確保対策の充実（事業廃止時の事業者のサービス確保の義務化）

　特に①業務管理の体制整備（介護保険法第9節115条32～34）については、すべての介護保険サービス事業者を対象として、事業規模に応じた所定の体制を整備し届出を求めることで、事業所のコンプライアンスについての責任の所在を明確にし、適正にガバナンスを機能させ、不正防止や給付等の適正化を推進しようという狙いがあると言える。

　また国は、業務管理体制の整備状況、運用実態の報告を定期的に求め、事業者の規模や組織形態に応じて有効に機能する仕組みとなっているか確認し、必要に応じて改善に向け事業者が自主的に取り組めるよう助言を行うために**一般指導検査**を実施するとしている。各自治体では**書面検査**や**実地検査**により実施されている。

[2] 福祉サービスにおける業務管理体制の動向

　業務管理体制とは、指定取消事案などの不正行為を未然に防ぎ、利用者の保護と介護事業運営の適正化を図ることを目的として、「法令遵守」の義務の履行を確保するための体制のことを言う。

　現実に起きた大手事業者による不正事件が、単に事業者を罰して指定取消しを行うことだけでは解決せず、かえって利用者の利益が守れないような事態が発生したことによるところが大きい。

　事業所数などの規模に応じて「法令遵守責任者の選任」、「法令遵守マニュアルの整備」、「法令遵守に係る監査」を実施する業務管理体制の整備と所轄庁への届出が義務づけられている（介護保険法115条の32、介護保険法施行規則140条の39）（**表7-2、表7-3**）。

障害者領域での業務管理体制の整備

2012（平成24）年4月から、障害者自立支援法等の改正により、基本的に介護保険法と同様の仕組みによる業務管理体制の整備及び事業者からの報告徴収や事業者本部等への立ち入り権限の付与等の事業者に対する義務付けが強化された（「業務管理体制の整備等の施行について」厚生労働省社会・援護局障害保健福祉部企画部長障企発0330第5号、障障発0330第12号2012〔平成24〕年3月30日）。なお、障害者自立支援法は2013（平成25）年4月1日から「障害者総合支援法（障害者の日常生活及び社会生活を総合的に支援するための法律）」に名称を変更し改正されている。

一般指導検査

通常、定期的に介護保険法等に基づき、利用者本位のサービス提供、適正な保険給付の確保、サービスにかかる指定基準等の遵守、虐待防止法や個人情報保護に関しての適切な措置、適正な会計処理等を主眼に事業者を書面検査または実地検査により実施する。

書面検査

事業者が管轄自治体等に提出した書面により実施すること。

実地検査

管轄自治体等の担当者が事業所に赴き、検査を行うこと。

表7-2 業務管理体制の整備

業務管理体制の内容			業務執行の状況の監査を定期的に実施
		業務が法令に適合することを確保するための規程（法令遵守規程）の整備	業務が法令に適合することを確保するための規程（法令遵守規程）の整備
	法令を遵守するための体制の確保にかかる責任者（法令遵守責任者）の選任	法令を遵守するための体制の確保にかかる責任者（法令遵守責任者）の選任	法令を遵守するための体制の確保にかかる責任者（法令遵守責任者）の選任
事業所等の数	1以上20未満	20以上100未満	100以上

出典）厚生労働省ウェブサイト「介護サービス事業者の業務管理体制整備に関する届出について」を一部筆者改変.

表7-3 各事業者が運営する事業所等の所在地状況による届出先

区　　分	届出先
①指定事業所が3以上の地方厚生局管轄区域に所在する事業者	厚生労働大臣
②指定事業所が2以上の都道府県に所在し、かつ、2以下の地方厚生局管轄区域に所在する事業者	主たる事務所の所在地の都道府県知事
③指定事業所が同一指定都市内にのみ所在する事業者	指定都市の長
④指定事業所が同一中核市内にのみ所在する事業者（※2）	中核市の長
⑤地域密着型サービスのみを行う事業者で、指定事業所が同一市町村内にのみ所在する事業者	市町村長
⑥①から⑤以外の事業者	都道府県知事

（※1）事業所数には、介護予防事業所は含むが、みなし事業所及び総合事業における介護予防・生活支援サービス事業所は、含まない。
　　　みなし事業所とは、病院等が行う居宅サービス（居宅療養管理指導、訪問看護、訪問リハ及び通所リハ）であって、健康保険法の指定があったとき、介護保険法の指定があったものとみなされている事業所のこと。
（※2）指定事業所に介護療養型医療施設を含む場合の事業者を除く。（届出先は、都道府県知事）
出典）厚生労働省ウェブサイト「介護サービス事業者の業務管理体制について」p.1.

[3] 福祉サービスにおける内部管理体制の動向

　一定の事業規模を超える法人が、法人のガバナンスを確保するために、理事の職務の執行が法令および定款に適合することを確保するための体制、その他社会福祉法人の業務の適正を確保するために必要な体制の整備することを**内部管理体制の整備**と言う[6]。

　2016（平成28）年3月、福祉サービスの供給体制の整備および充実を

業務執行の状況の監査
業務執行の状況の監査を定期的に実施する体制。各種法人に対応する各法の規定に基づき、監事または監査役が法および法に基づく命令の遵守の状況を確保する内容を盛り込んでいる監査規定、規定を作成していない場合は、監査担当者または担当部署による具体的な監査の実施体制と方法の整備。

法令遵守規程
業務が法令に適合することを確保するための規程。規程の内容は、事業者の従業員がたとえば日常の業務運営に当たり、法および法に基づく命令の遵守を確保するための注意事項や標準的な業務プロセス等を記載したもの等を想定している。

中核市
介護サービス事業者について、以下の介護サービス（①指定居宅サービス事業者、②指定居宅介護支援事業者、③指定介護予防サービス事業者、④指定介護予防支援事業者、⑤指定介護老人福祉施設、介護老人保健施設及び介護医療院の開設者）に係る指定事業所が一の中核市にとどまる場合には、業務管理体制の整備に関する届出の受理、立入検査等の事務・権限を都道府県から中核市へ移譲された。

図ること、社会福祉法人制度について経営組織のガバナンスの強化、事業運営の透明性の向上等の改革を進めることを目的に社会福祉法の一部が改正された。

主な改正内容は「社会福祉法人制度の改革」とされ、①「経営組織のガバナンスの強化」、②「事業運営の透明性の向上」、③「財務規律の強化」、④「地域における公益的な取組を実施する責務」、⑤「行政の関与の在り方」の5つが掲げられた。

(1) 経営組織のガバナンスの強化

これまで保育所のみを運営する法人については任意であった議決機関としての**評議員会**を必置とした（小規模法人には経過措置）（**図7-1**）。一定規模以上の法人への会計監査人の導入が義務づけられた。

図7-1　評議員・評議員会の改正のポイント

		（現行）	（改正後）
評議員会	位置付け	諮問機関（原則）	法人運営に係る重要事項の議決機関 ・役員の選任、解任　等
	設置義務	任意設置 ※通知において、保育所等のみを経営する法人以外には、設置を求めている。	必置
評議員	資格	社会福祉事業に関心を持ち、又は学識経験のある者で、当該法人の趣旨に賛成して協力する者 ※地域の代表者を加えるとともに、利用者家族を加えることが望ましい。	社会福祉法人の適正な運営に必要な識見を有する者 ※法人において、上記の者として適正な手続により選任されるものであれば、特段の制限はない。
	員数	13名以上 （理事の定数（6名以上）の2倍を超える数）	7名以上 （理事の員数（6名以上）を超える数） ※経過措置の対象法人は、3年間4名以上（平成27年度収益が4億円以下の法人）
	理事との兼務	可能	不可
	親族等特殊関係者の制限	各評議員について、特殊関係に当たる者を一定数に制限（理事と同様）	各評議員・各役員について、特殊関係に当たる者は評議員にはなれない。 ※他の同一法人の制限については、社会福祉法人を対象外とするとともに、それ以外の法人は1/3の上限を設ける。
	選任方法	理事会の同意を得て、理事長が委嘱	定款で定める方法（例：評議員選任・解任委員会）によって選任 ※理事が評議員を選任・解任する旨の定めは法律上認められない。

出典）厚生労働省「社会福祉法人制度改革について」厚生労働省ウェブサイト，p.9.

(2) 事業運営の透明性の向上

財務諸表・現況報告書、役員報酬基準等について公表することが義務化され、公表にかかる規定が整備された。インターネットによるウェブサイトが普及したことから、閲覧規定にかかわらず誰もが随時に閲覧できることが求められた。

(3) 財務規律の強化

適正・公正な支出管理を行うため、役員報酬基準の作成と公表、内部留保の明確化、**社会福祉充実残額**の明確化と社会福祉事業または公益事業の新規実施・拡充に係る計画作成の義務化等および役員等関係者への特別の利益供与の禁止を規定した。

(4) 地域における公益的な取組を実施する責務

社会福祉事業等を行う際に、無料または低額な料金で福祉サービスを提供することを責務として規定した。

(5) 行政関与の在り方

所管庁による指導監督の機能強化。国・都道府県・市の権限移譲と連携、等。

［4］会計監査人の設置

会計監査人の導入の意義は、法人の信頼性向上、業務の透明化等を実現するなどのメリットがあるとされている。

会計監査の対象（法定監査対象）は、法人単位の計算書類とされている。会計監査人は、計算書類が適正であると判断するために、書類作成の過程が適正であることを確認することなどから、誤りが発見されれば、法人に指導を行い、改善を促していく。

会計監査人導入の効果やメリットについて、以下の5つが挙げられる[7]。

①信頼性の向上：外部の監査を経ることで計算書類の信頼性が向上する。

②業務の透明化：手順や責任が明確になり不正が起きにくい体制が整備される。

③業務の標準化：全拠点で標準化・可視化が進み、円滑な異動や引継ぎが可能となる。

④業務の効率化：他法人での例等、より効率的な業務の進め方を提案

⑤職員のスキル向上：会計監査人への相談等により業務への理解促進が図

社会福祉充実残額
純資産の額から事業の継続に必要な財産額（①事業に活用する土地・建物等、②建替、修繕に要する資金、③必要な運転資金、基本金および国庫補助等特別積立金）を控除した額のこと。

表7-4　会計監査人の設置対象法人

法人の事業規模	現在	今後（国通知）
事業活動収益 30 億円超または負債 60 億円超	必置	―
事業活動収益 20 億円超または負債 40 億円超	任意設置	必置化延期中
事業活動収益 10 億円超または負債 20 億円超	任意設置	必置化延期中
事業活動収益 10 億円以下または負債 20 億円以下	任意設置	―

出典）東京都福祉保健局指導監査部指導調整課「会計監査人設置の手引き（令和2年1月16日）」東京都福祉局ウェブサイト，p.4 を筆者一部改変.

られる。

2017（平成29）年から収益30億円を超える法人または負債60億円を超える法人を対象に実施された（**表7-4**）。今後は実施状況を踏まえて必要に応じて見直しを検討するとしている（2023〔令和5〕年12月現在、適用拡大は延期されている）。

［5］権限移譲と責任のルール化

1993（平成5）年、国会での「地方分権の推進に関する決議」を契機として、国と地方の関係を、上下・主従の関係から対等・協力の関係に転換する理念に基づき、機関委任事務の廃止や国が法令で事務の実施や方法を縛っていた**義務付け、枠付け**を見直し、地方公共団体が自らの判断と責任において行政を実施する仕組み（ルール）に改めることを通じて、地域の実情に合った最適な行政サービスの提供を実現することを目的として、行政の各分野において「権限移譲」が行われている[8]。

背景には、日本の出生数が80万人を下回り大半の自治体の人口が減少動向にある。2040年頃以降は人口減少が一層進み、高齢者人口がピークを迎えることが見込まれている。そのような中にあっても将来にわたり生活を支える行政サービス提供の持続可能性を保持し、住民に身近で地域課題に総合的に対応する地方公共団体の責任と役割が重要とする認識に基づいている。

この間、国、都道府県、市区町村の介護保険の居宅サービスや施設サービスの指定基準が**条例委任**の所管庁などについて見直しが行われてきた（**表7-5**）。2013（平成25）年12月に「事務・権限の移譲等に関する見直し方針について」の閣議決定を受けて、社会福祉法人に関する指導監督の権限が国から都道府県、都道府県から市区町村に移譲された。

2016（平成28）年度の社会福祉法の一部等の改正（同年4月1日施行）では、

①2以上の都道府県の区域で事業を行う法人に関する認可等の権限を地方厚生局から都道府県に移譲した。

②都道府県の区域で事業を行う法人であって、主たる事務所が指定都市に所在する法人に関する認可等の権限を都道府県から指定都市に移譲した。

いわゆる**地域主権改革一括法**により、それまで国や都道府県自治体が有していた権限を、基礎自治体（市区町村）に大幅に移譲した[9]。

義務付け・枠付け
自治体に事務を処理することを法律で義務づけたり、あるいは事務を処理するに当たっての基準等を国が定めたりすること。

条例委任
地方自治法14条1項により、地方公共団体は法令に違反しない限り、同法2条2項の事務に関し条例を制定することができるとされている。

権限移譲の例
第4次一括法により幼保連携型以外の認定こども園の認定事務等が都道府県から指定都市および中核市へ、介護サービス事業者の業務管理体制の監督権限が都道府県から中核市へ移譲されるなど、中核市への権限移譲が進んだ。また介護保険の地域密着型サービス「小規模多機能型居宅介護」の利用定員に関する基準が「従うべき基準」から「標準」に見直され、市町村が独自に基準を定めることが可能となった。

地域主権改革一括法
正式名称は「地域の自主性及び自立性を高めるための改革の推進を図るための関係法律の整備に関する法律」。

表7-5　条例委任する場合の基準設定の類型

	「参酌すべき基準」型	「標準」型	「従うべき基準」型
法的効果	○「参酌すべき基準」とは、十分参照しなければならない基準	○「標準」とは、通常よるべき基準	○「従うべき基準」とは、必ず適合しなければならない基準
	○条例の制定に当たっては、法令の「参酌すべき基準」を十分参照した上で判断しなければならない	○条例の内容は、法令の「標準」を標準とする範囲内でなければならない	○条例の内容は、法令の「従うべき基準」に従わなければならない
異なるものを定めることの許容の程度	法令の「参酌すべき基準」を十分参照した結果としてであれば、地域の実情に応じて、異なる内容を定めることは許容	法令の「標準」を標準としつつ、合理的な理由がある範囲内で、地域の実情に応じた「標準」と異なる内容を定めることは許容	法令の「従うべき基準」と異なる内容を定めることは許容されないが、当該基準に従う範囲内で、地域の実情に応じた内容を定めることは許容
備　考	「参酌する行為」を行ったかどうかについて説明責任（行為規範） ⇒「参酌する行為」を行わなかった場合は違法 「参考とすべき基準」「斟酌すべき基準」「勘案すべき基準」「考慮すべき基準」も同じ	「標準」と異なる内容について説明責任 ⇒合理的な理由がない場合は違法 「準則」も同じ	「従うべき基準」の範囲内であることについて説明責任 ⇒基準の範囲を超える場合は違法 「定めるべき基準」「遵守すべき基準」「適合すべき基準」「よるべき基準」も同じ

出典）内閣府ウェブサイト「条例委任する場合の基準設定の類型　別紙2」.

2. 社会福祉施設（事業）の設置管理基準

A. 設置管理基準（人員・設備・運営に関する基準）

　社会福祉事業は国民の日々の生活に深くかかわるものであるため、設置認可から設置後の運営に至るまで、社会福祉法および関係法令によってその経営が適正に実施される仕組みが設けられている。たとえば、当該事業の経営を行おうとする際には、事業の開始前に都道府県知事に事業開始にかかる届出をしなければならず、社会福祉法や当該施設および事業を規定する個別法と政令等で定められる手順において、所轄庁の認可・認証を受ける必要がある。

　また、都道府県知事は、社会福祉法の目的を達成するため、社会福祉事業を経営する者に対して、必要と認める事項の報告を求めること、施設、帳簿、関係書類の検査や経営状況の調査をすることができる（社会福祉法70条）。そして、必要に応じて改善命令（同法71条）や許可の取消し等（同法72条）を行える権限と責任が与えられている。

　もともと、戦後日本の福祉サービスの根幹を成してきた措置制度は、国および地方公共団体が行政権限を行使する形で生活困窮者や要援護者を救済する仕組みとして創設されたものであり、その行政権限の受託先として社会福祉法人等が位置づけられてきた。そして、行政権限を受託する社会福祉法人等には、運営する施設種別により国が定める施設や人員を含む設置管理基準（人員・設備・運営に関する基準）が示され、そこに明記される要件を遵守することが絶対条件とされてきた（**表7-6**）。

　他方、社会福祉基礎構造改革を経て「措置から契約へ」という福祉サービス利用システムの変革が導かれたことで、介護保険制度、行政との契約方式、事業費補助方式等の仕組みが並存する形となっている。

　民営化へと舵が切られた介護保険制度においては、介護保険施設や医療系サービスを除き、ほとんどの居宅サービスについては株式会社等の営利法人が設置主体別で1位か2位となっている。また、障害者福祉分野でも、居宅介護事業や重度訪問介護事業では営利法人が設置主体別で1位となっており、他の多くの事業で社会福祉法人に次いで2位となっている。措置費（運営費）支弁施設である保育所でも2001（平成13）年より株式会社等の営利法人も設置者として認められるなど、従来の地方公共団体と社会

表 7-6　人員・設備・運営に関する基準の例

施設	人員基準	施設・設備基準
介護老人福祉施設（特別養護老人ホーム） ● 特別養護老人ホームの設備および運営に関する基準 ● 指定介護老人福祉施設の人員、設備および運営に関する基準	医師、生活相談員（入所者 100 人まで 1 人、その端数を増す毎に 1 人以上）、介護職員または看護職員（常勤換算法で入所者 3 人につき 1 人以上）、看護職員（入所者 30 人未満 1 人以上、30-49 人で 2 人以上、50-129 人で 3 人以上、130 以上の場合 50 またはその端数を増す毎に 1 人以上加配）、栄養士（1 人以上）、機能訓練指導員（1 人以上）、介護支援専門員（1 人以上、入所者の数が 100 またはその端数を増す毎に 1 人加配）	［ユニット型］ 居室（居室定員 1 人、必要と認められる場合は 2 人可、1 人当たり 10.65 m² 以上、2 人定員は 21.3 m² 以上、共同生活室に近接）、ユニットの定員（概ね 10 人以下）、共同生活室（2 m²×ユニット入居定員以上）、浴室、洗面設備、便所、医務室（医療法上の診療所）、廊下幅（1.8 m 以上、中廊下幅は 2.7 m 以上、往来に支障なければ 1.5 m 以上、中廊下幅は 1.8 m 以上で可）、消火設備、調理室、洗濯室または洗濯場、汚物処理室、介護材料室、事務室等
通所介護（老人デイサービスセンター）	常勤管理者、生活相談員（サービス提供時間帯 1 名以上）、看護職員（専従 1 人以上）、介護職員（利用者 15 人まで 1 人以上、5 人または端数を増す毎に 1 人加配）、機能訓練指導員（1 人以上）	食堂および機能訓練室（3 m²×利用定員数以上）、静養室、相談室および事務室、消火設備等
保育所 ● 児童福祉施設の設備および運営に関する基準	保育士（乳児 3 人につき 1 人以上、満 1 歳～3 歳未満児 6 人につき 1 人以上、満 3 歳～4 歳未満児 20 人につき 1 人以上、満 4 歳以上児 30 人につき 1 人以上）、嘱託医師、調理員	乳児室（1 人 1.65 m² 以上）またはほふく室（1 人 3.3 m² 以上）、保育室または遊戯室（1 人 1.98 m² 以上）、屋外遊技場（2 歳以上 1 人 3.3 m² 以上）、医務室、調理室、便所、保育に必要な備品、転落防止設備、非常警報器具または非常警報装置等
児童養護施設 ● 児童福祉施設の設備および運営に関する基準	児童指導員および保育士（三歳未満児 2 人につき 1 人、三歳以上児 4 人につき 1 人、少年 6 人につき 1 人（児童 45 人以下の施設は 1 人加配）、個別対応職員、家庭支援専門相談員、栄養士（定員 40 人以上）、調理員、看護師（乳児 1.7 人につき 1 人以上）、嘱託医、心理療法担当職員（10 人以上に心理療法を行う場合）、職業指導員（職業指導を行う場合）	居室定員（4 人以下（乳幼児のみの居室は定員 6 人以下））、居室面積（1 人 4.95 m² 以上、年齢に応じて性別居室）、便所（男女別）、調理室、浴室、医務室、静養室（児童定員 30 人以上）、職業指導に必要な設備
指定障害者支援施設 ● 障害者総合支援法に基づく指定障害者支援施設等の人員、設備および運営に関する基準	［生活介護］ サービス管理責任者（1 人以上常勤、利用者 60 人以下 1 人以上、利用者 61 人以上の場合 40 またはその端数を増す毎に 1 人以上加配）、看護職員、PT または OT または生活支援員（平均障害程度区分 4 未満：利用者の数を 6 で除した数、平均障害程度区分 4 位上 5 未満：利用者の数を 5 で除した数、平均障害程度区分 5 以上：利用者の数を 3 で除した数）、生活支援員および看護職員（生活介護単位毎 1 人以上）、医師	居室定員（4 人以下）、居室面積（1 人 9.9 m² 以上）、訓練・作業室、食堂、浴室、洗面所、便所、相談室および多目的室、廊下幅（1.5 m 以上、中廊下 1.8 m 以上、廊下の一部拡幅等）、必要な設備、収納庫、ブザー等

出典）筆者作成.

福祉法人が半ば独占的に福祉サービスを提供してきた時代とは異なり、福祉多元化は急速に進みつつある。

このような福祉多元化が進む中で、設置管理基準に求められる役割についても、公的責任の範疇にあって措置権者から受託した責務を果たすための役割のみならず、契約によってサービスを利用する利用者へサービスの質を約束する役割も加えられてきている。

とりわけ、生活の場となる社会福祉施設にあっては、建物の構造および設備は利用者の生活の質に大きな影響を与え、対人援助サービスがマンパワーに影響を受けることから、設置管理基準が示している施設・設備基準や人員基準をミニマムスタンダードとして、事業者の経営努力を図ることも可能となりつつある。

B. 監査（社会福祉法人・社会福祉施設）

［1］内部監査

（1）監事による監査

関係法令および設置管理基準の遵法性を担保するため、社会福祉法人は内部監査の仕組みとして**監事**を選任することが求められている。そして、監事には、理事および当該法人の財務状況を監査する責務が与えられている。

社会福祉法人の監事は、当該法人の職員、理事および評議員を兼務することは認められておらず、また当該法人の職員や役員に親族やその他の特殊の関係がある者がいてはならない。

2017（平成29）年度からの**社会福祉法人制度改革**により、すべての社会福祉法人に設置が義務づけられた評議員会において、理事および監事が選任がなされることとなった。

監事の「権限」としては、①当該法人の理事の業務執行状況および法人の計算書類等の監査、②毎年監査報告書の作成、③理事や職員に対して事業の報告要求と業務・財産の状況調査、④理事会の招集請求、⑤理事の行為の差止め請求（法人に著しい損害が生じるおそれがあるとき）、⑥会計監査人の解任、などがある。

監事の「義務」としては、善管注意義務はもとより、①理事会への出席義務、②理事会への報告義務（理事の不正行為またはそのおそれ、法令・定款違反、著しく不当な事実があるとき）、③評議員会の議案等の調査・報告義務（報告義務については、法令・定款違反または著しく不当な事項がある場合）、④評議員会における説明、などとなっており、法人運営に

監事
監事は2名以上で、①「社会福祉事業について見識を有する者」と②「財務管理について見識を有する者」が含まれなければならない（社会福祉法44条）。任期は選任後2年以内に終了する会計年度の最終の評議員会までとされ、再任は可能である。

社会福祉法人制度改革
2017（平成29）年度から改正となった社会福祉法人制度改革では、①経営組織のガバナンスの強化、②事業運営の透明性の確保、③財務規律の強化、④地域における公益的な取組を実施する責務、⑤行政の関与のあり方、の大きく5つの改正がなされた。

おいて重要な役割を担う。

(2) 法令遵守体制の整備

2008（平成 20）年の介護保険法改正により、すべての事業者は法令遵守責任者を選任し、法人（企業）が運営する介護サービス事業所の数に応じて、法令遵守規定の整備（事業所数 20 以上 100 未満）、業務執行上の定期監査（事業所数 100 以上）等の管理体制整備と届け出が求められている。同様に、障害福祉サービス事業者についても 2012（平成 24）年 4 月より業務管理体制の整備および届け出が義務づけられている。

(3) 会計監査人および内部管理体制

外部の第三者機関等に委託して、事業所や施設の監査を行うものであり、公認会計士による公認会計士監査や監査法人による監査等がある。外部へ委託することから外部監査としての位置づけがなされるものである。

会社法等において必須とされる公認会計士監査等については、これまで、社会福祉法人に法的には求められていなかったが、2017（平成 29）年度からの社会福祉法人制度改革において、一定規模の法人については**会計監査人の設置**が義務づけられている。会計監査人の業務範囲は**図 7-2** の通りである。なお、会計監査人を置く法人では、計算書類等は、理事会の承認を得る前に会計監査人による監査が適正に行われているときには、監事による計算書類等の監査を省略できる。

会計監査人の設置
会計監査人の設置が義務づけられているのは、前年度決算において収益 30 億円または負債 60 億円を超える法人である。今後、段階的に収益 20 億円または負債 40 億円以上、収益 10 億円または負債 20 億円以上へと対象が拡げられることとなっている。

図 7-2　会計監査人の業務範囲

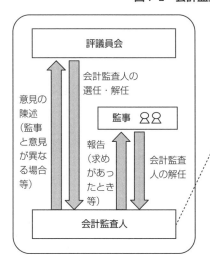

【会計監査人の権限（主なもの）】
- 計算書類等の監査
- 会計帳簿等の閲覧・謄写、会計に関する報告要求（理事、使用人に対し）
- 定時評議員会における意見の陳述（計算書類の適合性について監事と意見が異なる場合）

【会計監査人の義務（主なもの）】
- 善管注意義務（→理事と同じ）
- 監事への報告義務（理事の不正行為、法令定款違反の重大な事実を発見したとき、監事からの求めがあったとき）
- 定時評議員会における意見の陳述（会計監査人の出席を求める決議があったとき）

【会計監査人の責任】
- 損害賠償責任については理事と同じ。刑事罰については、贈収賄罪は適用あり。

出典）厚生労働省社会・援護局福祉基盤課「社会福祉法人制度改革の施行に向けた全国担当者説明会資料（平成 28 年 11 月 28 日）」厚生労働省ウェブサイト，2016，p.40.

会計監査人の設置のほか、2017（平成 29）年度より一定の事業規模を超える法人は、法人のガバナンスを確保するために、理事の業務執行が法令および定款に適合することを確保するための体制として内部管理体制の整備を行うこととなっている（**表7-7**）。

表 7-7　内部管理体制の内容

① 理事の職務の執行に係る情報の保存及び管理に関する体制
② 損失の危険の管理に関する規程その他の体制
③ 理事の職務の執行が効率的に行われることを確保するための体制
④ 職員の職務の執行が法令及び定款に適合することを確保するための体制
⑤ 監事がその職務を補助すべき職員を置くことを求めた場合における当該職員に関する事項
⑥ ⑤の職員の理事からの独立性に関する事項
⑦ 監事の⑤の職員に対する指示の実効性の確保に関する事項
⑧ 理事及び職員が監事に報告をするための体制その他の監事への報告に関する体制
⑨ ⑧の報告をした者が当該報告をしたことを理由として不利な取扱いを受けないことを確保するための体制
⑩ 監事の職務の執行について生ずる費用の前払又は償還の手続その他の当該職務の執行について生ずる費用又は債務の処理に係る方針に関する事項
⑪ その他監事の監査が実効的に行われることを確保するための体制

出典）厚生労働省社会・援護局福祉基盤課「社会福祉法人制度改革の施行に向けた全国担当者説明会資料（平成 28 年 11 月 28 日）」厚生労働省ウェブサイト，2016，p.44.

［2］行政による指導監査（社会福祉法人）

このような、内部監査を含む法令遵守の仕組みのみならず、社会福祉法人および社会福祉施設に対しては、社会福祉法 56 条（一般的監督）、同法 58 条（助成および監督）、同法 70 条（調査）の規定および個別法の「報告の徴収等」に基づいて、地方公共団体の責任のもとで指導監査体制が構築されている。

その目的は法令等に基づく適正な事業実施と利用者の立場に立った質の高いサービスの提供であり、地方公共団体が指導監査の方針、実施時期および具体的方法等について実施計画を策定したうえで指導監査が実施される。その種類は、**一般指導監査**、**特別指導監査**、の 2 種類である。

通常の場合の一般指導監査は、毎年度法人から提出される報告書類により運営状況を確認しつつ前回の指導監査の状況を勘案し、①法人の運営について、法令および通知等に照らし、特に大きな問題が認められなく、②法人が経営する施設および法人の行う事業について、施設基準、運営費ならびに報酬の請求等に関する大きな問題が特に認められない場合は、3 年

一般指導監査
社会福祉法その他関係法令、関係通知等における遵守状況および最低基準等の実施状況について定期的に行い、運営全般について必要な助言指導を行う。

特別指導監査
社会福祉法人・施設の運営に特に問題を有する場合または不祥事等が発生した場合等に重点的かつ継続的に指導監査を実施する。

に1回となっている。

　会計監査人による監査等の支援を受け、会計監査人の作成する会計監査報告等が次の各号に該当する場合には、所轄庁が毎年度法人から提出される報告書類を勘案のうえ、当該法人の財務の状況の透明性および適正性ならびに当該法人の経営組織の整備およびその適切な運用が確保されていると判断するときは、一般監査の実施の周期を5年に1回とすることができる。

　なお、会計監査人を設置していない法人であっても、公認会計士、監査法人、税理士または税理士法人による財務会計に関する内部統制の向上に対する支援または財務会計に関する事務処理体制の向上に対する支援を受けた法人の場合や、「良質かつ適切な福祉サービスを提供するよう努めている」と所轄庁が判断する場合は、一般指導監査を4年に1回とすることができる。

　実際の指導監査では、施設の理念・運営方針、設備基準の適合状態、職員配置と勤務体制、各種の規程の整備、非常災害対策、サービス利用の手続き、個々のサービスに関連する事項、衛生管理、協力機関との連携、苦情解決体制、地域との連携、事故防止および発生時の対応等、極めて多岐に及ぶ内容について監査する仕組みとなっている。

　指導監査の結果、改善を要する事項については、改善措置の文書による指導が行われ、具体的改善措置について期限を付して報告させ、必要がある場合は改善状況の確認のための再調査が実施される。また、指導に係る事項の改善が図られない場合は、個々の事例に応じて改善を命ずる等の所要の措置がなされる。その一つに特別監査が位置づけられている。

　特別監査は、運営等に重大な問題を有する法人を対象として実地にて随時実施される監査であり、運営等に重大な問題や不祥事が発生した法人には、改善が図られるまで重点的・継続的に指導監査がなされる。

　そして、指導監査の結果として重大な法令違反などが明らかになった場合は、業務の全部または一部の停止、理事の解職勧告、法人の解散命令等も検討のうえ、適切な改善措置がなされる（**図7-3**）。

図7-3 指導監査の流れ

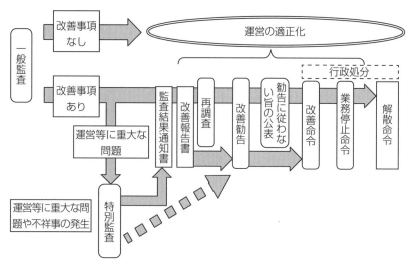

出典）厚生労働省ウェブサイト「社会福祉法人に対する指導監督」.

C. 指導監督（介護保険法、障害者総合支援法）

[1] 集団指導・実地指導

介護保険制度に関する指導監督は、厚生労働省が定める「介護保険施設等指導指針」および「介護保険施設等実施指導マニュアル」によってなされる「指導」と、「介護保険施設等監査指針」による「監査」の二重構造となっている点に特徴がある。

「指導」については**集団指導**と**実地指導**の2つの方法がある。

集団指導では、指定基準遵守の周知徹底と介護報酬請求に係る過誤や不正を防止することを目的として、制度概要や法改正の内容、介護報酬請求事務の取扱い等を講習方式で実施される。

これに対して、実地指導では、基準の遵守状況、身体拘束や虐待防止を含む処遇やサービスの質的向上とともに、各種加算の取扱いを含む具体的な介護報酬請求について実地にて指導するものであり、都道府県においては介護保険法24条（帳簿書類の提示等）、市町村においては同法23条（文書の提示等）の規定による報告徴収を行うことができる点で集団指導とは趣旨が異なる。

実地指導の主な内容は、運営指導と報酬請求指導であり、運営指導では高齢者虐待防止、身体拘束の廃止、地域との連携、ケアプランの作成からケアプランに基づくサービス提供などの具体的なサービス提供について指導される。そして、報酬請求指導では、報酬基準に基づいた実施体制の確

集団指導
都道府県または市町村が指定・許可の権限を持つサービス事業者を一定の場所に集めて必要な指導を講習の方法によって行う。

実地指導
指導の対象となるサービス事業者等の事業所において実地に行う指導であり、都道府県または市町村が単独で行う「一般指導」と厚生労働省および都道府県または市町村が合同で行う「合同指導」に分けられる。

保、多職種協同によるサービス提供等の基本的な考え方や基準に定められた算定条件に基づいた運営および請求が適切に実施されているかを、ヒアリングにより確認し、不適切な請求の防止とよりよいケアの質の向上を目的とする指導がなされる。とりわけ、介護保険法における法令や基準違反の多くが介護報酬の加算の算定に係るものや虚偽の請求に関するものであるため、介護報酬と請求等に関する事項について周知徹底させ適正な運営を指導する仕組みとして位置づけられている。

［2］監査

　介護保険施設等指導監督指針に定められる「監査」は、勧告・命令・指定取消し等の行政上の措置が、該当する指定基準違反、著しい運営基準違反、介護報酬の不正請求が認められる場合や、その疑いのある事業者に対して行われる。たとえば、実地指導により確認された内容によって監査に切り替えられる場合のほか、保険者、国民健康保険団体連合会、地域包括支援センター等への苦情や通報がなされた場合、介護給付費適正化システムの分析から特異傾向を示す事業者等も「要確認情報」があると認められ実地検査の対象とされる。監査方法としては、市町村および都道府県は、帳簿書類を提出させ、職員等へ聴取を命じるか事業所へ立ち入って事実確認を行う（実地検査）。そして、事実確認がなされた場合は、改善勧告、改善命令、指定の取消（指定効力の全部または一部取消）が行政処分としてなされる。なお、指定の取消がなされた場合には、行政手続法13条に基づいて聴取や弁明の機会が与えられる（**表7-8**）。

表 7-8　介護保険制度における指導監督について

〔指導〕

【集団指導】

○制度管理の適正化を図るため、制度理解に関する指導のほか、実地指導で把握された注意喚起が必要な事項や好事例等の紹介等を実施（年1回以上）

（指導内容例）・介護保険法の趣旨・目的の周知及び理解の促進
- 指定・更新事務などの制度説明
- 実地指導における指導結果の説明や介護サービスの質の向上に取り組んでいる好事例等の紹介
- 非常災害対策、労働基準法令遵守、衛生管理等、事故防止対策などの周知
- 介護報酬請求に係る過誤・不正防止の観点から適正な請求事務指導

【実地指導】

○政策上の課題である「高齢者虐待防止」、「身体拘束廃止」等に基づく運営上の指導を実施
○一連のケアマネジメントプロセスの重要性について理解を求めるためのヒアリングを行い、個別ケアの推進について運営上の指導を実施
○不適切な報酬請求防止のため、特に加算・減算について重点的に指導を実施

【監査】

○入手した各種情報（※）により人員、設備及び運営基準等の指定基準違反や不正請求が認められる場合、又はその疑いがあると認められる場合に実施

（※）• 通報・苦情・相談等に基づく情報
- 国保連・保険者からの通報情報
- 介護サービス情報の公表制度に係る報告の拒否等に関する情報
- 国保連、地域包括支援センター等へ寄せられる苦情
- 介護給付費適正化システムの分析から特異傾向を示す事業者

出典）厚生労働省「介護保険制度における指導監督について（平成22年9月24日）」第33回社会保障審議会介護保険部会資料　資料3, 2010, p.2.

［3］障害者サービス事業者への指導監査

　障害者総合支援法に基づく指定障害福祉サービス事業者等に対する指導監査についても、介護保険制度と同様に、指導と監査に分けた仕組みとされている。

　指導については、自立支援給付対象サービス等の取扱いや自立支援給付に係る費用の請求等に関する事項について周知徹底させることを方針とする「指定障害福祉サービス事業者等指導指針」によって定められており、都道府県および市町村が事業者を一定の場所に集めて講習等の方法で行う**集団指導**と、「主眼事項および着眼点」に基づき、関係書類を閲覧しながら実地において面談方式で行う**実地指導**が行われている。

　指定基準違反等に対して事実関係を的確に把握し、公正かつ適切な措置を採ることを主眼とする監査については、介護保険制度と同様に勧告・命

集団指導
①新たに開始した事業者等については、おおむね1年以内にすべてを対象として実施する。②実地指導の対象外とされた障害福祉サービス事業者等のうち、サービス等の取扱い、費用の請求の内容、制度改正内容および過去の指導事例等に基づく指導内容に応じて集団を選定して実施する。

令・指定取消し等の措置を前提とし、事業者に対して報告や帳簿書類等の提示や、出頭での質問、当該事業所への立ち入りによる検査（実地検査）を行う。監査対象事業者の選定については、市町村・相談し事業所等に寄せられる通報・苦情・相談に基づく情報や、実地指導において確認された情報等をもとに選定される。

注)

　ネット検索によるデータ取得は，2023年11月28日.

(1) 高野範城・荒中・小湊純一『高齢者・障害者の権利擁護とコンプライアンス—法律家と実務家が多くの事例をもとに記す』高齢者・障害者の権利擁護実務シリーズ2，あけび書房，2005，pp.10-11.

(2) 労働に関するCSR推進研究会「労働に関するCSR推進研究会報告書（平成20年3月）」厚生労働省ウェブサイト，p.2.

(3) 労働政策研究・研修機構ウェブサイト「CSR経営と雇用—障害者雇用を例として」労働政策研究報告書　No.32，2005，p.11.

(4) 梶村慎吾編『社会福祉におけるコンプライアンス（第3版）』太陽出版，2014，p.22.

(5) 厚生労働省老健局総務課介護保険指導室「介護サービス事業所に対する指導・監査結果の状況及び介護サービス事業者の業務管理体制の整備に関する届出・確認検査の状況」『全国介護保険・高齢者保健福祉担当課長会議資料（令和4年3月）』厚生労働省ウェブサイト，p.20.

(6) 厚生労働省「社会福祉法人制度改革について」厚生労働省ウェブサイト，p.30.

(7) 東京都福祉保健局指導監査部指導調整課「会計監査人設置の手引き（令和2年1月16日）」東京都福祉局ウェブサイト，pp.19-20を筆者一部改変.

(8) 内閣府ウェブサイト「義務付け・枠付けの見直し」.

(9) 地方分権改革有識者会議「地方分権改革の今後の方向性について（案）—提案募集方式の導入以後10年の総括と展望（令和5年11月16日）」内閣府ウェブサイト，pp.1-11.

▌理解を深めるための参考文献

● 高野範城・荒中・小湊純一『高齢者・障害者の権利擁護とコンプライアンス—法律家と実務家が多くの事例をもとに記す』高齢者・障害者の権利擁護実務シリーズ2，あけび書房，2005.

高齢者、障害者に焦点を合わせ、わかりやすく解説している。事例や関連する法令や制度を幅広く取り上げており、権利擁護やコンプライアンスの本質について理解が深まる。

● 梶村慎吾編『社会福祉におけるコンプライアンス（第3版）』太陽出版，2014.

社会福祉法人を主に、福祉サービス提供において必須となる観点を、影響が大きかった事例を中心に具体的に解説している。事業者として求められる原則と具体的な運用について実践的理解が深まる。

コラム　　制度のコンプライアンスは保たれているか

　介護老人福祉施設（特別養護老人ホーム）の介護職員と看護職員を合わせた配置基準は3人：1である。しかし一定水準のサービス提供を前提にした場合、この基準では、労働基準法に適合した労働条件による毎日の勤務ローテーションを組むことができない。このためユニット型個室では平均1.9人、多床室では平均2.2人：1の配置を行っている[(1)]。

　国は、介護保険給付を介護に重点化し、さらに医療と介護の連携を進め、医療ニーズの高いより重度の高齢者を、介護老人福祉施設等に受け入れていく方針である。

　しかし現場の医療体制は介護保険制度以前のままである。常勤の医師の確保は難しく、看護職員も100名定員の施設で3名いればよく、大半の事業所では夜間は不在である。このため、介護職員が医師法違反と思われるような行為をせざるを得ない状況が問題になってきた。

　2012（平成24）年4月から一定の研修を受けた介護職員には痰の吸引や胃ろうの管理が行える認定制度がスタートした。介護職員の医行為を認める制度面での体制整備はされたが[(2)]、今後認められる医行為の範囲の拡大も予想されることの問題も含めて、人員基準、運営体制について利用者の安全安心を確保できる人員基準や運営体制の基準（「利用者本位」）の改正が求められるところである。

　福祉サービスのコンプライアンスというとき、福祉サービスを提供している事業者の問題として捉えられがちである。しかしそれ以前に制度の基準が最低限、適正なコンプライアンスを確保しているのか、言い換えれば利用者にとって安心安全が確保された基準であるのかについても検討する必要があるだろう。

注）
(1)　「第89表　介護老人福祉施設 1施設当たり収支額、収支等の科目、ユニット別」厚生労働省老健局老人保健課「令和5年度介護事業経営実態調査結果（2023年11月10日公表）」厚生労働省ウェブサイト，p.93.
(2)　厚生労働省ウェブサイト「介護サービスの基盤強化のための介護保険法等の一部を改正する法律の公布について（社会福祉士及び介護福祉士関係）（平成23年6月22日・社援発0622第1号）」.

第8章 利用者のニーズとサービスマネジメント

社会福祉サービスは、利用者のニーズを軸にして展開するべきであるが、個々の職員の支援にとどまらず、組織として理念に基づき、標準化されたサービスを提供していく必要がある。そして実施したことを謙虚に評価しなおすことにより、さらに自分たちのサービスを向上させることができる。そのようなマネジメントのプロセスと意義を理解する。

1

社会福祉サービスは、利用者のニーズを軸にして展開すべきものであるが、現在ニーズは複雑化・多様化・高度化・深刻化している。ニーズを考えていくうえでのキーワードとして、生活の質の向上と自立支援について理解する。

2

福祉サービス提供組織は、マネジメントによりサービスの質を高めることが求められる。そのために PDCA と SDCA などのサイクルにより、組織が提供するサービスを維持・向上させ続けることのプロセスと意義について学ぶ。

3

サービスの品質を評価して、またその品質を維持・向上する視点を取り上げる。ここではドナベディアンの提案した、「構造」、「過程」、「成果」という3つの側面からの評価を取り上げ、そこからサービスの品質評価と品質管理について学ぶ。

1. サービス利用者およびニーズの動向

A. 福祉サービスの原点となるべきニーズ

社会福祉の支援が**社会福祉法**により、サービスとして位置づけられた。そもそも、対人援助サービスの特性として以下の点が挙げられる。

①**無形性**　サービスは車や衣服、飲食のように実物を見たり触ったり、それを棚の上に置くことはできない。実物を示せないので、「それは何ですか？」と聞かれて、説明するのが難しい。

②**生産と消費の不可分性**　提供者と利用者が同時に存在しないと成り立たない。生産と消費が同時に起こるのである。石鹸などは製造者、販売者、消費者がそれぞれ独立して存在することが可能であるが、サービスの場合はそれが不可分になる。

③**消滅性**　生産と消費を同時に行うサービスには消費のため貯蔵しておくことができない。「ヘルパーの派遣を昨日分お願いしたいのですが」ということはあり得ない。

④**異質性**　製造物とは異なり、サービス業にとって成果品質を標準化することは難しい。誰が提供するか、いつ提供するかによって品質が異なる。サービスは有形財と異なり、確実に同じ品質のサービスを享受できるか不確かである。この不確実性が消費者にとってはリスクになる。

結果的に、製造物とは異なり、常に需要に応じて供給しなければならないのである。他方で人間によってしか供給できないので、供給側のペースに合わせて需要をコントロールしなければならない可能性も生じる。

ニーズ
needs

そして、福祉サービスは、サービス主導ではなく**ニーズ**中心でなければならないと言われている。福祉サービスの利用者が抱えるニーズは、社会的に承認されている権利を十分享受していないところに生まれている。

現在、ニーズは複雑化・多様化・高度化・深刻化していると言われている。それは以下の3つの背景から生じたと考えられる。

①生活が豊かになるにつれ、国民に自立や生活の質を求める意識が培われた。

②従来は地域や家族が支援の中心だったが、それらの利用が困難になった。そこで社会的に補う必要が生じた。

③福祉のニーズが特定の人のものでなく、一般的なものであると捉えられ

るようになり、多くの人が質の高いサービスを求め始めた。

　以下では、これらニーズの動向を、QOL と自立支援の 2 つの側面から考えていきたい。

B. QOL（生活の質）の視点

　現在の社会福祉サービスが取り組むべき大きなニーズの一つに、地域における生活の中で、生活の質（QOL）をいかに高めていくかという問題がある。

　では QOL とは何か。それについて小島蓉子は次のように述べている[1]。

> （QOL は）快適な人生を楽しむ生活の条件を量の問題として見るばかりでなく、質の問題として捉えるものである。質の高い生活とは物の一定量の確保の上にもたらされる物の質の良さとそれが与える心の豊かさや満足度のバランスと見て良いであろう。人間存在を環境との相互作用の接点として捉えるエコロジーの立場に立てば、人間的要件から無機質の自然的要件までも含む生活のあらゆるエレメントの総和としての充足度としてみる事ができる。（括弧内筆者）

　つまり QOL とは、一定量のものを確保したうえで、はじめて実現する心の豊かさや充足という意見である。QOL には、生活のどの側面を取り上げるのか、またどのように捉えていくのかによって、さまざまな定義がある。たとえば**スターク**[2]は、発達障害の文脈から言及し、QOL とは一連の自己決定ができることであるという結論を導き出している。そして生活を 7 つの領域（健康・生活環境・家族・社会的または情緒的人間関係・教育・労働・レジャー）に分けて、個々の領域それぞれに**主観的 QOL** と**客観的 QOL** があるとしている。

　ここで QOL を論じるに当たり、いくつかの整理も求められる。類似語である自立、ノーマライゼーション、エンパワメントなどとの関係性を確認していくことが求められる。また誰の目から捉えたものなのか（本人、家族、教師、施設職員、政策担当者）により、異なる結果が示されるかもしれない。また現在のレベルか将来に向けたことなのかにより変わってくるであろう。

　QOL の観点から生活を支援していくうえで次のポイントを確認したい。
① 生活者の自己決定を尊重すること
② 生活にはさまざまな広がりがあり、単一の要素で議論してはならない。
③ 評価は、主観的・客観的側面からなされ、それは容易ではないが、両者の統合が求められる。

QOL（生活の質）
quality of life

地域での生活の質
地域で生活することは、選択肢が広がる可能性もあるが、適切な資源（精神的・物理的）を確保できないと、自分たちのみで対処しようとして悪循環に陥る危険性もある。生活の質を検討するうえで、そのような側面にも留意しなければならない。

スターク
Stark, J.

主観的 QOL ／客観的 QOL
主観的 QOL とは本人が主観的に感じる QOL であり、実存を含む生きがいや幸せと感じる内面的な QOL である。他方で、**客観的 QOL** は他人が客観的に評価できる QOL である。

C. 自立支援

自立
自立は極めて使いやすい言葉であるが、使用者がどのような意味で使っているかをしっかりと認識しておく必要がある。

就労支援
就労を通じた自立を目的として、就職に必要な職業訓練（スキルアップ）だけでなく、安定して就労するうえで必要な能力を身につける訓練（トレーニング）を提供すること。

　自立という語は従来、身体的・経済的自立の意味で使われることが多かった。しかし、障害者の自立生活運動などにより別の視点が提示されている。それは心身に障害があっても、「他の誰でもない自分の生活である」という個別性と主体性のある生活を送ること（自己実現）が自立であるという視点である。現在、公的扶助や障害者援助の分野では、旧来からの自立の視点による**就労支援**などの施策が行われているが、それらは個別性、主体性のある生活を送る手段の一つに過ぎない。また、個別性、主体性を強調すると精神的な意味ばかりで捉えられやすいが、そこには、以下のようにさまざまな側面があることに注意を払いたい。（　）内はそれぞれの側面で取り組むことを示している。

①身体的側面（身体的機能から可能であることは自分で行うが、自分でできないところは権利として主張する）

②経済的側面（可能な限り労働に参加していく。これはすべての人にとって権利であり、義務でもある。しかし、これが不可能な場合は人間らしい生活をするための社会保障が対応する）

③精神的側面（自助努力・責任ある自己決定を行う）

④活動可能領域（余暇・労働・住居空間の確保。特に個々の生活において活動空間の移動が可能になるように保障する）

⑤住環境的独立性（プライバシーの確保を保障する）

⑥家族・社会との関係性（本人の自己決定・参加に対して社会や家族が承認しまた尊重する）

⑦権利としての社会福祉制度と支援体制のアクセス（社会福祉制度や支援体制が本人にとってアクセスできるものであるようにする）

　ただし、これらを別々のものとして静態的に捉えてはいけない。自立について考えるには、以上を踏まえて、次のような動態的なプロセスに目を向ける必要がある。

　「どのような生活の状況下にある人が、どのような対処機能をもち、いかなる選択肢から、どんな意思をもって、何を選んだか。そして、その選択によって何を達成したか（コミュニティーへの参加、自尊心を保つ等）。そのためにどのような犠牲を払ったのか」ということが問われるのではないか。自立は、単に身体的・経済的に他者に依存しないということではない。さまざまな生活要素に影響されながらも、自己実現に向けてダイナミックに展開していくプロセスなのである。そのプロセスでは本人の選択・決定が重要な役割を果たす。

D. 福祉サービスが取り組むニーズ

　福祉サービスは、サービス自体に目的・対象・内容を規定していることが多い。しかし本当に必要なのは、それらに利用者の生活を合わせるのではなく、サービスの内容を利用者に合わせる柔軟さと大胆さである。たとえば、障害のない市民と同様の生活をすることが利用者のニーズならば、福祉サービスはそのニーズの実現のために献身すべきなのである。

　また、**医学モデル／生活モデル**の議論にも見られる通り、福祉サービスは専門家主導でなく、利用者の意思・体験・判断・参加によってサービスを決定する必要がある。前述の例のように施設で生活を送るか、地域で単身の生活を送るかを選ぶ場合、極めて難しい判断が要求される。専門家は、在宅でのリスクを考えて施設で生活することを勧めるかもしれない。しかし利用者にはリスクを冒す権利もあるのである。ただし利用者の判断に委ねるからといって、専門家は何もしないのではない。利用者に選択のための材料情報を提供しなければならない。これが、福祉サービスの取り組むべきニーズである。ニーズを尊重するという立場では、利用者の意思を尊重することと、専門家が自分たちの専門性などを発揮することは、まったく矛盾しないのである。

E. ニーズに取り組むマーケティングの発想

　マーケティングは顧客の満たされていないニーズを見つけ出し、そのための新たな問題解決と価値を提供するものである。そしてその製品を最も必要としている顧客に製品の価値とそのためのメッセージを伝える方法を見つけることにある。これは営利組織ばかりではなく、非営利組織にも当てはまる。ここではマーケティングミックスとSTPについて示す。

　第1に**マーケティングミックス**である。**マッカーシー**が唱えた伝統的なマーケティングの考え方は、企業が顧客を満足させ、かつ管理可能なマーケティング変数を特定するマーケティングミックスの概念に基づいている。マーケティングの**4つのP**として知られている。マーケティング戦略策定の際、製品（Product：商品・サービス自体、パッケージやネーミング）、価格（Price：値段・価格体系）、プロモーション（Promotion：広告、販促、セールス、広報）、流通（Place：流通の方法）であり、これが一体的に展開していくことで、最大の効果を示すことができる。それに対して、**ブームズとビトナー**は既存のマーケティングミックスである4Pに参加者（People：サービスの生産と消費にかかわるすべての人、そこには消費者

医学モデル／生活モデル
医学モデルは、問題をもった個人の内面的部分を中心的課題にして、"個人"の内面に焦点を当てる。それに対して生活モデルでは「個人と環境の相互関係のあり方を捉えることで、人間の生活や問題状況を全体的に理解することを中心に援助を展開しようとする。

マーケティングミックス
marketing mix

マッカーシー
McCarthy, Edmund Jerome
1928-2015

ブームズ
Booms, Bernard H.

ビトナー
Bitner, Mary J.

も含む）、プロセス（Process：サービスの方針・手順・手段・従業員裁量・顧客関与・顧客志向・活動のフロー）、物的証拠（Physical Evidence：安全・安心の保証と証拠）の3つを加えて**7つのP**としている。

　福祉サービスにも、マーケティングミックスの7つのPが適用できる。高齢者デイサービス事業を例に挙げてみる。製品（Product）ではどのように質の高いサービスを提供するか、価格（Price）では利用するに当たり、どれくらいの料金を支払わなければならないのか、プロモーション（Promotion）ではどのような媒体で地域の人びとに周知を図っているのか、流通（Place）ではどのエリアを対象として、どのような位置に設置されているかということである。また、参加者（People）はどのような職員が働いているか。これには介護職員、運転手など、利用者にかかわるすべての職員を意味している。時として、利用者の参加姿勢がサービスの品質を高めることもあり、低下させてしまうこともある。プロセス（Process）は、サービスの実施手順と方針ならびにサービスのメカニズムであり、利用者のニーズに合わせて、柔軟に変更できるように職員に裁量を与えたり、利用者の入浴までの待ち時間も楽しませたりする工夫をしたりすることなどが含まれる。物的証拠（Physical Evidence）はサービスを提供する建物や室内の施設などの有形的要素が挙げられる。これはサービスの活動の場としてサービス品質を評価するうえで重要な構成要素となる。

ラウターボーン
Lauterborn, Robert Ferdinand
1936–

　他方で、**ラウターボーン**は、売り手は4Pを設定する前に、まず「顧客にとって」の視点での4つのCから検討するべきだと述べている。**4つのC**とは、顧客価値（Customer Value）、顧客コスト（Customer Cost）、利便性（Convenience）、コミュニケーション（Commuinication）からなる。コミュニケーションは、顧客にとっては「商品の知りたい情報を入手できることが重要」という考え方である。それぞれ、Productを「Customer Value」、Priceを「Customer Cost」、Placeを「Convenience」、Promotionを「Communication」に置き換えることで4C分析ができる。これを行うことによって、4P分析では見つからなかった改善点を見つけ出すことにつながる。

　またここで**STP分析**についても述べておきたい。これは、セグメンテーション（Segmentation：市場細分化）、ターゲティング（Targeting：狙う市場の決定）、ポジショニング（Positioning：自社の立ち位置の明確化）の3つの英単語の頭文字を取って名づけられた分析法である。マーケ

コトラー
Kotler, Philip
1931–

ティング論で知られる**コトラー**が提唱したフレームワークで、業種や商材などを問わず活用できる。本項では、マーケティングの分野においてSTP分析が重視される理由として、代表的なものを4つ挙げ、それぞれ

の理由を述べる。

(1) 顧客やニーズを整理できる

STP分析が重視される理由の一つに、市場における顧客やニーズを整理できる点が挙げられる。また、市場を細分化していく過程で「どのような顧客がどの市場にどれほど存在するのか」を整理できるため、自分の機関・施設の製品に合致した顧客層の把握にも役立てられる。また、顧客やニーズを整理することで、ペルソナ（顧客像）を具体的にイメージしやすくなり、ビジネスモデルを構築するうえでも役立てられる。

(2) 自社製品の強みを明確にできる

STP分析を通じてペルソナを具体的にイメージすることで、自分の機関・施設の特徴や顧客へのアピールポイントなどの強みを明確化できる。自社製品の強みを明確化し把握しておくことで、効果的なマーケティング戦略の展開に活かすことが可能である。また、自分の機関・施設の強みを組織内やチーム内で共有しておくことで、組織力の強化にもつなげられる。

(3) 他社との差別化ポイントを把握できる

STP分析では、「ポジショニング」の項目で自分と他の組織の製品を比較する。このときに、製品の価格や機能などの特徴を比較することで、他社との差別化ポイントを把握できる。

また、他社に関する情報を得て、自社の立ち位置を把握することで、他社との競合を回避しつつ競争で勝ち残れる市場を選択しやすくなる。

(4) プロモーション戦略を練る土台ができる

STP分析が重視される理由としては、各項目の分析を行うことで、「どのような顧客に、どのような立ち位置から、サービスをアピールしていくのか」という観点からプロモーション戦略を練る土台を構築できる点も挙げられる。このプロセスを通じて構築されたプロモーション戦略は、上記の観点をもとにわかりやすく言語化されているため、メンバー全員に共通認識として浸透させやすく、組織としての連帯感を強めることにもつながる。

福祉施設は設置すればそこで利用者が確保され、適切なサービスが提供できるというものではない。7つのPやSTP分析は多くの経営学者の知見を集積したものである。地域の当事者のニーズを踏まえつつ、自分たちの施設・機関がどのようなポジションにあるかを理解する必要がある。そこでは自分たちの強みを明確にして、サービスを形成していくのである。加えて、それを地域にプロモーションしていくことになる。利用者と接していればニーズや求められるサービス像が理解できるものではなく、平生のコミュニケーション能力、感受性、企画力が求められる。徹底的に利用者の目線に立つことが求められている。

2. 福祉サービス提供組織の基礎論—展開の側面

A. 組織の取り組むべき課題とPDCA

　福祉サービスは、個々の職員が独自の判断で提供するものではない。サービス提供組織が、円滑かつ適切にサービスを提供していくのである。その際、職員・組織・情報・物品・道具・設備などといった限りある資源を、適切かつ効率的に動員することが求められる。取り組むべき課題は、以下の通りである。

①組織理念の明確化・具体化

②事業目的・事業運営方針の明確化

③組織運営管理

④サービス業務管理

⑤情報・事務管理

⑥人事管理

⑦予算管理

⑧建物・設備管理

⑨地域社会との関係

　そして上記の課題に対して、以下のような方針・決定・調整・統制・評価を展開する。

①サービス活動全体（戦略、組織、現場）を貫く方向性を示すこと

②それに応じたサービス活動の仕組みを作ること

③サービスを提供する側と受ける側との相互作用を通じてサービスの質を向上させること

④上記①〜③が、全体としてよい循環を作るようコーディネートすること

　以上に関して、維持管理と改善について確認しておきたい。品質管理においては、維持管理と改善の2つの視点を継続していかなければならない。一般に、維持管理だけを行っていても、水準の維持にしかならない。一方、改善だけを行っていたとしても、水準向上どころか水準が低下してしまうことにもなりかねない。なぜならば、管理により定着させなければ、「後戻り」してしまうからである。せっかく改善によりよくなったとしても、後戻りしてしまったのであれば、行ったその改善すらも無意味なものになってしまう。したがって、改善を行ったら、それが維持定着するように管

理を行う、という両輪で進めていくことが基本である。改善と管理を継続的に行い、常に水準が向上し続ける職場を目指していくことが求められる。ここで改善は「PDCA」が対応し、維持管理は「SDCA」で仕事の質をしっかり維持することである。SDCA は、「標準」を守って作業し、その結果を確認して、何かあれば処置するというやり方になる。

　第1に、PDCA について述べる。**PDCA サイクル**と呼ばれるプロセスに整理されている。PDCA とは、P（Plan：計画）・D（Do：実施）・C（Check：監視）・A（Action：改善）という事業活動のサイクルを表している。PDCA は**デミング・サークル**ないし、**デミング・サイクル**とも呼ばれることが多い。これは、品質管理の根本的理念として、1950（昭和25）年に**デミング**が日本に紹介したことに由来している。PDCA には、組織全体にわたる大きな PDCA から、職員の作業単位の小さな PDCA までさまざまな規模がある。組織レベルの大きな PDCA とは「組織としての方針を決定し（P）、これをもとに事業活動を行い（D）、サービスが適切に展開しているよう監視し（C）、改善すべき点があればこれを改善する（A）」と表現できる。らせんを描くように1周ごとにサイクルを向上（**スパイラルアップ**）させて、継続的な業務改善をしていく。綿密に計画を立て、その通りに（軌道修正しながら）実践し、結果を評価し、改善し、次につなげるというサイクルは、過不足なく仕事の流れを簡潔に言い表している。そして、ここで重要なのは、改善すべき事項には、組織の実務的側面ばかりではなく、組織全体および個々の職員の専門性も含まれている。また、地域の中で福祉施設は支援の拠点として期待されている。地域から期待されている専門性が量的にも質的にも発揮できるように努めなければならない。そしてこのサイクルは単なる技術論ではなく、組織の本来の使命を踏まえて議論すべきことも忘れてはならない。

　次に **SDCA サイクル**とは、Standerdize（標準化）→ Do（実行）→ Check（評価）→ Action（改善）→ S…のサイクルを回すことで、品質の向上などを目的とした生産現場における改善手法の1つである。それぞれの頭文字を取って SDCA サイクルと言う。SDCA サイクルで大切になるのは、改善した内容を標準化して定着させることである。標準化の方法にはルールや基準を文書化するほかに、工程や作業に専門の道具を作り、標準以外のやり方をできなくする方法などがある。Standerdize の段階で明確なルールや基準書などを作成し、それが守られているか、またそれらに問題がないかを後の DCA の段階で維持管理していくことになる。

デミング・サークル（デミング・サイクル）
Deming Circle/Deming Cycle

デミング
Deming, William E.
1900-1993

スパイラルアップ
spiral up

地域における福祉施設の責任
社会福祉施設は地域から孤立しているものではなく、その有する専門性を地域の拠点として活用していかなければならない。

B. マネジメント導入の必要性

改めて、福祉サービスにマネジメントの考えを導入する必要性について触れておきたい。次の点が挙げられる。

(1) 組織の目標を見失わない

激しく変動する環境に振り回されないよう、組織のサービス活動に一定の指針を示す。常に変動し続ける環境に適応し続けるには、柔軟性が必要ではあるが、場当たりではいられない。特に法制度の変更については、その変化に対応して変えるべきものと、変えてはいけないものがある。たとえば制度の背景が変わっても、QOL の向上や自立支援といった発想の軸がぶれてはならないのである。これは従来の手法に固執するという意味ではない。従来の手法に固執することは、組織や職員、そして何よりも利用者にとって大きな損失となる。しかし、制度の改変のみに目を奪われて、サービスの本来の目標を見失ってはならない。

(2) 環境への柔軟な対応

組織がその環境とどのような形で関係をもつのかを示す。組織は、経済状況などの外部環境に対して柔軟に対応できなければならない。特に対応のための具体的な財源の調整も含んでおかなければならない。対応できないことにより一番被害を受けるのは、サービス利用者である。

(3) 意思決定の指針を示す

組織は常に、職員に対して意思決定の指針を示さなければならない。これがなければ、施設長をはじめリーダーの援助指針は定まらず、職員の判断や行動に依拠すべきものがなくなる。ついにはサービスが職員の自由で勝手な判断に任され、ばらばらになってしまうだろう。

意思決定の指針は抽象的な言葉を並べても意味がない。全職員の判断や行動の指針となるような、具体的なものでなければならない。

さらに、今日の福祉サービスは、**サービスの質**が問われる。利用者がどう感じるのかなど、サービスを利用者の視点から捉え直す必要がある。これは、苦情防止といった消極的なものではなく、むしろ自分たちのサービスを利用者の生活の質の向上・自立支援に資するようにと改善を加えていくという積極的な取組みである。その際、第三者評価と苦情処理は欠かせないものである。さらに、サービス提供者の独善的な判断にとどまらないように、**クオリティー・アシュアランス**などによって、利用者の参加を積極的に促していくことが求められる。

3. サービスの品質評価と品質管理

A. サービスの品質評価

　顧客の満足となる一般的な**サービスの品質評価**は、消費者が事前に抱いていた期待と実際に受けたサービスの業績とのギャップによるものとされ、測定されてきた。

顧客満足
CS: customer satisfaction

　その影響因子の1つである**サービス・エンカウンター**は、消費者と提供者が出会う場であり、これは企業が提供するサービスと顧客の直接的な接点であり、そこでの体験が当該サービスに対する顧客満足度を左右するため重要視されている。サービス・エンカウンターの中核をなすものが、顧客と従業員との接触であり、その中でも店舗等における顧客と従業員の対面的接触は最も基本的なものである。したがって、サービス・エンカウンターにおける従業員に対する顧客の評価は、当該サービスに対する顧客満足度に大きな影響を与えていると考えられる。

サービス・エンカウンター
service encounter

　米国の医師・公衆衛生学者である**ドナベディアン**は、医療の質から評価できることを論じた1980年の著書において、ストラクチャー（構造）、プロセス（過程）、アウトカム（結果）の3要素によるアプローチが妥当であると論じた[3]。ストラクチャー（構造）とは、医療を提供するのに必要な人的、物的、財政的資源であり、専門職の数や分布、資格、あるいは医療機関の数、規模、施設さらには医療提供体制や医療保険制度などが該当する。ドナベディアンは、プロセスやアウトカムと比較すると、ストラクチャーは医療の質の指標として有用性は低いと指摘した。プロセス（過程）は、医療従事者と患者の間の相互作用を評価するものであり、医療内容の適切性、医療従事者の患者に対する接遇などが該当する。アウトカム（結果）は、医療によって患者にもたらされた個人または集団の健康状態の変化であるが、身体的生理的側面のみならず、社会的心理的側面の改善や患者の満足度なども評価の対象となる。ドナベディアンは、プロセスとアウトカムの関係について、いずれも長所と短所を有するものの、質の評価に当たっては、プロセスとアウトカムの両者を同時に活用することが重要であると述べた。医療や保険医療政策の分野における質の評価においては、ドナベディアンが提唱した上記3要素によるアプローチが広く用いられている。今後、医療領域の診療報酬と同様に、社会福祉領域の介護サー

ドナベディアン
Donabedian, Avedis
1919–2000

表 8-1　ドナベディアンの質評価モデルを老健および特養に転用した例

ストラクチャー項目として、
・管理栄養士の配置 ・認知症介護に係る専門的な研修を終了した者の配置 ・介護福祉士、常勤職員、勤続 3 年以上の職員の占める割合 ・夜勤職員の基準以上の配置
プロセス項目として、
・ターミナルケアに係る計画の作成 ・経管により食事摂取している入所者ごとに経口移行計画を作成し、（管理）栄養士が経口食事摂取を進めるための栄養管理を行う ・医師または理学療法士等が入所早期に集中的なリハビリテーションを行う
アウトカム項目として、
・退所者の在宅復帰率等がアウトカム項目として設定され、それは介護報酬上で評価されている

出典）筆者作成.

ビスにも「質の評価」が入ってくることになる。ドナベディアンの質評価モデルを介護老人保健施設（老健）および特別養護老人ホーム（特養）に転用すると**表 8-1** の通りになる。

B. 品質管理

TQM（総合的品質管理・
総合的質管理）
total quality
management

　以下に TQM について示す。**TQM（総合的品質管理・総合的質管理）**は経営管理手法の一つで、「品質（質）全般に対し、その維持・向上をはかっていくための考え方、取組み、手法、しくみ、方法論などの集合体」とされる。TQM の特徴は、企業のトップが策定した経営戦略を、ブレイクダウンして品質目標、顧客満足度目標まで落とし込んで全社的に展開することである。TQM では、組織の構成要素である「ひと＝個人」から「しごと＝業務プロセス」、「しくみ＝組織・システム」までを対象とすることで、総合的・全社的な品質（質）改善が可能になるとし、「科学的アプローチ」、「プロセス重視」、「組織的アプローチ」という特性をもっているとされる TQM における「品質」とは提供されるサービスの質や業務を実施するうえでの質を総合的に向上させるという意味合いもある。そして、TQM は医療や介護などの人的なサービスを提供する分野における「質」の向上を目指すものであると言える。品質管理について、「QC サークル活動」と「サービスの標準化」も、TQM に含まれる。以下に、「QC サークル活動」と「サービスの標準化」について述べておきたい。

　「**QC サークル活動**」は、同じ職場内で品質管理活動を自発的に小グル

ープで行う活動である。前述した通り、「TQC」（全社的品質管理）全社的品質管理活動の一環として自己啓発、相互啓発を行い、**QC**手法を活用して職場の管理、改善を継続的に全員参加で行うものである。改善活動の内容は生産設備の改造や工具の新作、製作など業務効率の向上や作業安全性の確保、品質不具合防止など生産にかかわる範囲すべてにわたる。改善は上からの命令で実行するのではなく作業者が自分で知恵を出して変えていくことが大きな特徴で、企業側はQCサークルなどの形で活動を支援することが多い。また、改善は一度行ったら終わりではなく、次々と改善を行っていく持続性、継続性が重視されている。「**サービスの標準化**」とは、業務効率・業務品質・安全性等の視点を総合的に踏まえ、最適な業務手順（＝標準手順）を組織的に決め、その業務手順を徹底させることである。その主な目的は、①人によるバラつきの排除、②業務効率の向上、③業務品質の向上・安定にある。

QC
quality control

それに対して、**ナレッジ・マネジメント**とは、企業が保持している情報・知識と、個人がもっているノウハウや経験などの知的資産を共有して、創造的な仕事につなげることを目指す経営管理手法である。企業側から見れば、これは企業経営における管理領域の１つである。他方で個人側から見れば、個人のもつ暗黙知を形式知に変換することにより、企業との知識の共有化、明確化を図り、作業の効率化や新発見を容易にできる。組織によって創造される知識は**集合知**と呼ばれ、そのマネジメント手法に注目が集まっている。ナレッジ・マネジメントの本質は知識創造のプロセスを明確にしていくことにある。すなわち、知識変換は次の４つのモード、各モードの頭文字を取った**SECIプロセス**にあり、このプロセスがらせん状に回転しながら上昇していくことによって個人の、そして組織の知が創造されていくものとなるというものである。

ナレッジ・マネジメント
knowledge management

SECIプロセス
「セキプロセス」と読む。

①**共同化**　個人は同じ時間と空間の中でリアルな体験をすることによってスキルを共有したり、他人の立場に立つことでその状況をどう見ているかを共感したりする。新人が熟練者の技ばかりではなく、コツ、勘などを盗んでいくプロセスや研修や実習などの**OJT**のプロセスになる。

共同化
socialization

②**表出化**　お互いに共感された暗黙知を、対話や思慮によってグループの知識として統合され、明示していくことで形式知化する。たとえば、業務内容を話し合い、マニュアル化していくことなどのプロセスになる。

表出化
externalization

連結化
combination

③**連結化**　表出化によって創り出された新しい形式知同士や、新しい形式知と既存の形式知を連結することによって新しい知識とする。たとえば、複数の部署が話し合い、院内統一マニュアルを作っていくプロセスになる。

内面化
internalization

OJT
on the job training

④**内面化**　形式知を実践することによって、新たな暗黙知を獲得していくプロセスになる。たとえば、マニュアルを実践する経験を積んでいくうちに自分のものとして確立し、さらに新しい意味を学ぶことになるプロセスとなる。

　以上のような SECI プロセスは、「思い（共同化）を言葉に（表出化）、言葉を形に（連結化）、そして形をノウハウに（内面化）」というフレーズで表現することができる。

注）
(1) 小島蓉子「クオリティ・オブ・ライフ（QOL）と社会リハビリテーション」『総合リハビリテーション』12 巻 4 号, 医学書院, 1984, p.283.
(2) Stark, J.「子どもの QOL から大人の QOL まで」Schalock, Robert L. 編／三谷嘉明・岩崎正子訳『知的障害・発達障害を持つ人の QOL ―ノーマライゼーションを超えて』医歯薬出版, 1994, p.78.
(3) Donabedian, Avedis 著／東尚弘訳『医療の質の定義と評価方法』健康医療評価研究機構, 2007, pp.84-120.

▌理解を深めるための参考文献

●**Donabedian, Avedis 著／東尚弘訳『医療の質の定義と評価方法』健康医療評価研究機構, 2007.**
　医療の質の評価を語るに際し、世界中で最も広く受け入れられている「構造、過程、結果」の枠組みを提唱したドナベディアンが、医療の質を考えるうえでの出発点に立ち返り「医療の質とは何か」「どうやって評価するのか」という問題に真っ向から取り組んでいる。
●**野中郁次郎・竹内弘高／梅本勝博訳『知識創造企業（新装版）』東洋経済新報社, 2020.**
　1995（平成 7）年に英語で発表された『Knowledge-Creating Company』は、経営学の分野に知識というコンセプトを持ち込み、日本企業のイノベーションのメカニズムを解明した本である。個々人の暗黙知から組織の形式知へと変換し、イノベーションに高めていくプロセスは、「知識創造理論」、「SECI モデル」として、世界の経営学でもよく知られている。

コラム 地域でどのようなハンバーガー店を立てるか考える

　同じ地域にさまざまな種類のハンバーガー店があるのを見ていると、どこが違うのか、誰がどのように違いを認識し選んでいるのか、またどの店が生き残っていけるのかと考えてしまう。ふと気がつくと、あるハンバーガー店が撤退しているのもよく見かけるのである。さらに、薬局で風邪薬を見たときには、どのように違いがあるのかなとも考える。どうやったら、生き残っていけるのだろうか。

　学生と一緒にハンバーガー店を開業する場合、どのような店にしたいかと尋ねたところ、以下の点が挙げられた。
「近所に他のハンバーガー店がないことを確認する」
「ピザなどのファストフード店も競合店になるため、それも考慮する」
「ハンバーガーのサイズを小さめと特大など、複数の種類にする」
「地元産の食材を使用する」
「トッピングは好きなものを選べるようにする」
「大学の近くに店舗を設ける」
「大学内で数量限定のオリジナル商品を販売する」
「店内の雰囲気を落ち着けるように装飾する」
「大きな通り沿いに立地させ、ドライブスルーも可能にし、右ハンドルの車にも利用しやすくする」

　さまざまな意見が出て興味深かった。単にハンバーガー店を開くからといって必ずしも儲かるわけではなく、マーケティングリサーチをしっかり行い、ニーズに合ったサービスを提供する必要があるのである。また、競合店や新規参入者も考慮したポジショニングを考えなければならない。
　これは福祉機関や組織においても同様である。福祉機関や組織を設立したからといって、自動的に利用者が訪れるわけではない。利用者も自分たちのニーズや意思に基づいて選択しており、他の施設や機関と比較しているのである。そのように選ばれるようになる視点から、自分たちの福祉サービスを考えていく必要がある。
　以上はSTP分析の視点により示したものである。

第9章 サービスの質の管理とリスクマネジメント

利用者本位を掲げてスタートした介護保険制度を先頭に、福祉サービスには多様な事業者が参入している。福祉サービスを必要としている誰もが安心して利用するために、サービスの質の向上とともに、想定外を含めてさまざまなリスクに適切に対応できる組織と体制が不可欠と言える。信頼性の高い安全と安心が、高品質な福祉サービス提供の大前提と言える。

1

福祉サービス組織における危機管理は、権利擁護の視点とともに質の向上（quality improvement）が求められている。

2

福祉サービス組織の中でのリスクマネジメントは PDCA サイクルの手法を活用し、継続的に改善、発展させていかなければならない。

3

苦情対応の取組みは、サービス提供体制の変革だけでなく、ニーズの正確な把握、理解が不可欠である。

4

第三者評価事業の意義は、施設長以下、従業者全員が、職場や仕事のあり方を客観的に見つめ、事業所全体で福祉サービスの質の向上につなげることにある。

5

サービスの質の向上の取組みは、利用者の利益だけでなく、従事者にとっても働きがいのある事業所の実現につながる。そのために認識・理解を共有していくことが大切である。

1. 適切な福祉・介護サービス提供体制の確保

　2000（平成12）年4月の介護保険制度の施行により、それまでの行政が利用者に責任をもつ制度から、事業者が直接利用者に責任をもつ制度に移行した。苦情や不服は、当事者である利用者と事業者との間で自主的に解決されるべきものとされた。

　しかし福祉サービス利用者の特性から、苦情を申し出ても事業者が適切に対応しない、利用者にとって不利な取扱いを受けるなどの「苦情の密室化」が起きることが予想された。そのため苦情解決に社会性や客観性を確保し、利用者の立場から事業者、都道府県のそれぞれで苦情解決の適切な取組みが求められた。

　そこで「苦情対応」、質の向上、サービスの選択や利用の支援のための「第三者評価」、「介護サービス情報公表制度」等による、利用者の権利を護る仕組みが整備された。

A. 苦情対応

苦情対応
2000（平成12）年4月から事業者、都道府県ごとに「苦情解決の仕組み」が整備された。

[1] 苦情の実態

　東京都国民健康保険団体連合会（以下、国保連）が毎年発行している「令和5年版　東京都における介護サービスの苦情相談白書（令和4年度実績）」によると、2022（令和4）年度に市町村、国保連、東京都に寄せられた苦情などは、3,326件であった。そのうち、保険者としての窓口である市区町村での受付が2,589件（77.8%）と最も多かった。

　苦情の多い項目は「サービス提供、保険給付」に関することで、1,960件（58.9%）であった。次いで「保険料」で781件（23.5%）となっている。

　「サービス提供、保険給付」に関するサービス種類別では、居宅介護支援が428件（21.8%）、次いで介護老人福祉施設235件（12.0%）となっている。

　苦情内容別に見たサービス種類別では、「サービスの質」への苦情は528件（26.9%）で、その内訳は、「居宅介護支援、介護予防支援、介護予防ケアマネジメント」が133件（25.2%）、次いで「特定施設入居者生活介護、介護予防特定施設入居者生活介護、地域密着型特定施設入居者生活介護」が93件（17.6%）であった。

　次いで「説明・情報の不足」への苦情は393件（20.1%）で、「居宅介

護支援、介護予防支援、介護予防ケアマネジメント」が128件（32.6％）、次いで「介護老人福祉施設、地域密着型介護老人福祉施設入所者生活介護」が43件（10.9％）である。「従事者の態度」への苦情は337件（17.2％）で、「居宅介護支援、介護予防支援、介護予防ケアマネジメント」が127件（37.7％）と4割近くを占めている。

　苦情について3年間の推移を見ると、2020（令和2）年度の苦情受付件数は2,869件、2021（令和3）年度が3,262件、2022（令和4）年度が3,326件で増加傾向にある。特にこの3年間は在宅・施設を問わず、新型コロナウイルス感染症の流行拡大、集団感染が多発した。このため利用者、事業者ともに介護サービスの利用や提供等が適切に対応できない事態が繰り返された時期と重なっている。

　苦情発生率を見ると、施設サービスは、利用件数10,000件当たり4.26件、100事業所当たり48.10件、居宅サービスは、利用件数10,000件当たり0.88件、100事業所当たり6.91件と施設サービスが高い状況である。

［2］社会福祉法における苦情対応にかかわる規定

（1）社会福祉法82条（社会福祉事業の経営者による苦情の解決）

　社会福祉法では、**社会福祉事業の経営者**は、常に、その提供する福祉サービスについて、利用者等からの苦情の適切な解決に努めなければならないとして、事業者段階での苦情解決の仕組みを規定している（**図10-1**）。

（2）社会福祉法83条（運営適正化委員会）

　都道府県の区域内において、福祉サービス利用援助事業の適正な運営を確保するとともに、福祉サービスに関する利用者等からの苦情を適切に解決するため、都道府県社会福祉協議会に、人格が高潔であって、社会福祉に関する識見を有し、かつ、社会福祉、法律または医療に関し学識経験を有する者で構成される運営適正化委員会を置くと定められた。

　都道府県段階では、都道府県社会福祉協議会に、公正・中立な第三者機関としての**運営適正化委員会**の設置を規定している。

苦情発生率
苦情発生率は下記の計算式によって算定する。
（利用者単位）利用件数10,000件当たりの苦情件数＝苦情件数÷（利用件数÷10,000件）
（事業所単位）100事業所当たりの苦情件数＝苦情件数÷（事業所数÷100事業所）

179

図10-1　福祉サービスに関する苦情解決の仕組みの概要図

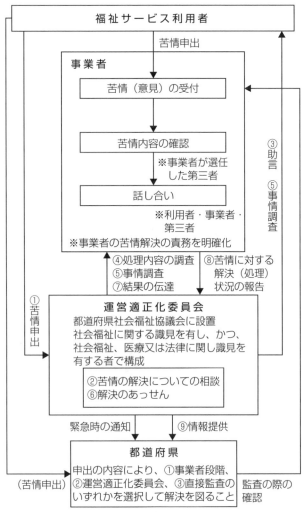

出典）厚生労働省ウェブサイト「社会福祉基礎構造改革の実施状況について　（3）苦情解決事業」.

［3］苦情に対応するための介護保険法等における根拠規定

（1）介護保険法23条（文書の提出等）、76条（報告、勧告、命令）、78条9項（勧告・命令）、厚生省令第37号36条（苦情処理）他

　市区町村は利用者にとって最も身近な苦情相談の窓口として、事業者に対する調査、指導助言を行う。

（2）介護保険法24条（帳簿書類の提出等）、70条、75条～78条（事業者の指定、届け出等）、92条（指定の取消等）

　都道府県は、事業者指定、報告聴取等の事業者に対する指導権限を有し、必要に応じて行政処分を行う。

(3) 介護保険法 176 条（国民健康保険団体連合会の業務）、厚生省令第37 号 36 条他

　国民健康保険団体連合会は、介護サービス等の質の向上に関する調査ならびに指定事業者等に対する必要な指導および助言（**苦情処理業務**）を行う。

［4］福祉サービス事業者における苦情対応の体制について

　福祉サービス事業者の苦情対応体制については、「**社会福祉事業の経営者による福祉サービスに関する苦情解決の仕組みの指針について（以下、指針）**」が策定され、苦情解決の体制整備を求めている。

(1) 指針で示された苦情解決体制

①苦情解決の責任主体を明確にするため、**苦情解決責任者**を設置し、主に施設長等が担当する。

②利用者が苦情を申し出やすい環境を整えるために、**苦情受付担当者**を事業所の生活（支援）相談員、介護支援専門員等から任命する。

③苦情解決に社会性や客観性を確保し、利用者の立場や特性に配慮した適切な対応を推進するために、学識経験者、地域住民、法人評議員などから選任した**第三者委員**を設置する。

(2) 第三者委員の職務

　第三者委員は、①利用者からの苦情受付、②事業所での苦情解決が困難な事例に対しての意見・助言、③苦情に係る事案の改善状況等の報告聴取、④定期的な苦情および苦情解決の報告に対しての意見・助言および意見交換、を行う。

［5］福祉サービス事業者の苦情解決の手順

(1) 苦情の受付

　苦情の受付には、①苦情受付担当者による利用者等からの苦情の面接、電話等による随時受付、②申出用紙を使用した文書での投函、③一般職員への申出、④第三者委員への申出、⑤国民健康保険団体連合会、市町村窓口への申出、がある。

(2) 苦情受付担当者による苦情申出者への申出内容の確認

　苦情受付担当者は、利用者等からの苦情受付に際し、次の事項を書面に記録し、その内容について苦情申出人に確認する。

　①苦情の内容、②苦情申出人の希望、③第三者委員への報告の要否、④苦情申出人と苦情解決責任者の話し合いへの第三者委員の立会いの要否、⑤③および④が不要な場合は、苦情申出人と苦情解決責任者の話し合いに

社会福祉事業の経営者による福祉サービスに関する苦情解決の仕組みの指針について
厚生省通知平成 12 年 6 月 7 日老発第 514 号等。

181

よる解決を図る。

(3) 苦情申出内容の報告

①苦情受付担当者は、受け付けた苦情を苦情受付責任者および第三者委員に報告する。

②投書など匿名の苦情については、第三者委員に報告し、必要な対応を行う。

③第三者委員は、苦情受付担当者から苦情内容の報告を受けた場合は、内容を確認するとともに、苦情申出人に対して報告を受けた旨を通知する。

(4) 苦情解決に向けての話し合い

①苦情解決責任者は、苦情申出人との話し合いによる解決に努める。その際、苦情申出人または苦情解決責任者は、第三者委員の助言を求めることができる。

②第三者委員の立ち会いによる苦情申出人と苦情解決責任者の話し合いは、次のように行う。

- 第三者委員による苦情内容の確認
- 第三者委員による解決案の調整、助言
- 話し合いの結果や改善事項等の書面での記録と確認

③「運営適正化委員会」等の紹介

苦情解決責任者等との間で解決が困難な場合、都道府県社会福祉協議会に設置されている「運営適正化委員会」や都道府県国民健康保険団体連合会を紹介するなど、必要な情報提供を行う。

(5) 苦情解決の記録および報告

①苦情受付担当者は、苦情受付から解決・改善までの経過と結果について書面に記録をする。

②苦情解決責任者は、一定期間ごとに苦情解決結果について第三者委員に報告し、必要な助言を受ける。

③苦情解決責任者は、苦情申出人に改善を約束した事項等について、苦情申出人および第三者委員に対して、一定期間経過後に報告をする。

(6) 苦情解決結果の報告

サービスの質や信頼性の向上を図る観点から、個人情報に関する事項を除き「事業報告書」や「広報紙」等に実績を掲載し、公表する。

[6] 実効性のある苦情解決の体制を目指すことの意義

より効果的な苦情解決体制構築の留意点として3点が挙げられる[1]。

①苦情を収集するチャンネルの多角化

苦情受付担当者や第三者委員の他、意見箱の設置、利用者や家族の懇談

会、アンケートの実施等。

②苦情情報の共有化

　苦情内容の十分な記録、内容の分類整理、多角的な視点での苦情内容の分析検討、職員の創意工夫や提案を重視した改善策や対応策の取組み等。

③**苦情解決対応に求められる 5 つの基本原則**に基づく体制整備。

　利用者の思い等を真摯に受け止め、利用者の立場に立った対応や改善が行われることは、本来当然のことである。

　利用者のいきいきとした生活を支援する福祉サービスを提供していくには、信頼関係を構築し、利用者、家族、そしてサービス提供事業者が、パートナーとして協力していく必要がある。それを実現することが苦情解決体制には求められている。

苦情解決対応に求められる 5 つの基本原則
①公平性、②公正性、③迅速性、④透明性、⑤応答性。

B. 福祉サービス第三者評価

[1] 第三者評価事業の経緯

　2000（平成 12）年の介護保険法施行後に制度化された福祉サービス第三者評価事業に至るまで、施設建物整備とともにサービスの質的確保への取組みがあった。

　とりわけ 1980 年代から 90 年代前半は、事業者の全国組織（全国社会福祉協議会）主導による評価事業が自主的な形で取り組まれた。1989（平成元）年にゴールドプランが策定され、計画的な施設や在宅事業の整備が進められる中で、1993（平成 5）年に国レベルでの評価事業が、初めて制度として実施された。ただし、評価事業として実際に実施した施設数は少なく、普及した制度とは言いがたい状況であった。

　1997（平成 9）年に介護保険法、2000（平成 12）年に社会福祉法が成立し、改めて評価事業が、「利用者保護」、「権利擁護」、「苦情解決」とともに利用者本位の質の高いサービス提供のために重要な政策課題として認識されるようになった。

　2001（平成 13）年に、厚生労働省は「福祉サービスにおける第三者評価事業に関する報告書」を公表した。社会福祉法 78 条の具体的取組みとして、国・都道府県が主体となった第三者評価制度がスタートした。

[2] 福祉サービス第三者評価の趣旨と目的

　福祉サービス第三者評価について、福祉施設・事業所でのよりよい福祉サービスの実現に向けて、公正・中立な第三者評価機関が専門的・客観的立場から福祉サービスについて評価を行う仕組みとしている。

福祉サービス第三者評価
事業に関する指針により
示されたガイドライン
①都道府県推進組織ガイ
ドライン
②福祉サービス第三者評
価機関認証ガイドライン
③福祉サービス第三者評
価基準ガイドライン
④福祉サービス第三者評
価結果の公表ガイドライ
ン

第三者評価機関が評価を行うことにより、福祉サービスの質の向上を図り、評価結果を公表することで、福祉サービスの利用を希望する人や家族が、福祉サービスを選択するための情報源の一つとなることが目的とされている。

福祉サービスの質の向上という観点では、施設や事業者自身の組織運営やサービスの質を見直す活動を通じて、新たな気づきを促す契機となることや、施設や事業所全体でサービスの質の向上に向けた取組みを行う契機となるとされている。

評価結果の公表については、施設や事業者が行う福祉サービスの質の向上のための取組みが明らかになり、事業運営の透明性が図られるとされている。

［3］ 事業の推進体制について

（1） 全国の推進組織

①全国社会福祉協議会が事業の推進及び都道府県における事業の推進組織の支援を行う。

②事業の公正・中立性および専門性を確保するための学識経験者等で構成された「評価基準等委員会」、事業に関する普及・啓発を協議するための協議機関として都道府県の推進組織、第三者評価機関を構成員とする「評価事業普及協議会」を全国社会福祉協議会に設置する。

都道府県推進組織に関す
るガイドライン
都道府県に設置される福
祉サービス第三者評価事
業の推進組織に関するガ
イドライン。

（2） 都道府県の推進組織

都道府県の判断の下、「**都道府県推進組織に関するガイドライン**」に基づき、都道府県推進組織を設置する。

福祉サービスの基本方針
と組織
①理念・基本方針
②計画の策定（事業計
画、中・長期計画等）
③管理者の責任とリーダ
ーシップ

組織の運営管理
①経営状況の把握
②人材の確保・養成
③安全管理
④地域との交流と連携

［4］ 福祉サービス第三者評価基準のガイドラインの概要

評価基準は、3つの柱で構成されている。

①**福祉サービスの基本方針と組織**（12項目）

②**組織の運営管理**（21項目）

③**適切な福祉サービスの実施**（22項目）

［5］ 現状と課題

2017（平成5）年度以降の高齢者福祉サービスの受審状況は、その趣旨や目的に比べて大変少ない状況で推移している。過去5年間は新型コロナウイルス感染症流行の影響を受けた年度もあるが、微増で推移し、普及しているとは言いがたい状況である。

全国都道府県別受審件数は、2022（令和4）年度が5,771件で、そのう

ち70.5％は東京都の3,945件と突出している。次いで神奈川県の410件、京都府の232件、愛知県の114件等、大半の自治体は受審件数が一桁、二桁台という状況である。47都道府県中32％に当たる15自治体は一桁であった[2]。

これだけ国の肝いりの制度でありながら受審施設や事業所が少ない要因としては、費用負担、評価システムの実務的な複雑さや負担感などが考えられる。評価に多くの労力を費やしながら、ケアの質改善がシステムとして結びついていないとする指摘もある。

実際、東京都での受審数が多い理由として、特に特別養護老人ホームについては、東京都の補助金制度（**東京都経営支援補助金**制度）と関係が強く、補助金受給要件として、受審が実質的に義務化されていることと評価費用のほぼ全額が補助されていることが大きいと言える。

国は特別養護老人ホーム、養護老人ホーム、軽費老人ホーム、通所介護、訪問介護等の福祉サービス第三者評価事業の受審率の引き上げを目指し、「前年度以上の受審率」を目標に推進する[3]として、各地方自治体に対して管内の介護施設等に、積極的な受審を促すよう要請している。

［6］科学的介護情報システム（LIFE）

2021（令和3）年度第8期介護報酬改定に当たって、介護保険サービスの質の評価について「科学的介護情報システム」（以下、LIFE）が導入された。

国は、医療領域での**科学的根拠（エビデンス）に基づく医療（EBM）**をモデルにして、介護保険サービスにおいてもアウトカム評価の有効な手法を検討してきた。2017（平成29）年度に訪問系、通所系サービスなどに**アウトカム評価**の手法として導入した**CHASE**、2020（令和2）年度にモデル事業**VISIT**の考え方、手法等を統合し、その発展型としてLIFEが2021（令和3）年4月から導入され、介護報酬算定上の加算要件に加えられた。

LIFEは、介護サービス利用者の状態や介護施設・事業所で行っているケアの計画・内容などを一定の様式でデータ入力し、インターネットを通じて厚生労働省へ送信し、入力されたデータが分析されて、送信元の施設等に結果がフィードバックされる。LIFEから得られたデータをもとに介護の内容やケアプランのエビデンスとして活用することを目指している情報システムである。

東京都経営支援補助金
正式名称は「東京都特別養護老人ホーム経営支援補助金」。

科学的介護情報システム（LIFE）
Long-term care Information system For Evidence

科学的根拠に基づく医療（EBM）
Evidence-Based Medicine
個々の患者の診療に当たり、最近までの研究から得られたデータの中から信頼できるものを見つけ、それに基づいて理に適った診療を行うということを意味している。

アウトカム評価
サービスの質の評価3視点の一つ。人員配置などの「構造」（ストラクチャー）、要介護度別の報酬、訓練等の実施などのサービス内容「過程」（プロセス）、サービスを受けたことでの状態変化等、在宅復帰などの「結果」（アウトカム）に分類できる。

CHASE
「チェース」と読む。2020（令和2）年度にすべての介護サービスを対象に、高齢者の状態やケアの内容等の情報を収集開始したモデル事業で、提出データとフィードバックを試行的に実施した。

VISIT
「ビジット」と読む。2017（平成17）年度から運用を開始。通所・訪問リハビリテーション事業所からリハビリテーション情報の収集を開始した。

185

［7］LIFE の運用

　介護施設、事業所での LIFE の活用としては、LIFE からのフィードバック情報（利用者の状態やケアの実績の変化を踏まえた分析データ）を活用したケアプラン等の改善に活用するためのエビデンスとなり得る情報収集のツールとして期待されている。

　国は LIFE により収集・蓄積したデータを、事業所等でのフィードバック情報の活用に加えて、施策の効果や課題等の把握、見直しのための分析に活用するとしている。

　今後、全国の施設・事業所からの膨大なデータを蓄積し、分析が進められる。利用者個人単位で受けているケアの効果が十分なものか、利用者自身に合った適切なケアが「何か」などについてフィードバックされる。個人の状態に応じて、データと実践の集積、分析、評価による科学的な根拠（エビデンス）に基づくケアを提供できることにより「質の高いケア」の実現を目指している。

2. 危機管理とは何か

リスクマネジメント
risk management

　危機管理は**リスクマネジメント**の訳語として、一般的に企業等の活動の中で着目されてきた。「リスク」とは企業活動を阻害する要因である。リスクマネジメントとは、そのリスクの発生を予防したり、最小限に抑えること、万が一発生した場合の対応策を含めた取組みとされている[4]。

　介護保険制度の施行や社会保障等の基礎構造改革の動きの中で、多様な事業体、とりわけ株式会社のような一般営利企業の福祉分野への参入が推進される中で、福祉サービスにおいても危機管理が重視され、組織・活動体制の整備が求められている。

社会福祉法３条（基本理念）
「福祉サービスは、個人の尊厳の保持を旨とし、その内容は、福祉サービスの利用者が心身ともに健やかに育成され、又はその有する能力に応じ自立した日常生活を営むことができるように支援するものとして、良質かつ適切なものでなければならない。」

A. 福祉サービスにおけるリスクマネジメント

　従来、福祉サービスにおけるリスクマネジメントは、社会福祉の対象となる人たちの権利擁護にかかわる阻害要因の予防と回避、発生時の適切な対応という側面が重視されてきた。

　社会福祉法人は、憲法 25 条 2 項の公的責任に基づき、措置費や行政からの補助金などにより非営利で公益性の高い事業を行ってきた。しかし介

護保険制度では、営利法人と同じ土俵（市場）で主に介護報酬から収益を得て事業を経営することとなった。

　株式会社が公益性の高い事業を行う場合においても、法人の性質とすれば、経済的利益が得られない状況が継続するような場合は撤退することになる。しかし社会福祉法人にあっては、とりわけ権利擁護にかかわる場合、本来容易にその事業から撤退することはできない。提供するサービスとともに経営に対する社会福祉法人の責任が一層問われることになる。

　適正な事業経営とサービス提供は密接な関係にあり、福祉サービスにおいては、より幅広いリスクマネジメントが求められることになったと言える。

B. 福祉サービスに求められるリスクマネジメント体制

　2002（平成14）年4月に策定された「福祉サービスにおける危機管理（リスクマネジメント）に関する取り組み指針―利用者の笑顔と満足を求めて」に基づいて、「社会福祉施設における全課程において発生する全ての人身事故で身体的被害及び精神的被害が生じたもの」と捉えて、そのためには「質の向上」と「個別性」に基づいた事業所ごとの創意工夫と十分な検討に基づいたサービス提供に伴う人身事故への対応について、リスクマネジメントの指針が示されている。

　この間も、社会福祉法人の組織、運営、財務へのリスクマネジメントへの取組みが進められてきた。2017（平成29）年3月の社会福祉法改正により、社会福祉法人の法人組織、運営に関する新たな体制整備が求められることになった。同法改正によりサービス提供にとどまらず、法人経営そのものの体制や運営への整備が進み、これまで以上にリスクマネジメントが求められることとなった。

　リスクマネジメントについては、社会福祉法人の組織・経営にかかわるリスクと法人が運営する福祉サービス提供にかかわるリスクがある。それぞれに応じた体制整備が不可欠である。

　表10-1では社会福祉法人経営リスクと福祉サービス提供のリスクに分けているが、いずれの場合もリスクが発生した場合、事業存続そのものにかかわるリスクになる可能性があることに留意したい。

表 10-1　社会福祉法人・社会福祉事業（サービス）のリスク要因

社会福祉法人経営のリスク	福祉サービス提供のリスク
①「組織」リスク 　理事会・評議員会の機能不全、理事長等の役員の独断専横 ②「財務」リスク（財務規律） 　収支に関するリスク 　　赤字、債務超過 　経理処理上のリスク 　　経理処理のミス、不正経理（役員・事業所） ③制度リスク 　基準違反（施設基準，人員基準） 　介護保険給付請求処理のミス 　介護保険給付請求の不適切、不適正請求 ④建物設備リスク 　施設管理のリスク 　　外壁剥落、外部設備取付不良 　　設備の管理：メンテナンス不良による故障、冷暖房装置の故障 　　衛生管理：空調設備の不潔による感染症の発生、浴用水の衛生管理（レジオネラ菌） 　エレベーター等の故障 ⑤人事・労務リスク 　人材確保 　　基準人員の確保困難、離退職者 　労働法上の管理 　　超過勤務等による過重労働、有給休暇等の取得困難等 　ハラスメント 　　パワーハラスメント、セクシュアルハラスメント等 　精神衛生 　　ストレス（抑うつ、統合失調症ほか） 　労働災害（業務中のケガや病気） ⑥災害リスク 　火災、自然災害（地震・風水害・落雷）、その他（大規模停電など）	①人身事故リスク 　転倒打撲・骨折、落下、誤嚥、火傷、誤薬、離設（行方不明）等 ②感染症リスク 　インフルエンザ、ノロウイルス、食中毒、疥癬、結核等 ③虐待リスク 　身体的暴力、ネグレクト、暴言、搾取 ④ハラスメントリスク 　組織・職員間および職員・利用者間でのパワーハラスメント、セクシュアルハラスメント他 ⑤窃盗・不正管理リスク 　利用者の金品の窃盗、預かり金等の不正 ⑥制度 　施設基準、人員基準の遵守違反

出典）筆者作成.

C. リスクマネジメントの原理とプロセス

[1] ハインリッヒの法則

　ハインリッヒは、1929 年に「1 つの重大事故の背後には 29 の軽微な事故があり、その背景には 300 の異常が存在する」という労働災害における経験則を示し、「ハインリッヒの法則」として知られる（**図 10-2**）。

ハインリッヒ
Heinrich, Herbert
William
1886–1962

　特に「その背景には 300 の異常が存在する」ことについて、事故としては未遂であることから、**インシデント**として重視して、原因分析、再発防止策の検討をすることが事故防止につながるリスクマネジメントの取組みの考え方である。

インシデント
incident

図 10-2　ハインリッヒの法則

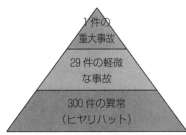

1件の
重大事故

29 件の軽微
な事故

300 件の異常
（ヒヤリハット）

出典）山田滋・東田勉／三好春樹・下山名月監修『完全図解　介護リスクマネジメント（事故防止編）』介護ライブラリー，講談社，2018，p.44.

　インシデントという英語ではわかりにくいことから、事故には至らず「ひやりとしたこと」、「ハッとしたこと」の異常事象を積極的に捉えて、チーム内で共有していくという趣旨から、**ヒヤリハット**と言い換えて使われるようになった。

　「ヒヤリハット」を積極的に報告し、再発防止に役立てていく一連のプロセスを**ヒヤリハット活動**と言う（**図 10-3**）。福祉サービス以外のさまざ

図 10-3　ヒヤリハット活動のプロセス

事故防止の基本活動	【組織・チームの中で安全を確保するためのルールを遵守することの徹底】 業務手順の中で、安全確保のルールを徹底し、ルールを守らない事故の撲滅 ↓ 【危険を発見し改善する活動】 ①建物・設備・備品器具等の危険箇所の発見と改善 ②業務工程（例：介護などの支援方法、動作等）の危険の発見と改善 ③対象個別（利用者個別）の危険性（身体能力、認知能力、健康状態等）の把握と対応 ↓ 【ヒヤリハット活動】 事故防止のための基本活動で対応できなかった危険の発見、改善

出典）山田滋・東田勉／三好春樹・下山名月監修『完全図解　介護リスクマネジメント（事故防止編）』介護ライブラリー，講談社，2018，pp.44–45.

まな医療、看護、多くの産業領域で取り入れられている手法である。

しかし、ヒヤリハット活動は事故が減ることに直結していない。前提として「事故防止のための基本活動」を着実に行い、定着した環境の中でさらに対応ができなかった危険を発見し改善に取り組む「事故防止の基本活動」が適正に行われることによって、有効に機能するとされている。

［2］リーズンの軌道モデル（スイスチーズモデル）

リーズンが提唱した事故モデルとして、ハインリッヒの法則とともにリスクマネジメントのモデルとして有名である。

穴の空いたスイスチーズを連想して「スイスチーズモデル」とも言われている。

リーズンは「事故は単独の事象で発生するのではなく、複数の事象が関係し連鎖して発生する」としている。通常、事故が想定される場合には、事故防止のためのいくつかの安全対策として物理的、知識や技術的な、また組織としての安全への取組みなどの重複した「防護壁（スイスチーズ）」を設けているが、「事故はこれらの防護壁の脆弱な部分や連鎖的なエラーの隙（スイスチーズの穴）を通過してくる」ことによって発生する事象が事故となるとしている（**図10–4**）。

このことから、事故は個人によるヒューマンエラーだけでなく、複数の人びとや組織的な要因によって発生することが多いとしている。

図10–4　リーズンの軌道モデル（スイスチーズモデル）

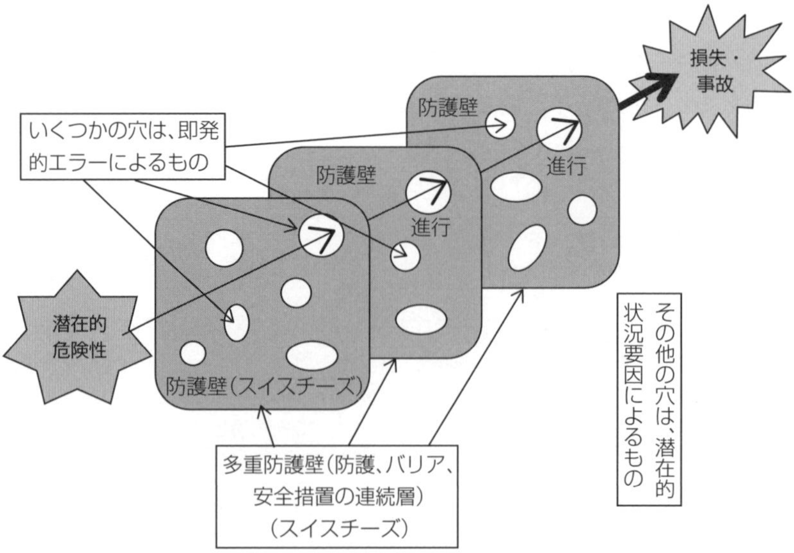

出典）ジェームズ・リーズン著／佐相邦英監訳『組織事故とレジリエンス―人間は事故を起こすのか、危機を救うのか』日科技連出版社，2010，p.123.

D. 質の向上を目指した体制の構築

リスクマネジメント体制を実効あるものとするためには、以下の３要素が不可欠である。

（1）組織風土の改善

全職員が常に「安全」を認識している安全文化の醸成・共有と、何でもものが言える風通しのよい組織風土の醸成。

（2）組織全体で取り組む

経営者、施設長と現場職員とが、現場の課題を共有する等の組織全体による一体的な取組み。

（3）継続的な取組み

PDCA サイクルの考え方に基づく、リスクマネジメントの継続的な改善と発展の取組み。

［1］報告システム[5]

PDCA サイクルが有効に機能する前提として、介護の現場で起きる事故や、事故には至らなかったが危険性の高い事象について報告をするシステムが不可欠である。

傷害などの実害が出た事故報告書だけでなく、未然に防ぐことができた出来事についても**インシデント報告**として報告することが重視されている。また**ヒヤリハット報告**と名称を変えて、実際に起きたことだけではなく、危険に対する職員の気づき等も報告の対象とする取組みも普及している。

しかし、特に事故報告は「始末書」のイメージが払拭できず、組織や職員の減点材料となりかねない。迅速で正確な報告は、逆に職員の責任を軽減し、より適切な対応につながるということを、組織の中の共通認識とし、自律的に運用されなければならない。

［2］報告内容の効果的な分析手法

報告は事故の本質的な問題点を見出し、核心を押さえた改善につなげるために必要不可欠である。ただし、そのためには事故の正しい分析が必要となる。

多様な分析手法があるが、代表的な２つの手法を紹介する[5]。

（1）SHEL（シェル）モデル

事故やヒヤリハット報告をソフトウェア、ハードウェア、環境、人の各側面から多角的に分析する手法である。

SHEL（シェル）モデル
ソフトウェア（Software）、ハードウェア（Hardware）、環境（Environment）、人（Liveware）。

4M
Man（人間）、
Machine（物）、
Media（環境）、
Management（管理）。

4E
Education（教育訓練）、
Engineering（技術）、
Enforcement（強化）、
Example（模範）。

(2) 4M-4E マトリクス表

　事故の要因と対策の分類整理法。**4M** の側面から事故等の要因を分析するとともに、その要因ごとに、**4E** の側面から対策を分析する手法である。

［3］運営システム

　報告システムを有効に機能させるためには、収集した報告を分析し、改善のための取組みや実施状況の把握、効果の評価を実施するシステムの構築が求められる。

　これらの一連の活動が「リスクマネジメント委員会」、「安全管理委員会」等の名称で呼ばれる委員会組織の設置、運営である。委員会は、福祉サービス事業所における事故防止や安全の確保を担う機能をもつ。

(1) 委員会の果たすべき機能[(6)]

①情報を集約し分析する

②収集した情報に基づいて対策を検討し決定する

③対策を周知する

④対策の効果を検証する

(2) 委員会の構成と権限

　委員会が機能するには、決定が迅速に実施できること、決定内容が事業所全体に周知徹底できることが重要である。実効性のある委員会とするためには、「現場から管理者まで幅の広い職種から構成されていること」や「メンバーの役割が明確になっていること」も重要と言える。

　また、組織全体の意思決定機関から必要な決定権限が明確に委譲されていることが必要である。

［4］指針やマニュアル等の整備

　介護等のケアサービス領域では、医療や看護の領域のような知識や経験の蓄積がまだ不十分であることから、ケアの方法論や介護方法等の標準化が必ずしも進んでいない。

　利用者の立場からすれば、最低限必要なケアについては、職員の誰が行っても同じ内容・方法で行われることが必要である。このような視点から、**指針やマニュアル（手順書）**の整備が求められている。

　また指針やマニュアルは、ケアの内容に応じた安全確保の原則を明示するとともに、現場からの提案などを通じて、適宜見直しと改善が行われ、より安全性を高めるものにしていかなければならない。

［5］教育・訓練（研修）

リスクを認識、理解し、適切なケアを実施するには、職員の教育・訓練が不可欠である。

教育・訓練は、「基本の周知」→「意識変革」→「自立的取組み」の3段階で実施する。主体的、自発的に問題意識をもち、改善の提案、具体的な取組みを行うことのできる職員の育成が目標となる[6]。

［6］利用者・家族との信頼関係に基づいた連携の実現

またリスクマネジメント体制をより充実させるには、日常的な利用者や家族とのコミュニケーションを通じて、事業所や職員との信頼関係を構築する必要がある。

福祉サービスは単に必要な物を提供するのではない。利用者を1人の独立した人間として認め「自立した生活の実現への支援」を行わなければならない。つまり利用者をサービスを受けるだけの受動的存在と見なすのでなく、事業所や職員と連携できるパートナーであると捉える視点が必要なのである。

リスクマネジメントの観点から言えば、このことは「事後対応型」から「意見聴取型」へ、「意見聴取型」から「利用者・家族参加型」に進展させることであると言える[6]。

［7］業務継続計画（BCP）

大地震等の自然災害、感染症のまん延、テロ等の事件、大事故、サプライチェーン（供給網）の途絶、突発的な経営環境の変化など不測の事態が発生しても、重要な事業を中断させない、または中断しても可能な限り短い期間で復旧させるための方針、体制、手順等を示した計画のことを**業務継続計画（BCP）**と呼ぶ。危機管理において必須の取組みとして重視されている。

また従来からの防災計画は業務継続計画の前提として位置づけられ、防災計画の目的である「身体・生命の安全確保」、「物的被害の軽減」に加えて、業務継続計画は「優先的に継続・復旧すべき重要業務を継続する、または早期復旧する」ことを目指すもので、防災計画と業務継続計画は密接な関係があるとしている[7]。

業務（事業）継続計画
BCP: Business Continuity Plan

［8］感染症への対応強化

国は新型コロナウイルス感染症の流行を契機に、2021（令和3）年4月に福祉サービスの運営基準の見直しを実施した。特に、①感染症対策の強

化、②業務継続に向けた取組の強化、③災害への地域と連携した対応など、従来の災害対応に加えて感染症等への対応力の強化を図った。

　災害や感染症流行などの事態が生じた場合でも、利用者が継続してサービス提供を受けられるよう、事業者が非常時の体制で早期の業務再開を図るため、最低限のサービス提供を維持するために人員の確保（確認や招集方法）、飲料水、食料、衛生用品（マスク、消毒薬等）、空調設備を稼働させるための燃料確保等に加えて、業務継続計画（BCP）に基づいた、職員への周知、研修の実施、訓練（シミュレーション）を実施する対応、体制整備が求められた。3年間の努力義務期間を経て、2024（令和6）年度から義務化する改正を行った。

E. 福祉サービスにおけるリスクマネジメントの方向性

生活リスク
病気、加齢による機能低下、家族や親族との関係、住宅などの生活環境、地域との関係、経済力の低下等が起因となって、それまでの生活が困難になる要因。

　サービス利用者には、心身の障害に加えて、重度化や加齢に伴う機能低下によりさまざまな**生活リスク**が出現する。事故を一切起こさないことを目標に据えれば、利用者には何もさせず、まるで「真綿でくるむように」管理する他に方法はないだろう。しかしそれでは人間らしい生活を営んでいるとは言えない。福祉サービスの提供に当たっては、事業者は利用者のどのような生活＝「暮らし」を援助するのか、利用者や家族は事業者に何を期待しているのかを分析し、「生活リスク」に対する共通理解をもとに、前述のパートナーシップを育む不断の努力が必要となる。これなしには、いかなる体制を構築したとしても、福祉サービスにおけるリスクマネジメントは成り立たない(8)。

注）
　　　　ネット検索によるデータ取得は，いずれも2023年11月28日.
(1)　「1 苦情解決体制を整備するにあたってのポイント」福祉サービスにおける危機管理に関する検討会「福祉サービスにおける危機管理（リスクマネジメント）に関する取り組み指針—利用者の笑顔と満足を求めて」別紙1，厚生労働省ウェブサイト，2002.
(2)　全国社会福祉協議会ウェブサイト「全国の受審件数・実施状況（令和5年度調査　令和4年度実績【暫定版】）」2023.
(3)　厚生労働省老健局「全国介護・高齢者保健福祉担当課長会議資料（平成30年3月6日）」厚生労働省ウェブサイト，2018.
(4)　福祉サービスにおける危機管理に関する検討会「福祉サービスにおける危機管理（リスクマネジメント）に関する取り組み指針—利用者の笑顔と満足を求めて」厚生労働省ウェブサイト，2002.
(5)　東京都社会福祉協議会・社会福祉法人協議会『事故予防対策としてのリスクマネジメント組織構築の手引き—社会福祉施設におけるサービス向上の視点』東京都社会福祉協議会，2002，p.29，pp.32-37.

(6) 三菱総合研究所「特別養護老人ホームにおける介護事故予防ガイドライン—特別養護老人ホームにおける施設サービスの質確保に関する検討報告書　別冊」2007, pp.19-20, pp.22-23, p.13.

(7) 厚生労働省老健局「介護施設・事業所における自然災害発生時の業務継続ガイドライン（令和2年12月）」厚生労働省ウェブサイト, 2020, pp.1-3.

(8) 岸田孝史「『リスクマネジメント』ではなく『生活リスクの共有』を—ショートステイ死亡事故裁判とのかかわりから」増田雅暢・菊池馨実編『介護リスクマネジメント—サービスの質の向上と信頼関係の構築のために』旬報社, 2003, pp.208-222.

■ 理解を深めるための参考文献

● 近藤厚志・野村祥子・藤原道子・西岡修・板垣善雄ほか／高野範城・青木佳史編『介護事故とリスクマネジメント—法律家と実務家が多くの裁判例をもとに記す』高齢者・障害者の権利擁護実務シリーズ1, あけび書房, 2004.
　介護事故に焦点を当て、法律の専門家と現場の実務家が、判例や現場での実践を踏まえて、法的側面を重視し福祉サービスにおけるリスクマネジメントの基本を解説している。

● ジェームズ・リーズン著／佐相邦英監訳『組織事故とレジリエンス—人間は事故を起こすのか、危機を救うのか』日科技連出版社, 2010.
　安全な組織とはどのようなものなのかを、基礎理論から実践的事例を紹介し、人間信頼の観点からリスクマネジメントを検討している。

● 山田滋・東田勉／三好春樹・下山名月監修『完全図解　介護リスクマネジメント（事故防止編・トラブル対策編）』介護ライブラリー, 講談社, 2018.
　豊富な事例でわかりやすく、災害・感染症対策、個人情報管理、虐待問題等の幅広いリスクに対応している。

● 鍵屋一編『大規模災害・感染症に備える—介護サービスの業務継続計画（BCP）策定のポイント』ぎょうせい, 2022.
　実務家の立場からBCP策定について解説。BCPに不可欠な視点が理解できる。

コラム 　　**法人間連携（社会福祉連携推進法人制度）**

　社会福祉連携推進法人制度は、2020（令和2）年6月に公布された「地域共生社会の実現のための社会福祉法等の一部を改正する法律」に基づき、2022（令和4）年4月に施行された。

　社会福祉法人の経営基盤の強化を目的とし、連携することにより地域福祉の充実、災害対応力強化、福祉サービス事業経営の効率化、連携しての人材確保・育成などを推進することとされている[1]。

　社会福祉連携推進法人は、社会福祉法人、社会福祉事業を経営する者等により構成され（過半数が社会福祉法人であること）、これらが社員となり、福祉サービス事業者間の連携・協働を図るための取組等を行う法人（一般社団法人）制度として創設された（社会福祉法125条、127条）。

　創設の背景には、日本の少子高齢化と人口そのものの減少、特に地方都市や過疎地域では急速な高齢化と人口減少が予想されている。現状すでに利用者の減少とともに事業の担い手である職員確保の課題が年々深刻になっている[2]。

　また、収支が零細な社会福祉法人が40％を占めている（年間サービス活動収支2億円未満）。全国で約2万法人の社会福祉法人の中で、いわゆる一法人一施設の法人が75％を占めている。現状のまま推移すれば、社会福祉法人の経営問題が深刻化することが懸念されている[3]。

　社会福祉連携推進法人は①地域福祉支援業務、②災害時支援業務、③経営支援業務、④貸付業務、⑤人材確保等業務、物資等供給業務の5つの業務が規定されている。今後の動向が注目されている。2023（令和5）年10月現在、全国で19法人が設立している。

注）
(1)　厚生労働省社会・援護局福祉基盤課「社会福祉連携推進法人の運営等について」厚生労働省ウェブサイト.
(2)　国立社会保障・人口問題研究所ウェブサイト「日本の地域別将来推計人口（平成30年推計）」.
(3)　厚生労働省社会・援護局福祉基盤課「社会福祉連携推進法人に期待される役割について」厚生労働省ウェブサイト，2021.

第10章 情報管理と広報

福祉サービス組織における適切な情報管理は、経営効率の向上、質の高いサービス提供など、透明性の高い組織運営につながり、組織の社会的な存在価値を高め、利用者や地域社会との信頼関係構築につながることを理解する。

1

日本政府が目指す Society5.0 の実現に向けて、福祉サービス組織が取り組むべき福祉 DX とそれを支える ICT や IoT 技術について理解する。

2

パブリック・リレーションズは情報発信・情報収集・情報マネジメント技術によって構成されている。一方通行の情報発信から、双方向性の高い PR 活動に切り替えることで、地域とより良好な関係構築につながることを理解する。

3

プライバシーと個人情報の違いを理解する。個人情報の適切な活用と保護は、対象者の権利と利益の保護につながることを理解する。

4

情報公開は透明性の高い組織運営に不可欠な取組みであり、ステークホルダーとの信頼関係を高め、組織の存続や発展につながることを理解する。

5

公益通報者保護制度は、組織の不正行為を防ぎ、事業者の法令違反の防止につながる。法令違反行為を通報した事業者内部の労働者に対する不利益な取扱いを禁止していることを理解する。

1. 福祉サービスの経営と情報

　日本政府は「第5期科学技術基本計画」において、人類がこれまで経験してきた社会を、狩猟社会（Society 1.0）、農耕社会（Society 2.0）、工業社会（Society 3.0）、情報社会（Society 4.0）と呼び、これらに続くべき新たな社会を **Society 5.0** と名づけた。

　Society 4.0 の情報社会では、情報通信技術は発達したものの、知識や知恵など価値のある情報が十分に共有されず、分野横断的な連携が不十分であるという課題があった。また、個人の情報処理能力には限界があるため、大量の情報から必要な情報を見つけて分析する作業が困難であり、加齢や障害などによる行動範囲や労働にも制約が生じ、少子高齢化や地方の過疎化などの課題にも十分に対応することができなかった。

　図10-1 が示すように Society 5.0 では、**IoT** ですべての人とモノをつなげ、さまざまな知識や知恵を共有して、Society 4.0 の課題や困難を克服し、人工知能（AI）などを活用することで必要な情報を必要なときに得ることができ、ロボットや自動走行車などの技術によって、少子高齢化、地方の過疎化、貧富の格差などの課題を克服する社会の実現を目指している。

IoT
Internet of Things
すべてのモノをインターネットに接続可能とすることで、暮らしや社会をよくするための技術。日本語では「モノのインターネット」と訳される。

図10-1　Society5.0 で実現する社会

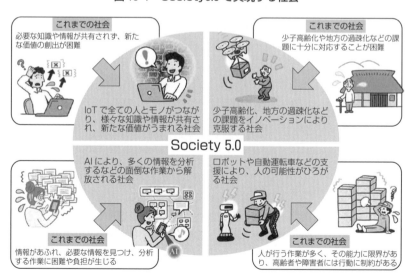

出典）内閣府ウェブサイト「Society 5.0」.

198

2021（令和3）年9月1日にSociety 5.0の実現に向け、デジタル庁が誕生した。デジタル庁は、多様な幸せを実現させる**DX（デジタル・トランスフォーメーション）**を推進し、デジタル社会を進展させる司令塔と位置づけられ、一人ひとりのニーズに合ったサービス選択をデジタルの活用によって実現させることを目指している。

　このような社会情勢を踏まえ、福祉経営における情報管理は、経営効率の向上、質の高いサービス提供、透明性が高く健全で安定的な経営などに大きく寄与することを目指している。情報管理は情報に関するコンプライアンスを強化し、個人情報の漏洩防止やコンピューターセキュリティ対策などを行うことで情報面でのトラブルを回避するイメージが強いが、それは一つの側面でしかない。組織がもつノウハウや職員一人ひとりがもつ経験や知識という情報財産を有効活用して、より質の高い経営ならびにサービスを向上させる視点も必要となる。情報活用の基本は一人ひとりの情報活用能力を高めることと、それを生かすための組織づくりである。

　情報活用の基本が整ったうえで**ICT**を用いることで、情報の収集、処理（分析）、整理・保管、共有、発信力（広報・PR力）をさらに高めることが可能となる。

　たとえば、ウェブサイトやSNSを活用することで、これまで以上に効率的な情報提供や情報収集が可能となり、地域への情報伝達や地域の実態把握を迅速に行うことができる。また、福祉記録システムなどを活用すれば、利用者情報を一元管理し、最新の利用者情報を職員間でリアルタイムに共有できるため、職員間の連携を高めつつ、利用者一人ひとりに適した個別サービスの提供の充実が可能となる。

　また、従来インターネットに接続されていなかったさまざまなモノ（生活に密着する機器等）が、ネットワークを通じてサーバーやクラウドサービスに接続され、相互に情報交換をするIoT技術を活用すれば、見守りを必要とする利用者の日常生活をさまざまな機器やセンサーを通じてデータ収集することが可能となる。利用者の生活に過剰に介入せず、プライバシーを守りながら健康や生活の質をリアルタイムにモニタリングすることで、より迅速に利用者の変化に気づき、必要な支援を行うなどの個別ケアの充実が期待される。

　日々、生成・更新される利用者や地域の情報を**ビッグデータ**として収集・分析することは、福祉サービス提供のためのエビデンスに基づく科学的な判断に大きく貢献する。大量の生活情報からパターンや傾向を抽出することで、利用者の変化を予測したり、サービスの改善点を特定するなど、支援の最適化を実現させ、福祉領域のAI活用にも寄与する。

DX（デジタル・トランスフォーメーション）
digital transformation

ICT
Information and Communication Technology

図 10-2　科学的介護情報システム（LIFE）を活用した PDCA サイクル

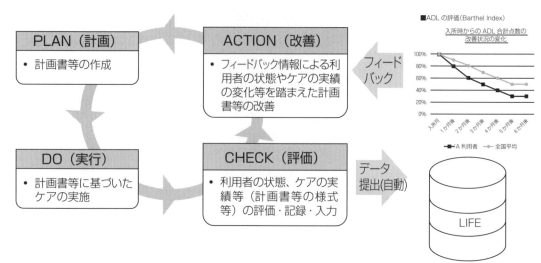

出典）厚生労働省ウェブサイト「ケアの質の向上に向けた科学的介護情報システム（LIFE）利活用の手引き（Ver. 2022.06.24）」p.3.

科学的介護情報システム
　（LIFE）
Long-term care
Information system For
Evidence

　2020（令和3）年度の介護報酬改定で導入された、**科学的介護情報システム（LIFE）**は、厚生労働省が運用する介護のビッグデータ収集と分析のためのデータベースである。LIFE では**図 10-2** に示すように、介護サービス利用者の状態や介護施設・事業所でのケアの計画・内容などを電子データとしてインターネット経由で厚生労働省に送信し、送信された介護データはビッグデータとして保管、分析され、分析結果が施設にフィードバックされ、介護内容の改善や評価に活用される。

　福祉領域におけるビッグデータや AI の活用は、LIFE 以外にもデイサービス送迎ルートの最適化、児童や高齢者虐待の早期発見・対応支援などでの利用が始まっていて、今後も利用は拡大すると考えられる。

　現在、介護領域で積極的に導入が進んでいる**ロボット**技術は、特に高齢者や障害者のケアにおいて重要な役割を果たすようになった。介護ロボットは、介護スタッフの負担軽減を実現させ、利用者の自立を支援し、見守りや生きがいをサポートする重要な役割を担っている。

5G（第5世代移動通信
システム）
5th Generation Mobile
Communication System

　そして、情報活用をさらに力強く推し進めるための情報通信基盤となる**5G（第5世代移動通信システム）**ネットワークは通信遅延がなく、4G の20倍の通信速度を実現させ、前述した情報活用技術の潜在能力を最大限に引き出す。高速で安定したネットワーク接続は在宅福祉、施設内の利用者の異変察知、遠隔医療などの効果を高め、福祉関連サービスの効率を飛躍的に向上させると期待されている。

2. パブリック・リレーションズ

A. 一方通行から双方向へと進化する広報

　デジタル社会の進展に伴い、ウェブサイト、ブログ、SNS、動画配信に加え VR やメタバースなどのような新たな情報技術が次々と誕生している。これらの技術は広報活動にも活用可能なため、広報の可能性や重要性がこれまで以上に高まっている。一方、広報の定義については明確な結論が出ておらず、研究者や実務者の間でも広報概念をめぐり議論が続いている。

　広報は、広告や宣伝という意味のアドバタイズメント（advertisement）と位置づけられるが、実際には「組織が、その事業の活動や方針を広く積極的に社会に伝え、ステークホルダーの共感や信頼を得ようとする行為」と考えたほうが適切である。

　また、広報は情報公開とも似ているが、情報公開は法律に基づく義務であり、情報開示請求に基づく受け身的な情報発信である。これに対して、組織の経営戦略などに基づく自発的かつ主体的な情報発信が広報である。

　組織は広報活動によって、その活動、サービス、商品などを広く社会に伝えることで存在価値を示し、顧客、投資家、社員などのステークホルダーとの良好な関係構築を目指す。その結果、組織が社会において高い評価を受け、商品やサービスが利用され、積極的な投資や連携対象になることで、持続可能な成長や発展につながる。また、一方的な情報発信だけでは組織の成長は困難であるため、組織がステークホルダーからどのように認識および期待されているのかを広く聴き取り、それに合わせて組織を変革させ、製品やサービスの質を高め続ける**広聴**も必要となる。

　広報と広聴に基づくステークホルダーとの良好な相互関係づくりを基本理念とした組織改革の考え方および経営手法は、**パブリック・リレーションズ**と呼ばれ、重要な経営機能と位置づけられる[(1)]。

パブリック・リレーションズ（PR）
public relations

B. 広報からパブリック・リレーションズへ

　パブリック・リレーションズ（以下、PR）の考えは、19 世紀末から 20 世紀にかけてアメリカで発展し、日本には第二次世界大戦後の 1946（昭和 21）年以降にアメリカから導入され、今日の行政、企業、各種団体など、

あらゆる組織の運営に欠くことのできない考え方となっている。

カトリップ
Cutlip, Scott Munson
1915–2000

　たとえば、米国 PR 協会（PRSA）は PR を「組織とそのパブリックとの間に相互に有益な関係を構築する戦略的コミュニケーション・プロセス」と定義している。また、PR の教科書として有名な**カトリップ**らの『体系パブリック・リレーションズ（*Effective Public Relations*）』では「パブリック・リレーションズとは、組織体とその存続を左右するパブリックとの間に、相互に利益をもたらす関係性を構築し、維持するマネジメント機能である」と定義している。日本広報学会は 2023（令和 5）年 6 月に「新たな広報概念の定義プロジェクト」を立ち上げ、「広報」と「パブリック・リレーションズ」と「コーポレート・コミュニケーション」は同じ意味をもつ概念としたうえで「広報とは組織や個人が、目的達成や課題解決のために、多様なステークホルダーとの双方向コミュニケーションによって、社会的に望ましい関係を構築・維持する経営機能である」と定義した。このことからも広報の本質は、啓発や周知などの一方的な情報発信ではなく、ステークホルダーとの良好な関係構築・維持のための情報マネジメントであると考えられる。

C. 福祉広報（福祉 PR）とは

　2000（平成 12）年の**社会福祉法**の成立などを背景に「利用者本位」、「サービス提供者と利用者との対等な関係」が福祉サービス・制度の基本と位置づけられるようになった。特に「**措置から契約へ**」の考え方は、それまで行政が福祉サービスの提供主体であった措置制度を原則として廃止し、福祉分野に民間事業者の参入を前提とした契約に基づく市場原理を導入する大改革であった。

　契約とは、売買、サービスの提供、雇用など、市場内での交換を可能とする法的約束であり、契約を成立させるためには、取引される商品やサービスが「わかりやすい内容」であるか「十分な説明が行われる」必要がある。また、契約内容についても双方が理解・納得し、合意する必要がある。

　ところが、福祉サービスは見るだけで理解できたり、手で触れて理解できるものばかりではないため、一般的な契約以上にサービス内容についてわかりやすい説明を行う必要がある。

　社会福祉法 75 条では社会福祉事業の経営者に対して、福祉サービス利用希望者が適切かつ円滑にサービスを利用することができるように、事業に関する情報提供を行う努力義務を課している。また、国と地方公共団体に対して、福祉サービスの利用希望者が必要な情報を容易に得られるため

の仕組みをつくる努力義務も課している。なお、この条文は社会福祉法
59条の2の「情報の公開等」とは異なり、社会福祉事業者の主体性に基
づく広報活動を求めていると考えられる。

D. 福祉広報（福祉PR）のステークホルダー

　PRは**ステークホルダー**との双方向コミュニケーションによって社会的
に望ましい関係を構築・維持する経営機能である。社会福祉における主な
ステークホルダーは①利用者、②利用者家族（利用者親族）、③自組織の
職員・従業員、④求職者、⑤他の社会福祉事業者、⑥将来的なサービス利
用者としての地域住民（健常者）、⑦ボランティアとしての地域住民、⑧
地方自治体・地方公共団体などの行政機関、⑨実習生・職業体験生徒・イ
ンターンシップ生、⑩メディア（マスメディア、ローカルメディア等）、
⑪医療・保健機関、⑫その他（一般企業、学校など）などが考えられる。
　各ステークホルダーの機能や特性を理解したうえで、良好な関係づくり
に向けたPR活動を行う必要がある。

E. PR（広報）メディアについて

　広報メディアは長年にわたって口コミや紙媒体が中心に用いられてきた。
近年は、インターネットおよびパソコンや携帯端末の普及に伴い、ウェブ
サイトやSNSなど、インターネット上のWebメディアやソーシャルメデ
ィアの重要性が高まっている。ウェブサイトは単なる情報発信のためのメ
ディアから、膨大な情報センターとしての役割を担うようになり、閲覧者
への総合的な情報保障や円滑なコミュニケーションを行うためのポータル
（玄関）として進化している。また、ウェブサイトの次に台頭したブログ
は、ウェブサイトの弱点であった一方通行の情報発信から閲覧者との双方
向コミュニケーションを実現させ、今日でも幅広く活用されている。SNS
はさらに双方向性を重視したICTメディア（コミュニケーションツール）
としてウェブサイトと連動させた活用が進んでいる。
　このことからも、多様なメディアを総合的に連動させ、ステークホルダ
ーのニーズに対応するためのPR戦略が必要となっている。
　特にSNSは、双方向性に優れたコミュニケーションツールとしても効
果を発揮し、一人ひとりのニーズに適した情報提供や相談援助を可能とす
る。
　SNSは、福祉広報を充実・発展させるための重要なPRツールと位置づ

けられるため、LINE、X（旧 Twitter）、Instagram、Facebook、TikTok
など、それぞれのもつ機能、特性、利用者層などを十分に理解したうえで
活用することが望ましい。

F. PR（広報）の具体的な効果について

　PR（広報）の最終目的は対象者との信頼関係の醸成だが、実際の広報
活動では、対象者に何らかの「変化」をもたらすことが目的となる。この
変化には以下に示すような段階があり、どの段階を目指すのかを意識する
ことで、より具体的かつ適切な PR 活動につながる。
①対象者の関連知識・理解が向上する
②対象者が興味をもち、積極的に情報収集を行うようになる
③対象者から質問や意見が寄せられ、コミュニケーションにつながる
④対象者が事業に参加したり事業に協力するようになる

G. 地域と良好な関係を構築するための PR 活動

　地域との良好な関係を構築するためには、地域に期待され、信頼される
福祉サービスの提供と透明性の高い組織経営が不可欠である。
　PR 活動を基盤として地域からの期待や信頼を得るためには以下に示す
要素が重要となる。

［1］地域を理解する（地域の声を聴く）

　地域を理解するためには行政等の地域アセスメント情報を入手し、理解
する必要がある。また、独自に地域アセスメントを行うことも有効である。
また、地域のさまざまな団体やキーマンとの定期的な交流（コミュニケー
ション）も地域を理解し、地域から理解されるための重要な取組みとなる。

［2］自分たちの機能や役割をわかりやすく地域に伝える

　一般に、よく知らない相手に期待を寄せることはないため、自組織の理
念、機能・役割、具体的なサービス内容、事業計画・成果などについて、
わかりやすく地域に伝える。

［3］最新かつ正確な情報発信を行う

　古い情報や不正確な情報発信は信頼どころか不信感を招くため、発信す
る情報は可能な限り最新の情報、かつ正確な情報とする。

[4] 発信した内容に責任をもつ

　誇大広告や根拠のない情報発信は、後日、誇張や虚偽の情報発信であることが判明すると大きな信用失墜につながる。できること・できないことも含め誠実な情報発信こそ地域からの信頼を得ることができる。

[5] ミスやトラブルに関する情報も改善策を含めて公開する

　ミスやトラブルに関する情報開示を行う行為は、組織運営の透明性を重視していることの証明となる。また、単なるミスやトラブルの報告や謝罪ではなく、改善策や再発防止策を示すことは、問題に誠実に向き合い責任ある組織経営が行われている証明となる。

3. 個人情報保護、情報セキュリティ対策

A. 個人情報保護法の歴史

　個人情報の保護に関する考え方は 1890 年に弁護士の**ウォーレン**とブランダイスが執筆した論文「プライバシーの権利（*The Right to Privacy*）」がきっかけと言われている。当時のプライバシー権はマスメディアが私生活を取り上げることに対して「ひとりにしておかれる権利」として理解された。日本では、1964（昭和 39）年の**「宴のあと」事件**判決により「私生活をみだりに公開されないという法的保障ないし権利」としてより具体化された。その後、**ミラー**の論じた「自己に関する情報の流れをコントロールする個人の権利」という能動的な権利として発達し、有名なものに 1980 年の「**プライバシー保護と個人データの国際流通についてのガイドラインに関する OECD 理事会勧告（OECD プライバシー・ガイドライン）**」があり、2003（平成 15）年 5 月に成立した**個人情報保護法**の基盤となっている。

　日本では 1988（昭和 63）年に最初の個人情報保護法となる**行政機関個人情報保護法**が制定されたが、法の対象は国の行政機関のみであり、民間に対する効力はなかった。

　1995 年に EU は「**個人データ処理に係る個人の保護及び当該データの自由な移動に関する欧州議会及び理事会の指令（EU データ保護指令）**」を採択し、「第三国へのデータの移転は、当該第三国が適切なレベルの保

ウォーレン
Warren, Samuel
Dennis, Ⅱ
1852-1910

ブランダイス
Brandeis, Louis
Dembitz
1856-1941

ミラー
Miller, Arthur Raphael
1934–

個人情報保護法
正式名称は「個人情報の保護に関する法律」。

行政機関個人情報保護法
正式名称は「行政機関の保有する個人情報の保護に関する法律」。

EU データ保護指令以後の個人情報保護
EU は個人データやプライバシーの保護に関して、EU データ保護指令よりも厳格に規定された「一般データ保護規則（GDPR: General Data Protection Regulation）」を 2016 年 4 月に制定し、2018 年 5 月 25 日から施行した。

護を提供している場合に限られることを規定する」と加盟国に対して要請したことが、世界的に個人情報保護制度の確立を急がせる要因になったと言われている。

　日本もこれを受け、1997（平成9）年に通商産業省（現、経済産業省）が「個人情報保護に関するガイドライン」を改定した。さらに1998（平成10）年4月には通商産業省の指導のもと、**財団法人日本情報処理開発協会**がプライバシーマーク制度の運用を開始し、個人情報を取り扱うための規格と、それが正しく遵守されているのか認定するようになった。

　1999（平成11）年にはJIS規格として「**個人情報保護に関するコンプライアンス・プログラムの要求事項（JISQ15001）**」が制定され、2003（平成15）年5月23日に「個人情報の保護に関する法律」（平成15年法律第57号）が成立し、同月30日に公布・施行された。

財団法人日本情報処理開発協会（JIPDEC）
現在は「一般財団法人日本情報経済社会推進協会」に改称。

B. 社会福祉における個人情報の保護

バイステック
Biestek, Felix Paul
1912-1994

　「秘密を保持して信頼感を醸成する」ことはケースワークにおけるワーカーと利用者の援助関係の最も重要な原則として、**バイステックの7原則**の一つに唱えられ、ワーカーの行動原理とされ、プライバシーの保護は、利用者との信頼関係を醸成する重要な課題である。社会福祉に関係する多くの法律上にも「職務上知りえた情報・秘密を他者に提供することを禁じる」と明記されている。

　一方、福祉サービスは、援助者が利用者を深く知ること、すなわち利用者に関する種々の情報を得ることで、適切なニーズの把握とサービス提供またはサービスへのコーディネートが可能となる。

　また、地域や福祉施設において質の高いサービスを提供するためには、職員間の連携を基盤として、さらには他の福祉関係機関および医療や保健分野などとも利用者に関する情報を共有しながら多職種連携体制を構築する必要がある。

　以上のことからプライバシーを守りつつ、個人情報を適切に活用することが福祉従事者には求められている[2]。

C. 個人情報保護法について

　2005（平成17）年より全面施行された**個人情報保護法**は、個人情報の有用性を社会に知らしめ、個人情報を不正に利用しようとする者または不正利用した者に対して一定の成果を上げた。具体的には、個人情報保護法

施行前は、個人情報を不正に利用した事件やトラブルなどは事件発生後にしか対応できず、手遅れになる問題があった。これに対して、個人情報保護法施行後は、個人情報の不正収集や不適切な管理・運用体制に対して規制や改善指導が行えるため、個人情報に関する事件や事故を未然に防ぐことが可能となった。

その結果、企業、政府、自治体はもとより地域社会にも大きな影響を与え、法施行前に比べ個人情報が格段に慎重かつ適切に取り扱われるようになったが、同時に、さまざまな場面において個人情報保護法に対する過剰反応や誤解が生じた。法の目的と異なる理解や運用が行われた結果、個人情報が適切に活用されず、当事者や地域住民の権利利益が損なわれる場面も発生している。

D. 個人情報とは

個人情報とは、生存する個人に関する情報であって、当該情報に含まれる氏名、生年月日その他の記述等により特定の個人を識別することができるもの（他の情報と容易に照合することができ、それにより特定の個人を識別することができることとなるものを含む）とされている。

その情報からたった一人の個人が特定できる場合、それは個人情報と位置づけられる。たとえば、住所と氏名の組み合わせは個人情報と位置づけることができる。一方、個人情報の定義には「秘密属性の有無」が含まれていない点は注意が必要である。つまり、個人情報だから秘密であるという説明は成り立たない点を留意する必要がある。

E. プライバシー情報とは

近年、プライバシーの権利は「自己の情報をコントロールできる権利」と言われている。何がプライバシー情報なのかは明確な定義が存在していないが、①個人の私生活上の事実に関する情報、②社会一般の人が知らない情報（非公開情報）、③本人が公開を望まない内容の情報の要素がすべて含まれている情報であれば、ほぼ**プライバシー情報**だと考えられる。

その情報がプライバシー情報か否かは本人の意思によって随時変化する。たとえば初対面の人物から「フルネームを教えてほしい」と問われた場合、誰もが教えるとは限らない。ましてや「住所とフルネームに加え電話番号も教えてほしい」と問われれば、教える者はさらに減少するであろう。このとき、教えなかった人にとっては、その情報が相手と自分の関係におい

個人情報保護法に対する過剰反応
過剰反応の一例として、自治体から民生委員や自治会などに提供されていた住民情報の提供中止、病院が緊急時の入院等の問い合わせに応じない、自治会・町内会の名簿の作成および配布の中止、幼稚園・保育園の卒園アルバム作成の廃止、学校の連絡網の作成中止などが挙げられる。日常生活においても、連絡を取りたい相手の連絡先を問い合わせようとすれば「それは個人情報だから教えられない」と拒否されるケースなどが全国で多発した。

てプライバシー情報であったと考えられる。

　一方、昔の親友と再会し、同様の質問をされた場合はどうであろうか。多くの人は再会を喜び、連絡先を交換すると考えられる。

　このことからも、プライバシー情報は、相手や相手との関係性、聞かれたタイミングやそのときの気持ち、その情報を伝えてもよい相手か、伝えたくない相手かなど、さまざまな条件によって**異なる判断が下される特性をもつ情報**であることがわかる。つまり、本人がその情報を秘密にしたいと決めてしまえば、原則としてプライバシー情報となる。

　プライバシーは、これまで多くの判例において、憲法13条「幸福追求権」で保護され、民法709条「不法行為による損害賠償」によって処理されている。

F. 守秘義務とプライバシー保護

　守秘義務とは、国家公務員、地方公務員、社会福祉士、精神保健福祉士、介護福祉士、介護支援専門員、医師、保健師など、一定の職業や職務に従事する者・従事した者・契約をした者に対して、法律の規定に基づいて特別に課せられた「職務上知った秘密を守る」べき法律上の義務のことである。

　多機関・多職種連携で利用者の支援を行う場合、関係者間での個人情報の共有・活用が不可欠となるが「守秘義務があるので個人情報を教えるわけはいかない」という矛盾した場面に遭遇することがある。この問題は個人情報とプライバシーの混同によって、個人情報はすべて秘密であり、守秘義務の対象であるとの誤解から生じている。公務員の守秘義務に関する代表的な条文としては国家公務員法100条と地方公務員法34条が挙げられる。

　同様に社会福祉士、精神保健福祉士、介護福祉士、民生委員、介護支援専門員、医師、保健師などにも守秘義務が存在する。

　ここで注目すべきは条文内の「秘密」という言葉である。「**秘密**」属性をもつのは「個人情報」ではなく「プライバシー情報」であり、**守秘義務とはプライバシー保護義務**と考えてよく、個人情報を伝えてはいけないとは一言も記されていない。

　このことからも、プライバシーを保護し（秘密は守り）つつ、個人情報はその人の権利と利益の保護のために、利用目的を明確にしたうえで収集し、適切に活用することが求められていると考えてよい。

G. プライバシー保護と個人情報保護の境界線

利用者に関する情報の多くは「相談」によって取得される。相談は「プライバシー保護」と「個人情報保護」の2つに大別できる。

支援の初期段階は、相談に乗ることそのものが支援であり、インテークや信頼関係の醸成などが目的となるため、「秘密を守る（プライバシー保護）」ことが重視される。

次の段階は、相談中に把握した改善や解決が必要（可能）な課題（ニーズ）に対して、本人同意を得たうえで具体的なサービスへのコーディネートを行うことである。この段階では「プライバシー」の一部を開示することで本人が得る、より大きな「権利」や「利益」（たとえば、生活保護や介護保険制度の利用、見守り支援など）を考え、本人同意に基づき「個人情報」として活用することが目的となる。

H. 個人情報保護法改正の概要

2023（令和5）年4月1日に改正された個人情報保護法において、福祉サービス提供組織に強く関連する部分の概要は次の通りである。

①個人情報を利用する目的を明確にすること、また本人の同意を得ずに目的の範囲を超えた利用をしてはならない（個人情報保護法17条）。

②偽りやその他の不正な手段で個人情報を取得してはならない。個人情報取得時には速やかに利用目的の通知・公表を本人にすること（同法18条、21条）。

③個人情報を正確かつ最新の内容にしておくこと（同法20条）。

④個人情報を安全に管理すること（同法22条〜26条）。

盗難、紛失、誤廃棄、目的外利用を行ってはならない。また、万が一、漏洩などが発生した際の本人への通知ルールを定めておく。

⑤一定の条件を除き、第三者に個人情報を提供しないこと（同法27条）。

生命、身体、財産の保護、公衆衛生の向上、児童虐待などの場合で、本人の同意を得ることが困難な場合は同意なく提供が可能。

⑥個人情報を第三者に提供、または第三者から提供される場合は、提供年月日、第三者の氏名・名称等を記録して、一定期間保存すること（同法29条、30条）。

⑦本人の求めに応じて開示・訂正・削除・利用停止等を行うこと（同法32条〜39条）。

⑧相談・苦情の処理を行うこと（同法40条）。

I. 情報セキュリティ対策

情報セキュリティマネジ
メントシステム(ISMS)
Information Security
Management System

プライバシーマーク制度
（PMS）
Personal information
protection Management
Systems

　情報セキュリティ対策とはコンピューターやネットワーク上で取り扱う情報の安全を守るために行う対策だけでなく、組織内で扱う紙媒体の機密情報や口頭での情報漏洩防止対策も含まれる。

　情報セキュリティ対策の代表的な仕組みとして**ISMS**と**プライバシーマーク制度（PMS）**がある。ISMSは組織における情報セキュリティを管理するための仕組みであり「機密性」、「完全性」、「可用性」の3つの要素で構成される。

　機密性とは情報資産を利用できる者とできない者を明確に区別し、不適格な者に情報を利用させないための仕組みづくりである。**完全性**とは、情報資産の改ざん、削除ならびに消滅を防ぐための安全管理の仕組みづくりである。**可用性**とは、情報資産を利用すべき人が必要に応じて迅速かつ効率的に情報を利用することができる状態を維持する仕組みづくりである。

　ISMSが要求する具体的な内容については、国際規格であるISO27001または国内向け規格のJISQ27001（情報セキュリティマネジメントシステム要求事項）によって具体的に定められている。ISMSは組織のもつ情報資産を明確にして、それぞれの情報資産に対する脅威の存在と脆弱性を洗い出し、リスクを軽減するための対策を講じることを目的としている。

　また、**プライバシーマーク制度（PMS）**は、JISQ15001（個人情報保護マネジメントシステム要求事項）に準拠した、組織が個人情報を保護する体制を整備し、定められたルール通りに行動し、定期的に点検・確認を行い、継続的に改善するための個人情報管理の仕組みづくりを評価するものである。

　情報セキュリティ対策の基本事項は「盗難」、「紛失」、「誤廃棄」、「目的外利用」を防ぐことであるため、これらのリスクに対して具体的な安全対策を講じる必要がある。

　盗難への対策については、鍵のかかる場所での情報管理やパスワードによる保護、コンピューターウイルス対策ソフトによる保護が有効である。紛失への対策は情報の保管場所の明確化および外部持ち出し時に置き忘れないように肌身離さず持つための保管バッグなどを用いることが効果的である。また、コンピューターウイルス感染やUSBメモリ、ハードディスクやSSDなどの故障による情報紛失などを防ぐための定期的なデータバックアップなどが有効となる。

　誤廃棄への対策は保管場所の明確化と情報利用後はすみやかに元の保管場所に戻すなどが有効となる。そして、目的外利用については、利用目的

の明確化と人材育成・教育の徹底、コンピューターデータの場合は、一人ひとりに適したデータアクセス権の設定などが必要となる。

　情報セキュリティの具体的な対策方法については、独立行政法人 情報処理推進機構（IPA）が提供する**中小企業の情報セキュリティ対策ガイドライン**が参考になる。

4. 情報の提供と開示

A. 情報公開とは

　情報公開はディスクロージャーとも呼ばれ、組織が利害関係者であるステークホルダー（株主、従業員、行政機関、金融機関、地域社会、各種団体など）に対して自組織の事業内容に関する必要な情報を公開することである。また、行政の場合は行政が把握している情報を国民が自由に知れるように公開することである。

　組織が情報公開を行う意義は、経営状況や事業内容をステークホルダーに対して公開することで、組織の見える化、つまり透明性や信頼性を向上させることである。ステークホルダーからの信用や信頼を得ることで、取引をしたい相手、投資の対象、信頼できるブランド、利用したいサービス、働きたい会社などとして認められる。その結果として顧客の製品購買やサービス利用の意欲を強く刺激し、優秀な人員を確保し、組織に対する従業員の忠誠心が高まるなど、経営が充実するため組織の存続や発展が可能となる。

　一方、情報公開は組織にとって都合がよいことばかりではなく、経営、事業、サービス、製品などに関する膨大な量の情報を適切に整理・管理し、わかりやすく伝えるためのコストが必要となる。また、組織にとって都合のよい情報のみ公開することは、最終的にステークホルダーからの信頼を損なうリスクが高いため、マイナス情報（赤字、事故、トラブルなど）があった場合には、その情報公開も必要となる。

表 10-1　情報公開等に関する用語について

情報公開	情報公開請求に基づいて公開か非公開かを組織が決定し、その決定の結果を通知して情報公開が行われる。
情報提供	広報活動や PR 活動など、組織が自発的に情報を公開すること。
情報公表	法令等に基づき、情報公表が義務づけられている情報を公表する。
情報開示	個人情報に関する情報開示請求に基づき、組織が保有する本人に関する情報が開示される。

出典）筆者作成.

　表 10-1 に示したように「情報公開」以外に、「情報提供」、「情報公表」、「情報開示」などが存在するが、それぞれ異なる意味で用いられることが多い。情報公開とは情報公開請求に基づいて情報公開か非公開かを組織が決定し、その決定の結果を通知して公開手続を行う。**情報提供**は組織が自発的に情報を公開することである。そして、**情報公表**は、法令等に基づき公表が義務づけられている情報を公表する行為となる。

　情報開示は、個人情報の開示の際に用いられることが多く、組織が保有する個人情報の開示請求に基づき、本人に関する個人情報が開示される。なお、開示された情報に誤りがある場合は訂正請求が可能であり、個人情報が不適切に取得、保有、利用または提供されている場合は利用停止請求が可能である。

B. 行政の情報公開

行政機関情報公開法
正式名称は「行政機関の保有する情報の公開に関する法律」。1999（平成11）年 5 月公布、2001（平成 13）年 4 月施行。

独立行政法人情報公開法
正式名称は「独立行政法人等の保有する情報の公開に関する法律」。2001年 12 月公布、2002（平成 14）年 10 月施行。

　行政機関の情報公開は一般に**情報公開制度**と呼ばれ、**行政機関情報公開法**および**独立行政法人情報公開法**の 2 つの法律で定められている。

　これらの法律の目的は、行政機関が国民に対する説明責任を全うし、国民が行政のあり方を決定する権利を明確にすることで、民主的で開かれた行政を推進することにある。また、国民の「知る権利」を保障するものでもある。具体的には、行政機関の保有するすべての行政文書を対象として、誰でもその開示を請求することができる権利を定めている。

C. 社会福祉法人における情報公開

　少子高齢化、核家族化の進展、障害者の自立と社会参加の進展などにより、社会福祉へのニーズの拡大・多様化に対応するために、これまでの社会福祉に関する共通基盤を大幅に見直した社会福祉基礎構造改革では、情報公開などによる事業運営の透明性の確保が基本方針の一つと位置づけら

れた。

　社会福祉法人は、補助金や非課税優遇を受けて社会福祉事業を行う特別公益法人であり、納税者である国民からの信託によって事業が成り立っている。このため、利用者、家族、地域住民に限らず、すべての国民に対して法人の業務および財務等を公表し、経営の透明性を保障するなどの説明責任が求められている。

　社会福祉法人が情報開示を行う意義は、組織を取り巻くステークホルダーに対し、自組織を適正に評価してもらうためであり、公開すべき情報は、組織の理念、経営方針、事業活動、CSR活動などである。非課税優遇を受ける組織に相応しい公益性の高い経営が実際に行われていることを、納税者である国民に対して丁寧に説明することで社会的な信頼を得ることが可能となる。

　さらに、説明責任に基づく情報開示を求めることができる仕組みは、経営に対する監視・規律を維持するための機能であり、公正かつ健全な経営と経営成果の一部を地域に還元するなど、ガバナンスの改善につながると期待される。

　このような背景に基づき、2017（平成29）年4月1日に改正社会福祉法が全面施行され、社会福祉法人は、社会福祉法59条の2の規定等に基づき、定款、報酬等基準、役員などの名簿、計算書類および現況報告書について、インターネットを活用して公表する義務が課せられた。

　なお、全国の社会福祉法人に関する現況報告書等（現況報告書、計算書類及び社会福祉充実計画）はWAM-NETの「財務諸表等電子開示システム」において確認が可能となっている。このシステムを用いて「現況報告書」の「11-2. 地域における公益的な取組」を見れば、その社会福祉法人がどの程度、地域に対して公益的な取組を行っているのか確認することができる。また、「13. 透明性の確保に向けた取組状況」から、情報公表の状況や事業運営などにどの程度の公費が使われているのか確認することができる。

CSR（企業の社会的責任）
Corporate Social Responsibility
企業が社会や環境と共存し、持続可能な成長を図るため、その活動の影響について責任をとる企業行動であり、企業を取り巻くさまざまなステークホルダーからの信頼を得るための企業のあり方を指す。

D. 自己評価・第三者評価情報の公表

　社会福祉法は78条において「社会福祉事業の経営者は、自らその提供する福祉サービスの質の評価を行うことその他の措置を講ずることにより、常に福祉サービスを受ける者の立場に立って良質かつ適切な福祉サービスを提供するよう努めなければならない」と、自己評価について努力義務を規定している。また、2005（平成17）年の介護保険制度改革において、

介護サービスを提供するすべての事業者や施設には介護サービスの情報を公表することが義務づけられている。2012（平成24）年度から児童養護施設などの社会的養護関係施設は、その運営の質の向上を図るため、第三者評価および自己評価の実施とそれらの結果の公表を3年に1度行うことが義務づけられている。

　組織が自己評価を行うことは、自組織のサービスに対して改善すべき具体的かつ重点的な目標設定を可能にするとともに、組織課題の自覚に伴う主体的な改善意欲の醸成、組織内での課題の共有化などが促進され、より適切な運営・経営の実現が期待される。また、評価結果を公表することで、組織運営の質に対する説明責任を果たし、ステークホルダーとの信頼形成や連携推進が期待される。

　自己評価だけでなく、第三者による評価も重要であり、保育所、指定介護老人福祉施設（特別養護老人ホーム）、障害者支援施設、社会的養護施設などが提供するサービスの質を当事者（事業者・利用者）以外の公正・中立な第三者機関が、専門的かつ客観的な立場から評価する事業として「福祉サービス第三者評価事業」がある。行政の監査とは異なり、最低基準を満たしているのか確認するのではなく、評価結果を広く社会に公表することで各事業者がよりよいサービスを提供できるように誘導する役割と利用者の適切なサービス選択に資することが目的となっている。

E. 社会福祉法人の情報公開の項目

　社会福祉法人は、税制優遇や公金の支出があることも踏まえ、公益財団法人と同等またはそれ以上に運営の透明性を確保する必要がある。このことから、社会福祉法等の一部を改正する法律が2017（平成29）年4月1日より全面施行され、社会福祉法人は、社会福祉法59条の2の規定等に基づき、**表10-2**に示すような項目の情報公開が義務づけられた。これらの情報はウェブサイト上での公開でよいため、基本的には各法人が運営する施設のウェブサイトに「情報公開」というカテゴリを作成して掲載することになる。

表 10–2 社会福祉法人が情報公開すべき項目

項目	公表の時点など
1 定款の内容	法人を設立しようとする者が定款について所轄庁の認可を受けたときもしくは定款変更について所轄庁の認可を受けたときまたは定款変更の届出をしたとき（法31（1）、法45の36（2）（4））
2 報酬などの支給の基準を記載した書類	役員などの報酬などの基準について評議員会の承認を受けたとき（変更も同様）（法45の35（2））
3 計算書類	所轄庁への届出をしたとき（法59）
	①貸借対照表（法45の27（2））（第三号第一様式から第四様式） ②収支計算書（法45の27（2）） 　資金収支計算書（第一号第一様式から第四様式） 　事業活動計算書（第二号第一様式から第四様式） ③注記（法人全体および拠点区分ごと）（会計基準29（1）（4）） ※会計基準において計算書類には、注記を付すこととされていることから、上記計算書類と同様に公表・備え置き・保存を行う。
	④計算書類の附属明細書（法45の27（2））
4 役員等名簿	所轄庁への届出をしたとき（法59） 役員など名簿（理事・監事・評議員の氏名および住所を記載したもの） ※住所の公表は不要（法45の34（1））
5 事業概要その他厚生労働省令で定める事項を記載した書類	所轄庁への届出をしたとき（法59）
	①現況報告書
	②社会福祉充実残額算定シート
	③事業計画
6 社会福祉充実計画	①社会福祉充実計画の承認を受けたとき（変更の承認および届出含む）
	②社会福祉充実事業に係る実績（毎年度）
7 事業報告	①事業報告（法45の27（2））
	②事業報告の附属明細書（法45の27（2））
8 監査報告	監査報告（監事監査項目を添付）（法45の18（1））
9 財産目録	財産目録（法45の34（1））
10 議事録	①評議委員会議事録
	②理事会議事録

※ 表中の「法」は「社会福祉法」、「会計基準」は「社会福祉法人会計基準省令」、（　）内は「項」を指す。
出典）東京都社会福祉協議会ウェブサイト「福祉施設経営支援事業」をもとに筆者作成.

5. 公益通報者保護制度

ある福祉施設の職員が、保険報酬の不正請求が行われていたり、役員が運営費を横領していたり、虐待や事故などの事実をもみ消そうとしていることを業務中に発見した場合、理事長や施設長に「この施設（組織）が不正行為を行っている」と訴えることはかなりの勇気と覚悟を必要とする。また、訴えたとしても、組織から疎まれ降格や解雇されたり、上司や他の職員から無視や嫌がらせをされるようになるなどの報復を受けるリスクもある。

このような不正行為を放置することは、国民生活の安心や安全を脅かすことにつながるため、事業者の法令違反の行為を内部告発した労働者に対する解雇等の不利益な取扱いを禁止するための**公益通報者保護法**が施行された。

この法律では、労働者および役員などが、組織内の通報窓口、権限を有する行政機関や報道機関などに違法行為を通報することを保障している。この際の労働者には正社員、派遣労働者、アルバイト、パートタイマー、下請け事業者などが含まれる。

公益通報をしたことを理由として事業者が労働者などを解雇することはできず、解雇以外の降格、減給、退職金の不支給などの不利益な取扱いも禁止されている。また、事業者は、公益通報によって損害を受けたとして、公益通報者に対して損害賠償を請求することもできない。

公益通報者保護法は 2022（令和 4）年 6 月 1 日に改正された。具体的な改正内容を以下に示す。

（1）従業員数が 300 人を超える事業者に対する「公益通報対応体制の整備」と「公益通報対応業務従事者（従事者）の指定」の義務づけ

具体的には内部告発に対して調査を行い、適切に対応し、通報者を保護するための担当者を従事者として指定する義務である。

（2）公益通報対応業務従事者に対する守秘義務の創設

従事者および従事者であった者は、公益通報者の氏名や社員番号など、本人を特定することができる事項を正当な理由なく漏らすことができない。守秘義務に違反すると 30 万円以下の罰金が科せられる場合がある。

（3）行政機関公益通報、外部公益通報の保護要件の緩和

行政機関の公益通報において、従来は通報対象事実が発生すると信ずる

公益通報者保護法
2004（平成 16）年に成立・公布され、2006（平成 18）年 4 月 1 日に施行された。2020（令和 2）年 6 月 12 日には「公益通報者保護法の一部を改正する法律」が公布され、2022（令和 4）年 6 月 1 日から施行されている。

違法行為を通報することを保障する
不正な利益を得る目的や他人に損害を加える目的ではないことが保障の条件となる。

に足りる相当の理由が必要だったが、改正後は通報対象事実が発生すると思われる場合でも保護対象となる（ただし、個人情報を記載した書面の提出が必要）。

通報者が内部の問題を外部の報道機関等に通報する際の要件が緩和され、内部通告の安全性が担保されず情報漏洩する可能性があったり、財産などに対する重大な損害が発生した場合なども保護対象となる。

(4) 公益通報者として保護される者の範囲の拡大

これまで退職後は保護の対象ではなかったが、退職後1年以内の労働者、派遣労働者、下請け事業者や役員なども保護の対象となった。

(5) 公益通報として保護される通報対象事実の拡大

改正前は刑事罰の対象となる犯罪行為が対象であったが、行政罰などの法令違反などの通報も保護対象となった。

(6) 公益通報者としての保護の内容の拡大

解雇の無効の対象が派遣労働者にも拡大された。また、公益通報者に対する損害賠償請求が禁止された。

6. おわりに

Society 5.0 は少子高齢化に対応できる社会の変革を目指している。一方、医療・福祉の分野では、ソーシャルワーカーやケアワーカーを始め多くの専門職が不足しており、少子高齢化社会に伴い、今後も不足すると考えられる。人口減少社会において、一人ひとりの豊かな暮らしを実現させるには生産性を高める ICT や AI の活用が不可欠である。福祉 DX による優れた情報管理体制の整備は重要な課題であり、そのための人材育成が求められている。

注)
(1) カトリップ, S. M. & センター, A. H. & ブルーム, G. M. 著／日本広報学会監修『体系パブリック・リレーションズ』ピアソンエデュケーション, 2008.
(2) 小嶋正・森本佳樹・村井祐一『社会福祉・介護事業現場における個人情報保護と情報共有の手引き』新しい福祉事業経営ブックレット 5, 東京都社会福祉協議会, 2005.

■理解を深めるための参考文献

● ベーカー＆マッケンジー法律事務所（外国法共同事業）ほか編『インフォメーション・ガバナンス　企業が扱う情報管理のすべて—顧客情報から社内情報まで』東洋経済新報社，2018.
　企業に内在する情報管理課題の原因を深掘りし、実務的な観点での情報管理について横断的に解説している。

● カトリップ，S. M. ＆ センター，A. H. ＆ ブルーム，G. M. 著／日本広報学会監修『体系パブリック・リレーションズ』ピアソンエデュケーション，2008.
　本書はパブリック・リレーションズのバイブルと呼ばれ、パブリック・リレーションズの起源と理論と実践について体系的かつ詳しく述べられている。

● 関谷直也・薗部靖史・北見幸一・伊吹勇亮・川北眞紀子『広報・PR 論—パブリック・リレーションズの理論と実際（改訂版）』有斐閣，2022.
　パブリック・リレーションズの理論と実際について、事例、写真、図表を用いてわかりやすく解説している。

キーワード集

ISO（国際標準化機構）

〔International Organization for Standardization〕
スイスのジュネーブに本部を置く国際機関。工業分野を始め、卸・小売業、流通業、医療、福祉を含むサービス業などの業種・業態の国際規格化を促進している。「ISO9001」は、品質マネジメントシステム（品質を管理する仕組み）の規格を示したものであり、福祉サービスの質の確保・向上やリスクマネジメントに有効とされ、福祉施設などでの取得が増えつつある。

ICT

〔Information and Communication Technology〕
従来の情報技術（IT: information technology）にインターネットなどの通信（communication）を加えた「情報通信技術」のこと。

アウトカム評価

介護サービスの質の評価3視点の一つ。サービスの質は人員配置などの「構造（ストラクチャー）」、ケアプラン、訓練等の実施などの「過程（プロセス）」、サービスを受けたことによる状態変化、在宅復帰などの「結果（アウトカム）」の3つに分類でき、それぞれの特性に応じた介護報酬が導入されている。

アカウンタビリティ

〔accountability〕
「説明責任」と訳される。社会的影響のある組織にあって権限行使者が直接、間接にかかわりをもつすべての人や組織に、その活動や権限行使の計画、内容、成果等の報告をする責任があるとする概念。

アッシュの同調圧力実験

アッシュ（Asch, S.）は、個人としては正しい判断ができていても、多数の反対があると、自分の考えを変えてしまうことがあるとした。また、一人でも自分の味方になる者が現れれば、集団圧力とそれに対する同調を免れるとしている。

暗黙知

〔tacit knowledge〕
知識についての分類の一つ。1950年代にポランニー（Polanyi, M.）が提示した概念。言語などの明示的、形式的表現では伝達不可能な知をいう。

医学モデル／生活モデル

〔medical model/life model〕
「医学モデル」とは障害を個人的な問題として捉えている。疾病・外傷から直接的に生じるものとしている。一方、「生活モデル」とは個人の心身状況と環境状況が相互に影響し合って生じるものとしている。ソーシャルワーカーは、診断や問題発見に重点を置く「医学モデル」を参考にしつつ、「生活モデル」の視点に立って支援する。

医行為

医師の医学的判断および技術をもってするのでなければ人体に危害を及ぼし、または危害を及ぼすおそれのある行為をいう。医師や看護師等の免許を有さない者による医行為は、医師法その他の関係法規によって禁止されている。

イコールフッティング

〔equal footing〕
競争条件均一化。商品やサービスの販売において、

219

供給者間で優遇措置をなくしたり規制緩和等により対等な立場で競争できるよう諸条件を整えること。介護や保育事業等で社会福祉法人と他の経営主体間の公平性を求める議論がある。

一般法人

一般法人法（一般社団法人及び一般財団法人に関する法律）に規定される公益性の有無にかかわらない社団・財団法人。一般社団法人、一般財団法人があり、2008（平成20）年12月1日の法施行により、営利性を有しない社団・財団について、事業の公益性の有無にかかわらず、設立の登記をすることにより成立する。

一般法人法

法人格の取得と公益性の判断を分離するという基本方針に基づき、2008（平成20）年12月1日より施行された。正式名称は「一般社団法人及び一般財団法人に関する法律」。従来の公益法人制度では民法により法人格と公益性が一体として規定されていた。

医療と介護の連携

住み慣れた自宅や地域で必要な医療・介護サービスを継続的一体的に受けられる「地域包括ケアシステム」構築に不可欠と位置づけられた施策。医療の必要性の高い要介護者が増加する中で、自宅や地域で暮らしつづけることを支援するため、医療と介護の役割分担と連携の強化を図ることを目的としている。

医療法人

非営利法人の一つ。「病院、医師若しくは歯科医師が常時勤務する診療所、介護老人保健施設又は介護医療院を開設しようとする社団又は財団」（医療法39条1項）と規定されている。設立には都道府県の認可が必要。病院・診療所・老人保健施設の運営、附帯業務として地域包括支援センター、訪問看護ステーション等の業務を営むことができる。医師一人でも法人格が認められる。

インセンティブ

〔incentive〕

人の意欲を引き出すために、外部から与える刺激。構成員のやる気を引き出すための仕組みとして、年功序列型組織から「業種により」報酬を与えるシステムを組むよう、社会福祉事業の運営でも試みられている。

インターンシップ制

〔internship〕

学生が在学中に企業等において自らの専攻や将来のキャリアに関連した就業体験を行うことをいう。学生にとっては職業意識を形成し適性に合った職業選択を可能にするなど多くの利点がある。

ウェーバーの近代官僚制

ウェーバー（Weber, M.）によれば、近代官僚制は、合法的支配の秩序を基礎として、大規模な組織の支配を合理的・能率的に進めるための制度であり、①規則によって秩序づけられた職務の配分、②上下関係のはっきりした職階制、③文書による事務処理、④専門職訓練、専門職知識を備えた専門職員（テクノクラート）の任用によって作用するとされる。

運営規程

事業の適正な運営および利用者に対する適切な福祉サービスの提供を確保するため、障害者自立支援事業、介護支援事業などに義務づけられた規程。事業の目的および運営の方針、職員の職種、職員数および職務内容、サービス内容、利用料など運営についての重要事項に関する規定。利用者の見やすい場所に掲示することになっている。2024（令和6）年度から運営規程の概要等の重要事項を法人・事業所が運営するウェブサイトに公表することが義務づけられた（1年間の経過措置あり）。

運営適正化委員会

福祉サービスに関する適正な運営を確保し、かつ苦情処理を担当するために都道府県社会福祉協議会に設置された機関。社会福祉法83条に規定がある。機能として、①苦情解決に必要な調査、助言、あっせん、②都道府県への通知、情報提供、③年度ごとの報告書の作成・公表がある。

営利法人

法人のうち、営利を目的とするものをいう。営利とは、①対外的な活動を行って利益を得ること、②それを組織の構成員に分配することの2つの要件を満たす行為。営利法人も介護保険サービスの供給主体となることができる。

SDS

〔self development system〕

通信教育等の利用や勉強会などの自主的な個人やグループでの啓発活動を行う教育訓練の方法の一つ。職場は、職員の自己成長を支援するため、資金面の補助（受講料など）、時間的援助（職務調整や職務免除など）、施設や設備の貸与援助などを行う。

SDCA サイクル

Standerdize（標準化）→ Do（実行）→ Check（評価）→ Action（改善）。品質の向上、改善した内容を標準化して定着させることなどを目的とした生産現場における改善手法の一つ。

X 理論 Y 理論

1950 年代後半にマグレガー（McGregor, D. M.）が提唱した。マズロー（Maslow, A. H.）の欲求段階説をもとにした人間観・動機づけにかかわる2つの対立的なマネジメント理論のこと。X 理論は「アメとムチ」によるマネジメント手法、Y 理論は「機会を与える」マネジメント手法とされている。

NPO（非営利組織）

〔non-profit organization〕

営利を目的としない市民の活動。ジョンズ・ホプキンズ大学のサラモン教授（Salamon, L. M.）による定義は、①利潤を分配しないこと（使命達成のために再投資すること）、②非政府であること（政府からの資金援助を受けるのは可）、③フォーマルな組織であること（組織としての体裁を整えていること）、④自己統治されていること（他の組織に支配されず独立して運営されていること）、⑤自発的（voluntary）の要素があることの5点である。

NPO 法（特定非営利活動促進法）

福祉、環境、まちづくりなどさまざまな分野でボランティア活動を始めとした市民レベルの非営利活動が活発化してきた状況を鑑み 1998（平成 10）年 12 月 1 日に施行された。特定非営利活動法人について規定されており、法人格を付与することによって、その活動の健全な発展を促進し、公益の増進に寄与することを目的としている。

NPO 法人（特定非営利活動法人）

〔non- profit organization〕

利潤追求とは異なる公共の福祉向上を使命とする民間組織のこと。その特徴として、①組織化されていること、②民間であること、③利益分配をしないこと、④自己統治・自己決定していること、⑤自発的であること、⑥非宗教的であること、⑦非政治的であること、が挙げられる。1998（平成 10）年に NPO 法（特定非営利活動促進法）が成立し、ボランティア団体などの任意団体は、法人格を比較的容易に取得できるようになり、社会的な権利が認められるようになった。

OECD8 原則

OECD（経済協力開発機構）の理事会における「プライバシー保護と個人データの国際流通についてのガイドラインに関する OECD 理事会勧告」（1980 年 9 月 23 日採択）に示された 8 つの原則。個人情報保護の考え方の基礎になっている。①収集制限の原則、②データ内容の原則、③目的明確化の原則、④利用制限の原則、⑤安全保護の原則、⑥公開の原則、⑦個人参加の原則、⑧責任の原則からなる。

応益負担

社会福祉サービスの利用負担をそのサービスの受益に応じて負担すること。資源の配分効果が強いといわれている。

応能負担

社会福祉サービスの利用負担を各人の支払い能力に応じて負担すること。所得再分配の効果が強いといわれている。

221

OJT
〔on the job training〕
研修形態の一つ。職務を通じての研修であり、職務を遂行する中で援助者として必要な知識や技術、価値観や倫理観などについて、職場の上司や先輩から指導を受ける実践的な形態をいう。エルダー制度、ブラザー制度、シスター制度などの呼称もある。

オハイオ研究
大規模な社会調査によって、リーダーシップ行動は「構造づくり」と「配慮」から説明できるとした。「構造づくり」と「配慮」の両方が高いリーダーの下で、メンバーの業績度と満足度が高まる可能性が高いとしている。

OFF-JT
〔off the job training〕
研修形態の一つ。職務から離れて行われる研修であり、職場内や職場外において援助者に必要な専門的知識や技術などについて、教育訓練スタッフから指導を受ける集中的な形態をいう。

会計監査人
社会福祉法人制度改革の一環として、法人経営、組織のガバナンスの強化、事業運営の透明性向上等を目的として一定規模を超える社会福祉法人は公認会計士または監査法人による外部監査が義務づけられた（2017〔平成17〕年4月に施行された改正社会福祉法45条の2）。対象となる事業規模の基準として収益30億円また負債60億円を超える社会福祉法人に設置が義務づけられ、対象規模については実施状況等を踏まえて必要な見直しをするとされている。

会計基準
社会福祉法44条2項に定める社会福祉法人の財務諸表は、会計基準により作成すると規定され、事業種別によって異なる会計基準が認められていた。しかし同一法人内で異なる会計基準が併存することは、事務処理が煩雑となり、会計の実態が把握しづらいことから、基準の一本化を図るため、社会福祉法人のすべての事業を適用対象とする新たな「社会福祉法人会計基準の制定について」（平成23年7月27日社援発0727第1号通知、2012〔平成24〕年4月から適用）が定められた。

介護休業制度
労働者が要介護状態にある対象家族を介護するために休業できる制度。要介護状態にある対象家族1人につき、要介護状態に至るごとに3回まで、通算93日まで、介護休業をすることができる。要介護状態とは負傷、疾病または身体上もしくは精神上の障害により、2週間以上の期間にわたり常時介護を必要とする状態。対象家族の範囲は、配偶者（事実婚を含む）、父母、子および配偶者の父母ならびに同居し、かつ扶養している祖父母、兄弟姉妹および孫。事業所に介護休業制度の規定がなくても、法律を根拠に申し出ることによって休業できる。休業の期間中の給与は支給されない、または減額されるが、それを補うものとして介護休業給付がある。

介護給付適正化
不適切な介護給付を削減し、利用者に対する適切な介護サービスを確保することにより、介護保険の信頼性を高めるとともに、介護給付費や介護保険料の増大を抑制して、持続可能な介護保険制度の構築を目指すものとしている。介護給付適正化の3つの要として①要介護認定の適正化、②ケアマネジメント等の適切化、③事業者のサービス提供体制および介護報酬請求の適正化を挙げ、国は2008（平成20）年度から全国的な適正化事業を推進している。

介護サービス事業者の業務管理体制
2008（平成20）年の介護保険法改正により、2009（平成21）年5月から介護サービス事業者には、法の定める区分に応じて法令遵守等の業務管理体制（法令遵守責任者の選任、法令遵守規定の整備、業務執行状況の監査）の整備と届出が義務づけられた。

介護サービス情報の公表制度
利用者が介護サービスや事業所・施設を比較・検討して適切に選ぶための情報を都道府県が提供する仕組み。介護保険法に基づき2006（平成18）年4月からスタートした制度（介護保険法115条の35〜44）。情報の提供が義務化されたが、事業所への負

担が大きいとの指摘もあり、2012（平成 24）年度
介護保険法改正から義務づけが廃止され、「都道府
県知事が必要と認める場合」に実施することとなっ
た。

介護職員処遇改善加算

「社会福祉事業に従事する者の確保を図るための措
置に関する基本的な指針」（平成 19 年 8 月 28 日厚
生労働省告示第 289 号）により 2009（平成 21）年
に創設された。介護サービスに従事する介護職員の
賃金の改善にあてることを目的に創設された。職員
処遇等について所定の要件に適合する場合介護保険
給付に「加算」する制度。加算により利用できるサ
ービス量が減少しないように、区分支給限度額管理
では加算分を除外して計算する。

介護報酬

介護保険施設や事業者に市区町村が介護サービス提
供対価として支払う報酬の公定価格のこと。厚生労
働大臣が定め、サービス種別に要介護状態区分ごと
に決定される。介護報酬額は、居宅サービスにおい
てはサービスの種類ごとにサービスの内容、事業所
が所在する地域などを考慮した費用となり、施設サ
ービスでは利用者の要介護度や施設が所在する地域
などを考慮した費用となる。

介護保険事業計画

介護保険制度の円滑な運営を図り、基盤整備のため
の基本となる計画。厚生労働大臣が定めた「基本指
針」に基づき、市町村は介護保険事業にかかわる保
険給付の実施に関する「市町村介護保険事業計画」
を、都道府県は保険給付の円滑な実施の支援に関す
る「都道府県介護保険事業支援計画」を 3 年 1 期と
して定める。「市町村介護保険事業計画」では、地
域支援事業に関する計画を盛り込むこととされ、地
域福祉計画等との調和が求められている。

科学的管理法

テイラー（Taylor, F. W.）が組織的怠業を克服し、
労働者の能率増進を図るために提唱した。4 つの科
学的管理法（①時間研究、②動作研究、③差別的出
来高給制度、④職能別職長制）を実行することによ
って労働者が 1 日に達成すべき標準作業量としての

課業を科学的に設定し、作業や道具を標準化すると
ともに労使対立を回避しうる賃金制度を導入した。

過程理論（モチベーションの過程理論）

動機づけ理論の一つ。動機づけが引き起こされる過
程に焦点を当てた理論。動機づけがどのようなプロ
セスにより発動し、低減するのかといったメカニズ
ムを説明している。代表的なものに、期待理論、目
標設定理論、公平理論などがある。

ガバナンス

「内部統制」、「内部統治」を意味し、団体や事業体
における自律的な内部牽制の仕組みやその他の方法
での監視によって、コンプライアンスを確立・維持
して適正な事業を遂行することであり、そのための
体制をいう。

株式会社

かつては商法に規定されていたが、現在は 2006（平
成 18）年 5 月 1 日施行の会社法第二編に規定され
ている。出資者である株主に対して株式を発行する
ことで設立される法人。会社法施行により資本金 1
円での設立も可能となった。取締役会の設置も任意
となり、多様な運営形態が可能である。株主総会に
より重要事項の決議を行う。また、収益を配当金と
して株主に還元する。株主は「出資額以上の責任を
一切負わない」株主有限責任という特徴がある。

監査［介護保険施設等指導監督指針］

勧告・命令・指定取消し等の行政上の措置が該当す
る指定基準違反、著しい運営基準違反、介護報酬の
不正請求が疑われるまたは認められる事業者に対し
て行われる。

寛大化傾向

人事考課を誤らせる要因の一つ。被評定者に対する
個人的感情や評定者自身の自信の欠如からくる。そ
の他に人事考課を誤らせるものとして①ハロー効
果、②集中化傾向：優劣の両極端の判定を回避し、
標準点に判定結果が集中する、③評定者が事実を知
らず推測で評定する傾向、④被評定者の過去の実績
から得た印象で現実の評定をゆがめるなども知られ
ている。

管理会計
財務諸表（計算書類）を活用した経営分析を通して根拠をもった経営判断に基づき法人や施設（事業所）の経営計画や経営戦略策定すること。

企業の社会的責任（CSR）
〔Corporate Social Responsibility〕
企業の活動において、社会的公正や環境などへの配慮を組み込み、ステークホルダー（利害関係者）に対して責任ある行動をとるとともに、アカウンタビリティ（説明責任）を果たしていくことを求めること。

期待理論
過程理論の一つ。ポーターとローラー（Porter, L. W. & Lawler, E. E.）によって提唱された。人間の仕事への動機づけの強さは、仕事によって得られるものの誘意性（主観的な報酬の価値）とそれに対する期待の高さの積であることを示した。

技能実習生（介護）
2017（平成29）年施行の技能実習法（外国人の技能実習の適正な実施及び技能実習生の保護に関する法律）により、本国への技術移転を目的として、介護施設等の実習実施者の下で最大5年間介護業務の実習を受ける。原則として期間終了後は帰国する。

寄付金
税務上、「金銭、物品その他経済的利益の贈与又は無償の供与」と定義されている。①国等に対する寄付金、②指定寄付金：公益目的の団体等のうち財務大臣が指定するものに対する寄付金、③特定公益増進法人に対する寄付金：公益法人等のうち、教育または科学の振興、文化の向上、社会福祉への貢献その他公益の増進に著しく寄与するもので一定のものに対する寄付金、④一般の寄付金に区分される。

基本財産
社会福祉法人の存立のための基本的な財産で、社会福祉施設の用に供する不動産を基本財産とすることが原則として求められる。

義務付け・枠付けの見直し
地域主権改革の一環として、地方公共団体自らの判断と責任において行政を実施し、地域の実情に合った行政サービスの提供を実現するため、地方公共団体の自治事務について国が法令で義務付けや枠付けにより事務の実施やその方法を縛っていることを見直し、条例制定権の拡大等を進めること。

虐待
2000（平成12）年に児童虐待防止法（児童虐待の防止等に関する法律）が制定され、児童虐待の定義が明示された。①身体的虐待、②性的虐待、③ネグレクト（保護の怠慢・拒否）、④心理的虐待の4種別に分類される。2006（平成18）年制定の高齢者虐待防止法（高齢者の虐待防止、高齢者の養護者に対する支援等に関する法律）では、ネグレクトは介護放棄として示され、経済的虐待が加えられている。なお障害者虐待防止法（障害者虐待の防止、障害者の養護者に対する支援等に関する法律）が、2012（平成24）年10月1日に施行され、児童、障害、高齢者の三領域ごとの虐待防止法が整備された。

キャリア・アンカー
〔career anchor〕
シャイン（Schein, E. H.）が1978年に提唱した。キャリアを選択する際に、その人が最も大事して犠牲にしたくない「価値観」や「欲求」のこと。周りが変化してもその人の内面は不動のもの（anchor＝錨）。シャインは「管理能力」、「技術的・機能的能力」、「安全性」、「創造性」、「自律と独立」、「奉仕・社会献身」、「純粋な挑戦」、「ワークライフバランス」の8項目をキャリア・アンカーとして分類した。

キャリアパス
〔career path〕
専門性の向上や、専門資格の取得など必要なキャリアやスキルを段階的、系統的に設定し、求められる経験や評価を積み重ねながら仕事のレベルを高めていく手法。介護職員処遇改善加算を算定する場合、事業所の就業規則等にキャリアパスの規定を盛り込

むことが要件となっている。

行政処分
行政機関が法律に基づいて権利を与えたり制限したり、義務を負わせたりすること。行政指導と異なり公定力をもっている。被処分者に不服がある場合には、行政不服審査法によって異議申し立てができる。交通違反が想起されることや、「処分」という語感から、処罰の印象があるが、社会福祉や介護事業の指定、許可、要介護認定などが行政処分により行われる。

業績主義／属性主義
人類学者のリントン（Linton, R.）は、他者に関する判断がその人が何であるか（身分、家柄、性別、年齢等）に基づいて行われる場合を「属性（ascription）主義」と呼び、何ができるか、何をなしえたかに基づいて行われる場合を「業績（achievement）主義」と呼んだ。

共通目的
組織の目的のこと。組織のトップにより明確化され、理解・容認され、共有されるべき個々人の諸活動・諸力を結びつける共通した目的。バーナード（Barnard, C. I.）が提唱した組織成立条件3要素の一つ。トップの明確なリーダーシップが必要とされる。

協同組合
協同・相互扶助を原理にした人と人の結びつきによる非営利の協同組織。代表的な生活協同組合や農業協同組合、漁業協同組合、森林組合、事業協同組合、労働者協同組合などさまざまな種類がある。協同組合の行う行為は、独占禁止法の適用除外となっている。

業務（事業）継続計画（BCP）
〔business continuity plan〕
自然災害、感染症のまん延、テロ等の事件、大事故、サプライチェーン（供給網）の途絶、突発的な経営環境の変化など不測の事態が発生しても、重要な事業を中断させない、または中断しても可能な限り短い期間で復旧させるための方針、体制、手順等を示した計画のこと。2024（令和6）年度より、介護保険による介護サービス事業者は、BCPの策定および研修・訓練の実施が義務化された。

業務執行状況の監査
介護サービス事業者が整備する業務管理体制として、介護保険サービスを行う事業所数が100以上の事業者は「業務執行の状況の監査を定期的に実施」することが義務づけられている（介護保険法115条の32、介護保険法施行規則140条の39）。事業者の内部および外部監査や事業所の監査に関わる規定に基づいた業務執行状況の監査方法の概要を届け出ることとされている（介護保険法施行規則140条の40）。

クオリティー・アシュアランス（QA）
〔quality assurance〕
品質保証のこと。よりよいサービスを提供するために、業務を常に改善していく作業。ボトムアップでスタッフの参加を促しながら展開していく。

苦情解決
社会福祉制度の仕組みが措置から契約へと進む中で、事前に聞いていた内容、または契約した内容と違っていたり、今受けているサービスに疑問や不満を感じていることに対して解決すること。社会福祉法82条では社会福祉事業の経営者は、常に、その提供する福祉サービスについて、利用者等からの苦情の適切な解決に努めなければならないとしている。

クラウドファンディング
〔crowdfunding〕
群衆（クラウド）と資金調達（ファンディング）を組み合わせた造語。インターネットやマスメディアを活用し、広く市民から資金を集める仕組みである。一般的に「購入型」、「寄付型」、「融資型」、「株式型」、「ファンド型」、「ふるさと納税型」等に分類される。

グループ・ダイナミクス
〔group dynamics〕
「集団力学」と訳され、複雑な相互関係によって成

立するグループに生じる事象を明らかにしようとする学問をいう。具体的には、グループの発達、グループの種類、グループの問題解決、リーダーシップなどを対象とする。レヴィン（Lewin, K.）が有名。

ケアマネジメント
〔care management〕
関連援助技術の一つ。利用者の必要とするケアを調整する機能をもち、利用者にとって最適なサービスを迅速に、かつ効果的に提供するための技法をいう。多くの利用者は複数のニーズを抱えている。それらのニーズを充足するためには、さまざまな社会資源と利用者とを結びつけることが必要となる。それを可能にし、また日常生活は横断的に成り立っているという視点から再考し、従来の縦割りのサービスを利用者の立場から再構成する。さらに、サービス提供の窓口をケアマネジャー（介護支援専門員）に一元化することで、容易に社会資源を得ることができる点が特徴といえる。

経営人モデル
サイモン（Simon, H. A.）が提唱した記述的意思決定論。人間の情報収集能力、計算能力には限界がある。そのため、最適基準の意思決定は不可能であるとし、人間は一定の目標基準（満足化基準）に基づき意思決定を行うとしている。サイモンは、著書『経営行動』（1947）で「一人の孤立した個人が、きわめて合理性の程度の高い行動をとることは、不可能である」と主張している。

経験学習モデル
コルブ（Kolb, D. A.）が提唱した経験学習理論に基づくモデル。自らが実際に経験した事象から学び得る「経験学習」を、次に活かすためのプロセスを重視し理論化したモデル。

経済人モデル
経済的合理性を追求する人間モデル。人間行動は経済的報酬のいかんによって規定されるとする。

経済連携協定（EPA）に基づく外国人介護労働者等の受入れ
2008（平成20）年からEPAに基づき看護師・介護福祉士候補者を病院、介護施設で就労・研修を受け入れる制度。協定を結んだインドネシア、フィリピン、ベトナム3国からの累計受入れ人数は6,417人を超えた（2021〔令和3〕年8月末時点）。国家資格取得後は家族帯同が可能となり、在留資格更新回数の制限がない。

形式知
〔explicit knowledge〕
暗黙知の対語として言葉や文章、絵や数値、数式等の明示的で論理的な伝達・表現手段で伝達することが可能な知のこと。明示知ともいう。

契約
民法では、当事者の申込みと承諾の合致によって成立するとしている。意思表示だけで契約が成立する諾成主義が原則。必ずしも書面での取り交わしが成立要件ではない。福祉サービス利用に関する契約に際して事業所は、重要な事項を文書（重要事項説明書）にして説明することが義務づけられている。また、社会福祉事業の経営者には、利用契約の申込時の申込者に対する説明義務、利用契約の成立時の利用者に対する書面交付義務がある。契約に関する本人の意思が確認できない状況もあるため、「成年後見制度」、「日常生活自立支援事業」などが制度化されている。

減価償却
長期間にわたって使用される固定資産の取得に要した支出を、その資産が使用できる期間にわたって費用配分する会計上の手続きのこと。土地は対象とならない。

権限・責任一致の原則
経営管理の原則の一つ。権限とは、職務遂行するうえで各構成員に認められた力。責任は、各構成員が上位者に負っている職務遂行の義務。組織構成員は、組織内の階層構造に基づき、意思決定を行うことができる権限に対応して、職務に対する責任が割り当てられる。階層が高まるに従って意思決定の権限が大きくなると同時に、職務に対する相応の責任（職責）を負わなければならない。適切な大きさの権限とそれに相応する責任が与えられる事が大切。

権利擁護
（けんりようご）

権利侵害から擁護すること。福祉サービスを利用する高齢者や障害者などが、主体的に生活を送ることができるすべての権利を保障する考え方。利用者の利益を守るために、本人の立場に立って、本人に代わって主張すること、また本人が主張することを支援すること。

公益事業
（こうえきじぎょう）

公益を目的とする事業で社会福祉事業以外の事業のことをいう。社会福祉法人が実施できる公益事業には、介護保険法に規定する居宅サービス事業や居宅介護支援事業、社会福祉士等を養成する施設、有料老人ホーム、専用の設備を使用して福祉サービスを必要とする地域住民に対して無償または実費に近い対価で給食や入浴等のサービスを行う事業等がある。なお、社会福祉と全く関係のないものを行うことは認められない。

公益法人
（こうえきほうじん）

公益法人認定法（公益社団法人及び公益財団法人の認定等に関する法律）により認定された公益社団法人または公益財団法人をいう。一般法人が、支出金額における公益目的事業の比率が50％以上であることなどの要件を満たし、公共性があると総理大臣や知事の認定を受けることで、税的優遇等を受けられる。

貢献意欲
（こうけんいよく）

共通目的の実現のために協働体系に対して貢献を果たそうとする個々人の意思。バーナード（Barnard, C. I.）が提唱した組織成立条件3要素の一つ。給料や福利厚生、昇進などがその誘因になるとされる。

公的責任の原則（公私分離の原則）
（こうてきせきにんのげんそく（こうしぶんりのげんそく））

GHQが1946（昭和21）年に示した、いわゆる「福祉4原則」の①無差別平等の原則、②公私分離の原則、③救済の国家責任、④救済額を制限しない、により社会福祉が公的責任であることが強調された。公的責任というとき、財政上の措置や組織体制を含めた制度の管理運営を行うべき主体としての責任は政府にあるとする「主体としての公的責任の原則」と、制度の実施に当たって、民間団体等の私的機関に委ねてはならず、政府自らが実施すべきであるという意味での「手段における公的責任の原則」がある。特に後者は「公私分離の原則」として、戦後日本の社会福祉行政における公私関係を規定している。

コーチング
〔coaching〕

1990年代に米国で普及し、日本には2000（平成12）年頃から人材開発の研修などで用いられるようになった手法の一つ。「答えはクライアントの中にある」を基本にしてクライアント（コーチングの対象者）とかかわることを通じて、クライアント自身が気づいていない可能性を引き出し、自発的な行動を支援すること。

顧客満足（CS）
（こきゃくまんぞく（シーエス））
〔customer satisfaction〕

顧客が購入した商品や利用したサービスに対して、顧客の満足感のことをいう。満足の程度を数値化・指標化したものを顧客満足度という。満足感が高ければ、売上げが伸びることが期待でき、売上げや利益拡大を図るための重要な観点となる。

個人情報保護法（個人情報の保護に関する法律）
（こじんじょうほうほごほう（こじんじょうほうのほごにかんするほうりつ））

個人情報の適正な取扱いに関する基本理念や、国および地方公共団体の責務、取扱事業者の義務等を定めた基本法（2005〔平成17〕年4月1日施行）。個人情報とは、氏名や生年月日等により特定の個人を識別可能な生存する個人に関する情報をいう。同法における個人の人格尊重の理念と情報公開制度の相克が問題となる。

誇大広告の禁止
（こだいこうこくのきんし）

社会福祉事業については情報提供を積極的に行う観点から広告は原則自由であるが、誇大広告については社会福祉法79条によって禁止されている。

コミュニケーション
〔communication〕

共通目的に向けての個々人の貢献意欲を引き出すための組織構造としての意思の伝達および伝達経路。

バーナード（Barnard, C. I.）が提唱した組織成立条件3要素の一つ。コミュニケーションにより、共通目的に向けた貢献意欲が引き出される。

コンティンジェンシー理論（状況適合理論）

フィードラー（Fiedler, F. E.）が提唱した、「唯一最適なリーダーシップ・スタイルというものは存在しない。状況に応じ、望ましいリーダーシップ・スタイルは異なる」という理論。リーダーシップのスタイルを「仕事中心型」と「従業員中心型」の2つの軸で捉え、リーダーの置かれている状況を「リーダーと集団の人間関係の良好さ」、「仕事内容の明確化の程度」、「権限の強さ」の3要因で捉え、それぞれの状況で有効なスタイルを解明した。

コンピテンシー

〔competency〕
人事制度では、ある職務や役割において効果的もしくは優れた業績を発揮する行動特性のことをいう。

コンフリクト

〔conflict〕
葛藤、対立を意味し、従来、組織内のコンフリクトはメンバー間のコミュニケーションに障壁を生み、集団の凝集性を低下させ、業績を低下させるなどの否定的な見解が一般的であった。近年ではコンフリクトが組織を活性化し創造性を高めるうえで、最小限は必要であると考えられ、奨励する面も見られる。

最低基準

社会福祉施設における「最低限度の生活」の保障をするために設けられた、ある一定の基準。それぞれの施設の基準は、省令または通知および都道府県の条例で定められており、社会福祉施設設置者には、これらの最低基準を遵守する義務がある。設備、人員配置などが定められ、遵守されない場合には、設置認可の取消しや事業停止などといった処分がある。最低基準を超えて、常に設備や運営を向上させなければならないとされ、最低基準を満たしていることを理由に、設備や運営を低下させてはならない。

財務諸表

企業等の法人の財政状態や経営成績など会計情報を表す報告書のこと。社会福祉法人の財務諸表の体系は、「資金収支計算書」、「事業活動計算書」、「貸借対照表」、「財産目録」である。

サービス管理

社会福祉におけるサービス向上のための管理をいう。たとえば社会福祉施設では、①生活の質の向上、②自立支援、③生活習慣の継続性、④利用者の安全性、⑤施設の社会化などの観点から考える必要がある。「サービス管理」と「経営管理」とが有機的に結合しながら実践されることによって、よりよい施設運営が可能となる。

サービス・プロフィット・チェーン（SPC）

〔service profit chain〕
ヘスケット（Heskett, J. L.）とサッサー（Sasser, W. E., Jr.）が1994年に提唱した。従業員満足（employee satisfaction: ES）、顧客満足（customer satisfaction: CS）および企業利益の関係性を示したフレームワーク。三者の関係性により最終的には企業利益を高めるよい循環を構築する概念。

サービス・マネジメント・システム

〔service management system〕
ノーマン（Normann, R.）が提唱したサービス・マネジメントの枠組みの一つ。最適なサービス生産システムを構築するために注目すべき要素として次の5つを示した。①マーケット・セグメンテーション：対象の明確化、②サービス・コンセプト：提供するものの明確化、③サービス・デリバリー・システム：サービスを届ける仕組みで、「サービス従事者（従業員）」、「利用者（顧客）」、「技術と物的要素」からなる、④イメージ、ブランド：外部からの認知、⑤組織理念、文化：価値基準。これらが相互に関連し1つのシステムを構築するとしている。

在留資格「介護」

日本の介護福祉士養成校に留学、卒業して介護福祉士資格を取得した外国人が対象。2017（平成29）年9月に「入国管理法一部改正法」施行により在留

資格に「介護」が創設された。介護業務に従事した場合、家族の帯同が可能となり、在留期間更新の制限がない。

三六協定 (さぶろくきょうてい)

労働基準法36条の規定からとった略語。時間外・休日労働についての書面による協定のこと。労働基準法では1日8時間、1週間40時間を超えて労働させることは禁止されている。会社が労働基準法で定められた労働時間や休日を超えて就業させるときには、労使間で必ずこの三六協定を結ばなければならない。

差別的出来高給制度 (さべつてきできだかきゅうせいど)

課業を達成した労働者には高い賃率を適用し、達成しなかった労働者には低い賃率を適用する賃金制度。テイラー（Taylor, F. W.）が提唱した労働に関する科学的管理法の一つ。

参加型社会保障 (さんかがたしゃかいほしょう)

〔positive welfare〕

国は2010（平成22）年の「厚生労働省の目標」の中で、従来の社会保障を経済成長の足を引っ張る「消費型・保護型社会保障」とし、対してこれからの社会保障を、経済成長をつくる未来への投資として「参加型社会保障（ポジティブ・ウェルフェア）」と位置づけた。①国民が自らの可能性を引き出し、発揮することを支援する、②働き方や暮らし方について本人の自己決定を支援する、③社会的包摂（social inclusion）の理念に基づいて労働市場、地域社会や家庭への参加を保障することを目指すとした。

三位一体改革 (さんみいったいかいかく)

国と地方の財政関係の改革。①国から地方への補助負担金の削減、②地方交付税の抑制、③地方への税源の移譲の3つの柱を、同時並行的に進めていくという意味で三位一体改革と呼ぶ。

シェリフの実験 (じっけん)

シェリフ（Sherif, M.）は、2つの集団間の対立（コンフリクト）の解消には、両集団が楽しいひと時を一緒に過ごすよりも、むしろ両集団が協力しなければ

ばならないような場面設定が有効であることを明らかにした。

時間研究 (じかんけんきゅう)

労働者の作業を要素分解し、その作業要素を実行するのに要する時間を分析し、標準作業時間を研究すること。テイラー（Taylor, F. W.）が提唱した労働に関する科学的管理法の一つ。

事業活動計算書 (じぎょうかつどうけいさんしょ)

事業の経営状態や事業の継続性を明らかにすることを目的として、ある一定期間の事業活動収入（収入）と事業活動支出（費用）の状態を示したもの。

自主財源 (じしゅざいげん)

地方公共団体が自主的に収入しうる財源をいう。具体的には、地方税、分担金、負担金、使用料、手数料、財産収入、寄付金、繰入金、繰越金および諸収入のこと。地方公共団体が自主的・自立的な行財政運営を行うためには、自主財源を基本とした財源構造に転換する必要があり、積極的な自主財源の確保が検討されている。

市場化 (しじょうか)

公共サービスの担い手に民間資本を導入し、企業の参入を認め、競争的な市場を主とした経済システムに転換すること。選択の自由を保障し、競争原理により効率を高め、顧客の満足度を高めるとされる。

市場化テスト (しじょうか)

2006（平成18）年公布の、公共サービス改革法（競争の導入による公共サービスの改革に関する法律）の目的である、「民間にできるものは民間に」という構造改革を具体化し、公共サービスの質の維持向上と経費の削減を実現するための手続き。公共サービスの提供について、官民競争入札（官と民が対等な立場で競争入札に参加すること）や民間競争入札をすることで、価格・質の両面で最も優れた者が、そのサービスの提供を担う。

市場原理 (しじょうげんり)

需要と供給のバランスで価格が決まる経済システムのこと。競争状態にある不特定多数の企業が存在す

ることを前提とし、企業の供給能力と消費者の購買能力等で価格が決定する。

施設コンフリクト

社会福祉施設を建設する際に生じる、地域社会との間の葛藤。施設建設反対運動などがその代表的なもの。社会福祉施設は、施設コンフリクトが生じないよう、施設建設の際、あらかじめ住民説明会などにより地域社会からの理解と協力を得なければならない。施設コンフリクトを解消することは、社会福祉施設が地域社会に受け入れられ、協働し、必要とされる存在となっていくために不可欠である。

施設入所支援

障害者総合支援法による自立支援給付のうちの介護給付の一つ。施設に入所する障害者に、夜間などにおける入浴や排泄、および食事の介護などを提供すること。対象となるのは、①生活介護を受けている人で障害程度区分が区分4（50歳以上の人は区分3）以上である人、②自立訓練または就労移行支援を受けている人で、入所により訓練等を実施することが必要かつ効果的であると認められる人、または地域における障害福祉サービスの提供体制の状況その他やむを得ない事情により、通所によって訓練等を受けることが困難な人となっている。

施設の社会化

社会福祉施設の閉鎖性を改善するさまざまな取組みのこと。またその背景となる考え方。施設利用者の地域への外出・地域住民との交流、施設利用者・職員の地域活動参加、地域住民の施設活動への参加、施設設備機能の地域への開放などの実践が挙げられる。

実地指導

指導の対象となるサービス事業者等の事業所において実地に行う指導のこと。都道府県または市町村が単独で行う「一般指導」と厚生労働省および都道府県または市町村が合同で行う「合同指導」に分けられる。

指定管理者制度

普通地方公共団体（以下、地公団）が、当該地公団の議会の議決を経て指定する団体に、期間を定め公の施設の管理を行わせる制度（地方自治法244条の2）。公の施設の管理を効率化し経費節減するために、2003（平成15）年の同法改正により、地公団が出資する法人等だけでなく、民間事業者やNPO等も指定できるようになった。

シナジー効果

企業が複数の事業をもつことによって、それぞれを単独で運営したときよりも大きな効果を得られること。通常、事業間で共通利用できる要素が多いほど強く働く。

支配の3類型

ウェーバー（Weber, M.）が提示した正当的支配の類型。被支配者が支配者の支配に服従する理由によって、以下の3つに区別される。①カリスマ的支配：支配者に備わる畏怖すべき資質を根拠としている、②伝統的支配：伝統など昔からの自明の慣習や日常的信仰を根拠としている、③合法的支配：制定された何らかの規範を根拠としている。

社会医療法人

2006（平成18）年の医療法改正により創設され、2007（平成19）年に施行された。医療法42条2項により、公益性を担保する要件を満たし、都道府県知事の認定を受ける。非営利性、透明性を高め、従来公立病院が担っていたへき地医療、災害医療、救急医療などを、効率よく公益性の高い医療サービスを担うことを目的としている。

社会資源

〔social resource〕

生活ニーズを充足するために活用される人材や物資の総称をいう。具体的には、社会福祉機関・施設、個人・集団、制度、資金、知識・技能などが挙げられ、フォーマルなものとインフォーマルなものとに区分される。なお、援助者には既存の社会資源に関する知識はさることながら、適切な援助を展開するためにも、新たな社会資源を開拓していく責務がある。

社会人モデル

社会的欲求が人間行動のベースとなっているとする人間モデル。人間の行動が個人の感情や態度などの人間性を含めた反応によって決定されるとする労働者の人間的側面を強調した考え方。

社会福祉運営管理法（ソーシャルアドミニストレーション）

〔social welfare administration〕
間接援助技術の一つ。社会福祉施設や機関などが福祉サービスの合理的かつ効果的な展開・発展を図るためのソーシャルワーク実践をいう。今日では、社会福祉政策や社会福祉行政の運営についても用いられている。

社会福祉基礎構造改革

急速な少子高齢化、核家族化の進展、障害者の自立と社会参加の進展などによる社会福祉へのニーズ拡大、多様化に対応した、社会福祉の共通基盤の見直し。福祉サービスの提供が契約制度に変更、民間営利企業の参入、費用負担を応能負担から応益負担へ変更、権利擁護制度を導入するなど、21世紀の社会福祉の制度を利用者本位の視点で整備していくことを目的として、福祉サービス利用者と提供者の対等な関係を確立し、国民の福祉需要に応え、社会福祉法人や社会福祉事業を充実させ活性化させるための改革。

社会福祉基礎構造改革の基本的方針

1997（平成12）年に中間まとめとして公表された社会福祉基礎構造改革の基本的方針は、①サービス利用者と提供者の対等な関係の確立、②利用者の多様な需要への地域での総合的な支援、③利用者の幅広い需要に応える多様な主体の参入、④信頼と納得が得られる質と効率性の向上、⑤情報公開などによる事業運営の透明性の確保、⑥公平かつ公正な費用負担、⑦住民の積極的、かつ、主体的な参加による地域に根ざした個性のある福祉文化の創造の7つである。

社会福祉充実計画

事業継続に必要な財産を超えて社会福祉充実残額が生じた法人が、将来の事業計画を明らかにするために、収益事業を除いて社会福祉法人が行うことができるすべての事業を対象にして作成する。

社会福祉充実残額

社会福祉法人が既存事業の充実や新たな事業や取組みに有効活用するために再投下が可能な財産。社会福祉法人は内部留保が多いとの指摘があり、経営状態や財務の透明性、説明責任を果たすことを目的としている。

社会福祉法

社会福祉基礎構造改革の中で、社会福祉の再編成が強調され、従来の措置制度から利用（契約）制度に転換するという社会福祉のパラダイム転換が図られることになった。福祉はサービスであり、市場原理を導入し、利用する側が選択でき、サービスの質の向上を図るという大改革を進めていくというものである。このような状況を踏まえて、1951（昭和26）年に制定された「社会福祉事業法」が、2000（平成12）年6月、半世紀ぶりに大改正され、「社会福祉法」となった。たとえばこの法律では、社会福祉事業の経営者に対して、自らその提供する福祉サービスの質を評価することなどによって、良質で適切な福祉サービスを提供するよう努めるべきことを定めている。日本における社会福祉に関する事項の共通基礎概念を定めた法律である。

社会福祉法人

社会福祉法に定められた、社会福祉事業を行うことを目的とするために設立された法人。社会福祉事業に支障がない限り、公益事業または収益事業ができる。必ず、理事、監事を置き、評議員会を設置しなければならない。社会福祉法人は介護サービス事業を実施するうえで、特定非営利活動法人に比べ、法人税の取り扱いが優遇されている。

社会福祉法人制度改革

2017（平成29）年4月より実施された社会福祉法人制度の改革である。改革のポイントとして、①経営組織のガバナンスの強化、②事業運営の透明性の向上、③財務規律の強化（適正かつ公正は支出管理・いわゆる内部留保の明確化・社会福祉充実残額

の社会福祉事業等への計画的な投資）、④地域における公益的な取組を実施する責務、⑤行政の関与の在り方、の5点が挙げられる。

社会福祉連携推進法人

社会福祉法人、社会福祉事業を経営する者等により構成され、これらが社員となり、福祉サービス事業者間の連携・協働を図るための取組み等を行う法人制度のこと。社会福祉法人以外の社会福祉事業を経営する法人等の参画が認められている。ただし参画する社員の過半数は社会福祉法人であることが必要である。連携法人は、①地域福祉支援業務、②災害時支援業務、③経営支援業務、④貸付業務、⑤人材確保等業務、⑥物資等供給業務の計6項目の事業等のすべてまたはいずれかを社員が共同して取り組むことを目的として設立される。

収益事業［社会福祉法人］

社会福祉法人が実施できる収益事業には、法人の所有する不動産を活用した貸ビルや駐車場、公共的施設内の売店等がある。社会福祉事業を超える規模の収益事業は行えない。また、風俗営業や高利な融資事業等を行うことはできない。

就業規則

労働時間や賃金などの労働条件や服務規律などを文書にして具体的に定めたもの。常時10人以上の従業員を使用する事業場では、就業規則を作成し、労働基準監督署に届出が必要。就業規則を作成または変更する場合、「当該事業場に、労働者の過半数で組織する労働組合がある場合においてはその労働組合、労働者の過半数で組織する労働組合がない場合においては労働者の過半数を代表する者」の意見を聴かなければならない。就業規則は、各労働者に配布したり、各職場に掲示したりするなどにより労働者に周知させなければならない。従業員10名未満の事業場でも作成が望まれる。

集団傾向（グループシフト）

〔group shift〕
集団の意思決定は個人の意思決定に比べて極端な見解に傾斜しやすいこと。集団での意思決定は責任が分散されるため、リスクの高い意思決定になる傾向

がある。集団傾向を防ぐためには、管理者はメンバー個々の心理的特性を把握し、メンバーの立場を認識する必要がある。また、管理者は凝集性の高まりに伴う弊害を抑制するために一定の秩序を維持することに配慮し、集団の意思決定における適切な議論が展開される集団のモラルを創造しなければならない。

集団指導

都道府県または市町村が指定・許可の権限をもつサービス事業者を一定の場所に集めて、指定基準遵守の周知徹底と介護報酬請求に係る過誤や不正の防止等を目的に必要な指導を講習の方法によって行う。

集団浅慮（グループシンク）

〔group think〕
合意に至ろうとする心理的圧力から、集団において物事を多様な視点から批判的に評価する能力が欠落する傾向のこと。特に、集団の凝集性が高い場合や、外部と隔絶している場合、支配的なリーダーが存在する場合などに起きやすい。集団浅慮を防ぐためには、管理者は集団の圧力の動態に注意を払い、次の4つの具体的な方策を実行する。①反対意見や独創的意見を奨励する、②全員一致の決定は再検討する、③意思決定の時間的制約を緩和する、④意思決定のプロセスを省略しない、など集団の力学で合理的な意思決定プロセスが歪曲されないように堅守する必要がある。

集団の凝集性

〔group cohesiveness〕
ある集団全体のまとまりの程度を表し、集団を構成するメンバーをその所属集団にとどまるように働きかけるすべての力のこと。凝集性の高い集団はメンバー間での相互理解・受容、役割分化、類似する意見や態度などによって特徴づけられることが多い。

就労支援

就労を通じた自立を目的として、就職に必要な職業訓練（スキルアップ）だけでなく、安定して就労するうえで必要な能力を身につける訓練（トレーニング）を提供すること。

宿直・日直業務

宿直や日直業務が、①原則として通常の勤務の継続ではなく、定期的巡視、緊急の文書・電話の収受などのことで常態としてほとんど労働することのない勤務であること、②当該事業所において宿直・日直に就くことを予定されている同様の労働者に支払われる1日の平均賃金額の3分の1以上相当の手当が支給されること、③宿直時の睡眠施設があること、④原則として、日直は月1回、宿直は週1回までを限度とすること、という4つの要件を満たし、労働基準法41条3号の断続的労働として所轄労働基準監督署長の許可を受けた場合、①通常の勤務時間と同様の実労働時間に組み入れなくともよい、②法定休日に働かせることができる、③三六協定を締結しなくとも宿直・日直業務をさせることができる、④宿直・日直業務に割増賃金を支払う必要がないこととなる。

守秘義務

国家公務員、地方公務員、社会福祉士、精神保健福祉士、介護福祉士、介護支援専門員、医師、保健師など、一定の職業や職務に従事する者・従事した者・契約をした者に対して、法律の規定に基づいて特別に課せられた「職務上知った秘密を守る」べき法律上の義務のこと。

障害者総合支援法

2013（平成25）年4月、「障害者自立支援法」は「障害者の日常生活及び社会生活を総合的に支援するための法律（通称：障害者総合支援法）」に改正された。目的規定が「自立」に代わり「基本的人権を享有する個人としての尊厳」と明記された。障害者自立支援法（以下、旧法）では支援対象が身体障害者、知的障害者、精神障害者（発達障害者を含む）に限定されていたが、障害者総合支援法では一定の難病患者が加えられ、対象範囲が見直された。また、旧法の「障害程度区分」が障害状態を適切に反映していないとの指摘を踏まえ、障害の多様な特性等から必要とされる標準的な支援の度合いを総合的に示すものとして「障害支援区分」に改正された。

情報公開

サービス提供者が、サービス利用者や一般市民に情報を開示すること。介護保険法では、2006（平成18）年4月からすべての事業者に対して、介護サービスの内容や運営状況に関する情報を公表することを義務づけた。児童福祉法では市町村に保育所の情報公開義務を、個々の保育所には情報公開の努力義務を課している。

職能別職長制

労働者の指揮・監督を一手に仕切る万能職長に対し、職長の管理機能を職能別に分けて、それぞれに専門の担当者を配置する専門化の原理に基づく組織とし、現場管理者の負担を軽減した制度。テイラー（Taylor, F. W.）が提唱した労働に関する科学的管理法の一つ。

ジョブ・ローテーション

〔job-rotation〕

従業員の能力開発のため、多くの業務を経験させるよう人材育成計画に基づいて、定期的に職務の異動を行うこと。教育訓練であるOJTの一環として実施される。同一の部門内で他の業務に従事する場合と、異部門で業務に従事する場合がある。主な目的として、①経営管理者の育成やスタッフのライン業務に対する理解、②同じ仕事に長く従事することによって生じるマンネリズムの防止などがある。一方、異動後の業務スキルの低下や、習熟に時間を要する専門スキルを獲得しづらいなどのデメリットもある。

自立訓練（機能訓練・生活訓練）

障害者総合支援法に規定されている障害福祉サービスの一つ。障害者が自立した日常生活または社会生活を営むことができるよう、一定期間、身体機能または生活能力の向上のために必要な訓練等を行う。身体障害者を対象とする機能訓練と、知的障害者および精神障害者を対象とする生活訓練からなる。

人員配置基準

省令または通知および都道府県の条例で定められた、社会福祉施設、事業所などにおける人員配置基

準。設置者には、法令で定められた人員配置基準を満たす義務がある。したがって、コンプライアンスを重視した採用計画の作成も重要である。基準は、社会福祉施設や事業所などがその目的を達成するために必要な最低限度の基準を定めたものであり、設置者は、常にその事業の運営の向上に努めなければならないこととされる。

人格権 (じんかくけん)

人と分離できない、個人の身体的および精神的利益を保護する権利。基本的人権の一つ。憲法が保障する個人の尊厳を根拠としている。生命、身体、名誉、名前、信用、肖像などに関する権利の総称。

人事考課 (じんじこうか)

従業員の能力や仕事ぶりを評価する制度のこと。日常の職務行動を通じて、各人の職務遂行度や業績、能力を細かに分析・評価するとともに、人材育成と能力開発を目的としている。人事考課を判断材料に、昇給や昇進、昇格が決められる。評価の主なものは、①能力考課：知識・技能、実行力、判断力など、②業績考課：仕事量、仕事の完成度、業務の達成度など、③態度考課：勤務態度、協調性、積極性、熱意・情熱など。ハロー効果や寛大化傾向など人事考課を誤らせるものの影響を少なくするため、客観的な評価項目、評価基準の明示が重要である。

新人材確保指針 (しんじんざいかくほししん)

「社会福祉事業に従事する者の確保を図るための措置に関する基本的な指針」（平成19年厚生労働省告示第289号）のこと。将来にわたって福祉・介護ニーズに的確に対応できる人材を安定的に確保していく観点から、経営者、関係団体等ならびに国および地方公共団体が講ずべき措置について整理したもの。人材確保の方策として、①労働環境の整備の推進等、②有資格者のキャリアパスの構築など、キャリアアップの仕組みの構築、③福祉・介護サービスの周知・理解、④潜在的有資格者等の参入の促進等、⑤多様な人材の参入・参画の促進を挙げている。

申請代行 [要介護認定] (しんせいだいこう [ようかいごにんてい])

介護保険法上で位置づけられた制度。要介護認定を受ける際、指定居宅介護支援事業者等（居宅介護支援事業者、地域包括支援センター、介護保険施設、地域密着型介護老人福祉施設等）による申請代行。被保険者の意思を踏まえて、申請書の入手、記入、提出等を被保険者に代わって行うもの。被保険者からの依頼があれば、特別な事情がない限り、必要な協力を行うべきものとされている。

SWOT分析 (スウォットぶんせき)

内部環境と外部環境を統合的に分析するフレームワーク。SWOTとは、Strength（強み）、Weakness（弱み）、Opportunity（機会）、Threat（脅威）の頭文字を指す。

ステークホルダー

〔stakeholder〕

直接的、間接的に利害関係を有する者を指す。福祉サービスにおいては、サービス利用者のみならず、その家族や地域住民、取引業者等、極めて広い。

ストレスチェック

定期的に労働者のストレス状況の検査を行い、その結果を通知して自らのストレスの状況に気づきを促す。また、メンタルヘルスの不調のリスクを低減させ、検査結果を集団的に分析し職場環境の改善につなげることも目的としている。2014（平成26）年度から、常時使用する労働者が50人以上の事業所は、医師、保健師等によるストレスチェックの実施が義務づけられた。

スーパービジョン

〔supervision〕

関連援助技術の一つ。社会福祉機関や施設において実施されるスーパーバイザーによるスーパーバイジーに対する管理的・教育的・支持的機能を遂行していく過程をいう。スーパーバイジーの援助の質を高め、よりよい実践ができるよう、スーパーバイザーが具体的な事例をもとに適切な指導・助言を行うプロセスのこと。なお、スーパーバイザーとは指導・助言をする側（熟練した援助者）を指し、スーパーバイジーとは指導・助言を受ける側（経験の浅い援助者）をいう。

スパン・オブ・コントロール（統制可能範囲の原則）

〔span-of-control〕

経営管理の原則の一つ。一人の管理者が有効に指揮監督できる直接の部下の人数には物理的・能力的に限界があるという考え方。管理者の統制可能範囲と管理効率のバランスを考慮した部下の人数、それに対応した階層数に制限、拡大をする。

生活介護

障害者総合支援法の介護給付費の支給対象となる障害福祉サービスの一つ。常時介護が必要な障害者を対象に、主に日中の障害者支援施設等で行われる入浴や排泄、食事の介護や創作的活動又は生産活動の機会を提供。

生活の質（QOL）

〔quality of life〕

「生命の質」、「生活の質」、「人生の質」などと訳される。さまざまな生活場面を質的に捉える概念である。日本では 1970 年代以降、「心の貧困」が指摘され「心の豊かさ」が強調されるようになり、福祉分野において QOL を重視する必要性が語られている。

生活福祉資金貸付制度

低所得対策の主要制度の一つ。低所得者、障害者、高齢者、失業者に対し、経済的自立や安定した生活を確保するため、社会福祉協議会による資金の貸付と民生委員による必要な援助指導を行う。2009（平成 21）年 10 月から、それまでの 10 種類の資金種類が「総合支援資金」、「福祉資金」、「教育支援資金」、「不動産担保型生活資金」の 4 種類に整理・統合された。2015（平成 27）年度から生活困窮者自立支援法により、総合支援資金、福祉資金（緊急小口資金）について同法の自立相談支援事業の利用が貸付要件に加わった。

SECI プロセス

ナレッジ・マネジメントのための 4 つのプロセスのフレームワークであり、共同化（Socialization）、表出化（Externalization）、連結化（Combination）、内面化（Internalization）の頭文字からとっている。「思い（共同化）を言葉に（表出化）、言葉を形に（連結化）、そして形をノウハウに（内面化）」のフレーズで表現することができる。

専門化の原則

経営管理の原則の一つ。組織の中で職務遂行する場合、専門分化による分業を行い組織構成員が特定の仕事に専念する事によって効率が高まるという考え方。各人の役割分担が明確になっており、特定の職務に熟練することによって効率性・生産性を向上させることができる。

総合的品質管理・総合的質管理（TQM）

〔total quality management〕

経営管理手法の一つ。品質（質）全般に対し、その維持・向上をはかっていくための考え方、取組み、手法、仕組み、方法論などの集合体。

組織均衡

組織における誘因（組織が参加者に対して提供する貢献に見合うだけの見返り）と貢献のバランスのことをいう。参加者は、組織から誘因を受け取り、その代償として組織に対して貢献を行う。組織均衡とは、組織への参加者にとって誘因が貢献よりも大きい状態のことを意味する。貢献のほうが大きくなった場合には、参加者は不満足を感じ、その組織から離脱する。誘因と貢献のバランスを図ることで、組織の維持・成長・存続が達成できる。

組織社会

組織との関係のあり方が人間の生き方、社会のあり方に大きな影響を及ぼす社会。現代社会では、人間のほとんどの活動は組織に関与し、組織を通じて行われている。組織社会では個人が所属する組織や、そこでの地位が、その個人の社会的地位・機能・所得を決定することになる。

組織の能率

組織活動を引き出すのに十分な個人の動機の満足のこと。組織の能率は、個人の協働体系への参加における満足・不満足に関与するため、協働体系の目的達成の過程における誘因と貢献の状態に注意を払うべきことを示している。

組織の有効性

組織目的の達成の度合いのこと。設定される組織目標の水準が妥当であるか、また組織目標を達成するために十分な組織活動が展開されたかを示している。言い換えれば、成員に配分する誘因の原資をどれだけ獲得できるかということ。有効性が高められれば、成員に配分される成果の原資も大きくなる。

措置制度

社会福祉の責任主体である国・地方公共団体が、福祉サービス利用の決定、実施をする行政処分。社会福祉基礎構造改革以降の福祉サービスの市場化の流れ、2000（平成12）年の介護保険法や2006（平成18）年の障害者自立支援法により、措置の実施はやむを得ない限定された範囲に縮小され、サービス利用者と提供者（事業者）との個別の契約による仕組みへの移行が進んでいる。児童養護施設、知的障害児や肢体不自由児の施設入所など、契約がなじまない領域では措置により福祉サービスが提供されている。

措置費の弾力運用

措置費は資金使途に制限が課せられてきたが、規制緩和により弾力運用が認められるようになった。そのための条件は、①適正な法人運営が確保されていること、②適正な施設運営が確保されていること、③社会福祉法人会計基準に基づく財務諸表が公開されていること、④苦情解決第三者委員を設置して苦情解決結果の定期的公表などを行っているか、または第三者評価を受審・公表していること、となっている。

損益分岐点

事業活動では、赤字を生み出さない状態を維持することが求められる（収入＞支出）。収入よりも支出が大きくなれば、当然、赤字運営となる（収入＜支出）。この収入と支出の分岐点（収入＝支出）のこと。

第一種社会福祉事業

社会福祉事業のうち、公共性の特に高い事業のこと。具体的には入所施設など個人の人格の尊重に重大な関係をもつ事業。社会福祉法62条の2では「国、都道府県、市町村及び社会福祉法人以外の者は、社会福祉施設を設置して、第一種社会福祉事業を経営しようとするときは、その事業の開始前に、その施設を設置しようとする地の都道府県知事の許可を受けなければならない」となっている。

第三者委員

苦情解決に社会性や客観性を確保し、利用者の立場や状況に配慮した適切な対応を推進するために事業所段階で設置する。職務は、①苦情受付担当者が受け付けた苦情内容の報告聴取、②苦情内容の報告を受けた旨の苦情申出人への通知、③利用者が第三者委員に直接、苦情を申し出たときの直接受付、④苦情申出人への助言、⑤事業所への助言、⑥苦情申出人と苦情解決責任者の話し合いへの立会い、助言、⑦苦情解決責任者からの苦情にかかわる事案の改善状況等の報告聴取、⑧日常的な状況の把握と意見傾聴となっている。経営者の責任において事業所外の有識者などを選任する。中立性・公正性確保のため複数であることが求められている。

貸借対照表

財務諸表の一つ。事業を営むにあたり、どのようにして資金を調達し、それがどのような資産に投入されているかを見ることを目的として、ある時点の資産、負債、純資産を示したもの。

第二種社会福祉事業

第一種社会福祉事業以外の福祉の増進に貢献する社会福祉事業である。社会福祉法69条では「国及び都道府県以外の者は、第二種社会福祉事業を開始したときは、事業開始の日から一月以内に、事業経営地の都道府県知事に第67条第1項各号に掲げる事項を届け出なければならない」となっている。

短時間労働者

パートタイム・有期雇用労働法（短時間労働者及び有期雇用労働者の雇用管理の改善等に関する法律）に規定される。1週間の所定労働時間が、同一の事業所に雇用される通常の労働者の勤務時間・日数の4分の3未満、20時間以上30時間未満の労働者等のこと。短時間労働者であっても、労働基準法、最

低賃金法、労働安全衛生法、労働者災害補償保険法等の労働者保護法が適用され、職務の遂行に必要な教育訓練の実施や福利厚生施設の使用についても通常の労働者と同等の配慮をしなければならない。

地域医療連携推進法人

地域において良質かつ適切な医療を効率的に提供するため、病院等に係る業務の連携を推進することを目的として、医療連携推進業務を行う一般社団法人を都道府県知事が認定（医療連携推進認定）する制度。2017（平成29）年度より施行されている。

地域介護・福祉空間整備等施設整備交付金

高齢者ができるだけ住み慣れた地域での生活を持続できるように、市町村や県による介護・福祉サービス基盤の面的な整備推進に対する国からの交付金。①市町村対象（市町村整備交付金）：地域密着型サービス拠点、介護予防拠点、地域包括支援センターなどが対象となる。市町村は交付金で、自ら施設等を整備したり、事業者等に施設整備費用を交付する。②県対象（施設環境改善交付金）：特別養護老人ホームや介護老人保健施設等の整備、既存の施設の個室ユニット化等が対象となる。県は、事業者等に施設整備費用を交付する。

地域共生社会

制度・分野ごとの「縦割り」や「支え手」、「受け手」という関係を超えて、地域住民や地域の多様な主体が参画し、人と人、人と資源が世代や分野を超えてつながることで、住民一人ひとりの暮らしと生きがい、地域をともに創っていく社会。

地域主権改革

地域のことは地域に住む住民が責任をもって決めることのできる活気に満ちた地域社会をつくっていくことを目指し、国が地方に優越する上下の関係から対等なパートナーシップの関係へと転換するための改革のこと。地域主権改革により地域主権改革一括法（2011〔平成23〕年）が制定され、社会福祉領域においても社会福祉法人の指導監督について、同一の市区長村のみで施設・事業所の経営を行う社会福祉法人は都道府県から市区長村へ移管された。また、社会福祉施設の設置管理基準については、国に代わり地方公共団体が条例を制定して基準を定める（社会福祉法65条）等が進められることとなった。

地域主権改革一括法（地域の自主性及び自立性を高めるための改革の推進を図るための関係法律の整備に関する法律）

地方自治体の条例や体制整備を経て2012（平成24）年4月施行。国が地方自治体に示しているさまざまな「義務付け・枠付け」の見直しを具体化し、地域主権改革を総合的かつ計画的に推進することをねらいとしている。社会福祉領域においては、老人福祉法、介護保険法、障害者総合支援法等に基づいた施設や事業に関する設備および運営について、厚生労働大臣から都道府県へ基準を定める権限を移譲した。移譲に当たっては、厚生労働省令の基準に①従う、②標準とする、③参酌するとする3つの内容に従い条例を定めることになった。

地域生活支援事業

地域の利用者の状況に応じて、サービスを効果的・効率的に提供するための事業。障害者自立支援法により創設。都道府県が実施主体の都道府県地域生活支援事業と、市町村が実施主体の市町村地域生活支援事業がある。

地域における公益的な取組

社会福祉法等の一部を改正する法律（平成28年法律第21号）の施行により2016（平成28）年4月からすべての社会福祉法人が、無料または低額な料金で福祉サービスを積極的に提供するように努めなければならないという責務が課された（社会福祉法24条2項）。

地域密着型サービス（地域密着型介護予防サービス）

2006（平成18）年の介護保険法改正により、支援や介護を必要とする高齢者が住み慣れた自宅や地域での生活（地域居住：aging in place）を実現するためのサービス体系として創設された。地域包括ケアシステムの中核サービスとして、各市区町村の介護保険事業計画に基づいて、おおむね2万人（中学校区）単位の生活圏域毎に整備される。事業者の指定および指導・監督は従来の都道府県から各市区町

村が行う。サービス受給者は原則各市区町村の住民に限られる。

知覚品質

消費者がサービスや製品に対して、購買目的に応じて感じている品質のこと。機能、性能だけでなく信頼性や広告表現などのイメージによる雰囲気などの価値を含む。

チームアプローチ

〔team approach〕

利用者の抱えるニーズは複雑化、多様化しており、一人の援助者によるサポートでは対処できない場合が多い。よって、他の援助者や専門職者とチームを組んで利用者の課題に対応していく必要がある。そのような援助者側の取組みをいう。

町内会／自治会

日本の都市内において町丁別に設定された住民組織。加入単位は世帯、加入は自動的、機能的には包括的であり、末端行政の補完といった特徴をもつ。1991（平成3）年の地方自治法改正により、法人格をもつことも可能となった。

直接金融

資金を必要とする相手に直接資金を出資すること。株式や債券による取引のこと。出資者は配当や利息を受け取る。

デジタル・トランスフォーメーション（ＤＸ）

〔digital transformation〕

企業がビジネス環境の激しい変化に対応し、データとデジタル技術を活用して、顧客や社会のニーズを基に、製品やサービス、ビジネスモデルを変革するとともに、業務そのものや、組織、プロセス、企業文化・風土を変革し、競争上の優位性を確立すること。近年は企業の枠を越えたDX（地域DX、教育DX、介護DXなど）も始まっている。

動機づけ理論

〔motivation theory〕

人の行動を喚起し、方向づけ、統合する内面的要因のこと。人はどのようなことによって動機づけがさ

れ、ニーズや意欲が高まるのかを研究した理論。マズロー（Maslow, A. H.）の欲求段階説、マグレガー（McGregor, D. M.）のX理論Y理論、ハーズバーグ（Herzberg, F. I.）の二要因理論などが知られている。

統計的品質管理

デミング（Deming, W. E.）らが提唱しSQC（statistical quality control）と略される。統計的手法を用いる品質管理の方法。製品の一つひとつの品質ではなく、生産工程全体の品質特性を測定し、その分布を見て管理を行う。製造業だけでなくすべての業務の管理として用いることができるとされている。

動作研究

作業が効率的となる理想的な基本動作を分析し、無駄な動作を排除した標準動作を組み立てた研究。テイラー（Taylor, F. W.）が提唱した労働に関する科学的管理法の一つ。

特定技能

人材不足対応のための一定の専門性・技能を有する外国人を受け入れる制度。2019（平成31）年4月より就労目的の新たな「在留資格（特定技能）」として創設され、技能実習制度と在留資格「介護」をつなぐものとして位置づけられた。人手不足が深刻化する介護分野においても受入れが始まった。

特定入所者介護サービス費（補足給付）

介護保険制度において、低所得者のサービス利用が困難とならないよう、施設入居者やショートステイを利用した場合の居住費（部屋代・光熱費）や食費（食材料費・調理に関わる費用）に、所得に応じた負担限度額を設け、基準費用額との差額を保険給付する。2005（平成17）年10月から、介護保険の施設サービスなどの居住費と食費が保険給付の対象外となったことによる対応。

ドナベディアン

〔Donabedian, Avedis 1919-2000〕

アメリカの医療経済学者。医療サービスの品質評価において、① structure（構造）、② process（活動）、③ outcome（成果）の観点からのアプローチ

が有効であるとした。

内発的動機づけ／外発的動機づけ
〔intrinsic motivation/extrinsic motivation〕
内発的動機づけとはその行動自身が目的となるような動機づけ、すなわちそれ自体が面白いからやりたいということであるのに対して、外発的動機づけとはその行動を行うことによって生じる賞や罰によって動機づけられる状態をいう。

7つのP
マーケティングミックスの考え方の一つ。マッカーシー（McCarthy, E. J.）が唱えた「4つのP」にブームズ（Booms, B. H.）とビトナー（Bitner, M. J.）が、参加者（People）、プロセス（Process）、物的証拠（Physical Evidence）の3つを加えたもの。

成行管理
労働に関する、科学的管理法が確立される以前に取られていた管理方法。仕事量、作業方法、道具などがリーダーの経験や勘に委ねられており、システマティックな管理とはいえない。

ナレッジ・マネジメント
〔knowledge management〕
企業が保持している情報・知識と、個人がもっているノウハウや経験などの知的資産を共有して、創造的な仕事につなげることを目指す経営管理手法。

日常生活圏域
市町村内を日常生活の圏域に区分すること。第3次介護保険事業計画において、地理的条件、人口、交通事情、施設サービス等を勘案して区域を分け、サービスの基盤整備を行うこととされている。

日常生活自立支援事業
認知症高齢者や知的障害者、精神障害者等、判断能力が十分でない人の地域自立生活を支えるための事業。社会福祉法によって規定された福祉サービス利用援助事業の一つで、都道府県・指定都市社会福祉協議会によって運営される。2007（平成19）年4月より、「地域福祉権利擁護事業」の名称を変更し、「日常生活自立支援事業」となった。

二要因理論（動機づけ・衛生理論）
欲求理論の一つ。ハーズバーグ（Herzberg, F. I.）によって提唱された。二要因とは、仕事上の不満を引き起こす要因（衛生要因）と仕事に満足を感じるときの要因（動機づけ要因）であり、仕事にやりがいをもって取り組むには、衛生要因の充足を条件として、動機づけ要因が充たされることであることを示した。

認定特定行為業務従事者
介護職員等であって、都道府県知事の喀痰吸引等の業務の登録認定を受けた従事者。

バーナードの組織構成の3要素
バーナード（Barnard, C. I.）の組織論において、組織の成立には、協働体系を形成するために満たされなければならない3要素（①共通目的、②貢献意欲、③コミュニケーション）があるとしている。

パブリック・リレーションズ（PR）
〔public relations〕
「広報」と同義の概念。組織や個人による啓発や周知などの一方的な情報発信ではなく、ステークホルダーとの良好な関係構築・維持のためのマネジメントのこと。

バランススコアカード
〔balanced scorecard〕
カプラン（Kaplan, R. S.）とノートン（Norton, D. P.）により考案された経営管理手法。「人材と変革の視点」、「業務プロセスの視点」、「顧客の視点」、「財務の視点」の4つのポイントから経営戦略を検討する。

ハロー効果（光背効果）
〔halo effect〕
後光効果ともいう。ある人に対して人がよい印象もしくは悪い印象をもった場合に、その印象をそれとは関連性のない性格の側面にまで拡大して判断してしまう傾向のことをいう。

パワーリハビリテーション

高齢者の介護予防・介護量軽減・自立支援のための手法として考案された、運動プログラム。マシントレーニングを軽負荷で行い、全身各部の使っていない筋肉を動かし再活性化を促す。動作性と体力の向上だけでなく、心理的活動性の改善により、生活に対する積極性や意欲を引き出すこともねらいとしている。

バーンアウトシンドローム（燃え尽き症候群）

〔burnout syndrome〕

顧客や利用者のニーズに熱意をもって応えようとし、無理が生じ無定量無制限の働き方が続くと、それを続けることはできないとして、仕事への意欲が消失する心理状態のこと。

PM理論

三隅二不二がリーダーシップの行動面に注目し、P機能（目標達成行動）、M機能（集団維持機能）の2次元で類型化したもの。1つのリーダーシップ行動には、PとMが同時に含まれている。PとMがともに大きいPM型は課題遂行の促進とメンバーの気持ちに配慮したリーダー。Pが小さくMが大きいM型はメンバーの気持ちを和らげ緊張解消に配慮したリーダー。Pが大きくMが小さいP型は課題遂行の促進を優先するリーダー。PもMも小さいpm型は課題遂行とメンバーへの配慮が低いリーダー。PM理論ではPM型＞M型＞P型＞pm型の順でメンバーの生産性が高いことを解明した。

PDCA管理サイクル

品質管理や生産管理業務におけるマネジメントサイクルの一つ。社会福祉運営管理、特にサービス管理においても用いられる手法。サービス提供のために計画を立て（plan）、それをもとに行動を起こし（do）、その結果を計画に照らし合わせ確認を行い（check）、必要に応じて軌道修正を行う（act）というもの。

ファンドレイジング

〔fundraising〕

NPOなどが事業に必要な資金を社会から集める手段の総称。

フィードラー理論

フィードラー（Fiedler, F. E.）は、リーダーシップ行動を「タスク志向型」と「人間関係志向型」に区分した。リーダーとメンバーの関係、仕事の内容、リーダーの権限の強さによってどちらのタイプがよい業績を得られるか決まるとした。それによれば、リーダーとメンバーの関係が良好で、仕事の内容・手順が明確な場合「タスク志向型」リーダーの方がよい業績が得られるとしている。

フォロワーシップ理論

〔followership〕

1990年代にケリー（Kelley, R.）によって提唱された。フォロワーとは、リーダーの部下やチームメンバーなどをいう。フォロワーは単に指示に従って成果を上げるだけでなく、フォロワー自身が意見を述べたり間違いを訂正することなどを通じて、集団、組織の利益を最適化するための理論。フォロワーシップには「組織的効果」と「個人的効果」の2つの側面がある。

福祉教育

国民全体に福祉についての関心を促し、福祉活動に参加することを求めて行われる啓発・教育活動のこと。

福祉コミュニティ

地域住民の福祉の確保を目的として作られたコミュニティのことで、一般地域的コミュニティに対してサブ・コミュニティの位置をもつ。コミュニティの成員は、一般地域的コミュニティは全住民だが、福祉コミュニティは福祉に関心を共有する人びとになる。

福祉サービスの第三者評価事業

社会福祉法78条「福祉サービスの質の向上のための措置等」に位置づけられた事業。福祉サービスの利用者がよりよいサービスを受けられるよう、公正で中立な立場の第三者評価機関が各事業所毎のサービスを評価するもの。都道府県ごとにひとつの推進組織を設置し、評価機関の認証、評価基準や手法、

公表方法等を定め第三者評価事業を実施している。

福祉人材センター

社会福祉法93条から101条により都道府県福祉人材センター、中央福祉人材センターが法律上規定された。全国社会福祉協議会が設置する中央福祉人材センター、都道府県社会福祉協議会が設置する都道府県福祉人材センターが運営されている。各福祉人材センターは厚生労働大臣・都道府県知事の指定を受けて設置。求人登録や求人情報の提供、無料職業紹介事業、福祉の職場説明会、研修会等を実施している。

プライバシー権

「私生活をみだりに公開されない権利」という側面と、「自己に関する情報をコントロールする権利」という側面がある。福祉施設利用者が集団的生活を理由にプライバシー権を侵害されることがあってはならない。

ペイ・アズ・ユー・ゴー原則

〔pay-as-you-go rule〕

新たな施策に対して予算が必要なときは、既存の予算を削減するか、新たな財源を確保するという政策上の考え方。日本では2004（平成16）年の「骨太の方針」で「新規施策の計上に当たり、既存施策の廃止・縮減を行う」という「予算見合いの原則」として盛り込まれ、社会保障改革等の基本理念の一つに位置づけられた。

法令遵守規定

介護サービス事業者が整備する業務管理体制として、介護保険サービスを行う事業所数が20以上の事業者は「業務が法令に適合することを確保するための規定（法令遵守規程）」を整備しなければならない（介護保険法115条の32・介護保険法施行規則140条の39）。届け出に当たっては、日常の業務運営に当たり、法および法に基づく命令の遵守を確保するための注意事項や標準的な業務プロセス等を記載した概要を届け出ることとされている（介護保険法施行規則第140条の40）。

法令遵守責任者

介護サービス事業者が整備する業務管理体制として、すべての事業者は「法令を遵守するための体制の確保にかかる責任者（法令遵守責任者）」を選任し届け出なければならない（介護保険法115条の32、介護保険法施行規則140条の39）。届け出にあたっては、法令遵守責任者の氏名、生年月日を届け出ることとされている（介護保険法施行規則140条の40）。

補助金

補助金とは、国や地方公共団体などが、直接的または間接的に公益上必要があると認めた場合に交付する、金銭的な給付のこと。補助金の一般的な性格としては、①相当の反対給付を受けないものであること、②交付を受けた相手方が、利益を受けるものであること、③交付された金銭について、使途が特定されるものであることなどが挙げられる。

ホーソン実験

メイヨー（Mayo, G. E.）やレスリスバーガー（Roethlisberger, F. J.）らは、1927～1932年にかけてホーソン工場で生産能率の実験を行い、労働者の勤労意欲を高めるには、賃金や照明等の環境だけでなく、職場のインフォーマルな人間関係が重要であるとして、人間関係論の道を開いた。

ミッション

〔mission〕

キリスト教伝道の意味が転じて、チームや組織が果たすべき任務・使命のこと。具体的なミッションには、「明確な目標」、「目標達成のための行動」、「義務」の三要素が不可欠とされている。

民間委託

国や地方公共団体が実施主体となってすべき事務事業の全部または一部の処理を民間に委託することをいう。ただし、国や地方公共団体が行政責任を果たすうえで、必要な監督権などは留保する。

無期転換ルール

労働契約法の改正により2018（平成30）年4月から、

同一事業者との間で有期契約が更新され、通算で5年を超える場合、労働者の申し出により「定めのない労働契約（無期労働契約）」に転換できる制度。

無形性

対人援助サービスの特性の一つ。他に「生産と消費の不可分性」、「消滅性」、「異質性」が挙げられる。

命令統一性の原則

経営管理の原則の一つ。組織規模の拡大に伴って、部門・部署の増加や階層化が進む。組織としての統一的行動を堅持するためには、情報や命令の統一性を確保し、情報伝達経路および命令系統の一元化を図る必要がある。構成員は、常に特定の一人の上司から命令を受けるようにしなければならないという考え方。この原則により、組織の上下関係の秩序は維持され、統一的行動が期待できる。

メンタリング
〔mentoring〕

人材育成手法の一つ。豊富な知識と経験を有する先輩（メンター）が、後輩（メンディ）に対して行う個別の支援活動のこと。キャリア形成の過程で、課題解決を援助し個人の成長を支え、組織内で生じる個人の悩みや問題の解決を支援する役割をもつ。自ら考え判断する能力を高め、自律的な組織・人材の管理育成する手法。

メンタルヘルス対策

近年の労働者が受けるストレスの拡大傾向に対し、心の健康保持のために講じる対策。厚生労働省は2006（平成18）年3月「労働者の心の健康保持増進のための指針」を新たに制定した。その中で、メンタルヘルス対策としての「4つのメンタルヘルスケア」を、①セルフケア（労働者自らが、心の健康の保持増進のために行う活動）、②ラインによるケア（管理監督者が労働者の心の健康の保持増進のために行う活動）、③事業場内産業保健スタッフ等によるケア（事業場内産業保健スタッフ等が労働者の心の健康の保持増進のために行う活動）、④事業場外資源によるケア（使用者の依頼により事業場外のさまざまな機関および専門家が事業場に対して行う、心の健康づくり対策を支援する活動）、と示している。

欲求理論（モチベーションの内容理論）

動機づけに関する理論の一つ。何によって行動が動機づけられるかという、個人の欲求の源泉に焦点を当てた理論。欲求理論の代表的なものとして、欲求階層説、ERG理論、2要因理論などがある。

4つのP

マッカーシー（McCarthy, E. J.）が唱えたマーケティングミックスの考え方の一つ。製品（Product）、価格（Price）、プロモーション（Promotion）、流通（Place）を一体的に展開させていくことで、最大の効果を示すことができるとしたもの。

リスクマネジメント
〔risk management〕

問題を未然に予防したり、また万が一、事故が発生した際の対処の仕方を指す。2002年に「福祉サービスにおける危機管理（リスクマネジメント）に関する取組み指針―利用者の笑顔と満足を求めて」が策定された。本指針の中で、福祉サービスにおけるリスクマネジメントの考え方として、管理的な側面を強めるよりも、質の高いサービスを提供しながら事故を予防することの重要性が指摘された。

リーダーシップ
〔leadership〕

集団の目標達成、および集団の維持・強化のために成員によってとられる影響力行使の過程。どのようなリーダーあるいはリーダーシップ行動が最も効果的であるかについてのリーダーシップ特性論、リーダーシップスタイル論、コンティンジェンシー理論などが提唱されている。

リーダーシップ・スタイル論

リーダーシップのスタイルの違いに着目し、集団の効率とメンバーの満足度の両方を高められるリーダーシップの行動パターンを解明しようとした研究。レヴィン（lewin, K.）らはリーダーシップのタイプを、①民主型リーダーシップ、②独裁型リーダーシップ、③放任型リーダーシップの3つに分類し、それらのなかで集団の生産性、集団の凝集性、構成員

の満足度の各側面において、民主型リーダーシップが最も有効であることを解明した。

ルーティン業務

〔routine〕

定型業務のこと。同じ作業（業務）が日常規則的に繰り返され、一定の手順で行われる仕事。惰性に流されやすく、改善、発展されにくいといえる。

労働組合

労働者が主体となって自主的に労働条件の維持改善その他の経済的地位の向上を図ることを主たる目的として組織する団体またはその連合体。

労働三法

労働基準法、労働関係調整法、労働組合法のこと。主要な労働関係法令として、この三法の他に、労働安全衛生法、最低賃金法、職業安定法、労働者派遣法、パートタイム・有期雇用労働法、育児・介護休業法、男女雇用機会均等法等がある。

労務管理の基本事項

労働基準法に規定されている労務管理の基本事項は①就業規則、②賃金支払いの原則、③労働時間、④休憩と休日、⑤年次有給休暇、⑥解雇・退職⑦社会保障関連（雇用保険、労災保険、健康保険、厚生年金保険加入）の7項目である。

ワーク・ライフ・バランス憲章（仕事と生活の調和憲章）

2007（平成19）年、就労による経済的自立が可能な社会、健康で豊かな生活のための時間が確保できる社会、多様な働き方・生き方が選択できる社会を目指し宣言された。この憲章をもとに「労働時間等見直しガイドライン（労働時間設定改善指針）」が策定された。

（太字で表示した頁には用語解説があります）

254

福祉サービスの組織と経営
【新・社会福祉士シリーズ11】

2024(令和6)年3月30日　初　版1刷発行

編　者　早坂聡久・西岡　修・三田寺裕治
発行者　鯉渕友南
発行所　株式
　　　　会社　弘文堂　　101-0062　東京都千代田区神田駿河台1の7
　　　　　　　　　　　　TEL 03(3294)4801　振替 00120-6-53909
　　　　　　　　　　　　https://www.koubundou.co.jp
装　丁　水木喜美男
印　刷　三美印刷
製　本　井上製本所

ISBN978-4-335-61216-9

新・社会福祉士シリーズ 全22巻

福祉臨床シリーズ編集委員会/編

2021年度からスタートした新たな教育カリキュラムに対応！

シリーズの特徴

社会福祉士の新カリキュラムに合致した科目編成により、社会福祉問題の拡大に対応できるマンパワーの養成に貢献することを目標とするテキストです。
たえず変動し拡大する社会福祉の臨床現場の視点から、対人援助のあり方、地域福祉や社会福祉制度・政策までをトータルに把握し、それらの相互関連を描き出すことによって、社会福祉を学ぶ者が、社会福祉問題の全体関連性を理解できるようになることを意図しています。